癌症疼痛

微创手术治疗

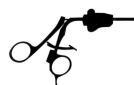

万丽　肖礼祖　主编

清华大学出版社

北京

内 容 简 介

全书从临床实用角度出发，系统梳理近年来癌症疼痛的发病机制和诊疗现状，重点介绍癌症疼痛神经阻滞和射频毁损术，癌症疼痛内脏神经毁损术，癌症疼痛椎体成形术，癌症疼痛自控镇痛，鞘内药物输注系统植入术，癌症疼痛脊髓电刺激术，以及粒子植入和肿瘤消融术等微创技术；并对每种微创技术的适应证、禁忌证，手术操作要点，并发症及处理原则等进行详细描述，帮助临床医生提升对癌症疼痛的理论认识和治疗水平，使其微创技术操作更具规范性，规避相关的治疗风险。本书可为疼痛科、肿瘤科、介入科临床医师提供参考。

图书在版编目（CIP）数据

癌症疼痛微创手术治疗 / 万丽，肖礼祖主编. — 北京： 清华大学出版社，2022.9
ISBN 978-7-302-61803-4

Ⅰ.①癌…　Ⅱ.①万…　②肖…　Ⅲ.①癌-疼痛-显微外科学　Ⅳ.①R730.5

中国版本图书馆CIP数据核字（2022）第165321号

责任编辑：肖　军
封面设计：钟　达
责任校对：李建庄
责任印制：朱雨萌

出版发行：清华大学出版社
　　　　　网　　址：http://www.tup.com.cn, http://www.wqbook.com
　　　　　地　　址：北京清华大学学研大厦 A 座　　邮　　编：100084
　　　　　社 总 机：010-83470000　　　　　　　　邮　　购：010-62786544
　　　　　投稿与读者服务：010-62776969, c-service@tup.tsinghua.edu.cn
　　　　　质量反馈：010-62772015, zhiliang@tup.tsinghua.edu.cn
印 装 者：三河市君旺印务有限公司
经　　销：全国新华书店
开　　本：185mm×260mm　　印　张：16.25　　字　数：293 千字
版　　次：2022 年 10 月第 1 版　　印　次：2022 年 10 月第 1 次印刷
定　　价：168.00 元

产品编号：098872-01

编者名单

主　审　曾维安　熊东林　卢振和

主　编　万　丽　肖礼祖

副主编　李　强　陈金生　廖　翔　陶　蔚

编　者　（按姓氏笔画排序）

万　丽　广州医科大学附属第二医院疼痛科

冯　刚　深圳大学附属华南医院神经医学中心疼痛科

朱康顺　广州医科大学附属第二医院微创介入科

刘少颜　广州医科大学附属第二医院疼痛科

刘东阳　广州医科大学附属第二医院疼痛科

苏　里　深圳大学附属华南医院神经医学中心疼痛科

苏金佑　深圳大学附属华南医院神经医学中心疼痛科

李　强　中山大学附属肿瘤防治中心手术麻醉科

肖礼祖　华中科技大学协和深圳医院疼痛科

吴　冲　深圳大学附属华南医院神经医学中心疼痛科

张建波　广州医科大学附属第二医院疼痛科

陈金生　广州医科大学附属第二医院疼痛科

林楚妍　广州医科大学附属第二医院疼痛科

罗秀英　广州医科大学附属第二医院疼痛科

周静文　广州医科大学附属第二医院微创介入科

宫庆娟　广州医科大学附属第二医院疼痛科

高　翙　华中科技大学协和深圳医院疼痛科

陶　蔚　深圳大学附属华南医院神经医学中心疼痛科

黄佳彬　华中科技大学协和深圳医院疼痛科

梁晓瑜　广州医科大学附属第二医院疼痛科

廖　翔　华中科技大学协和深圳医院疼痛科

魏明怡　深圳大学附属华南医院神经医学中心疼痛科

主 编 简 介

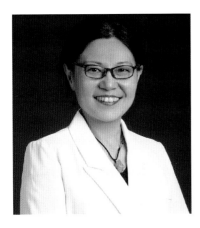

　　万丽　主任医师，教授，临床医学博士，留美博士后，博士研究生导师，现担任广州医科大学附属第二医院疼痛科（国家临床重点专科）行政科主任。社会兼职：国家疼痛专业质量控制中心第 1 届专家委员会委员，中国医师协会疼痛科医师分会委员，中华医学会疼痛学分会第 8 届委员，中国女医师协会疼痛女医师分会常务委员；广东省疼痛医疗质量控制中心主任，广州市疼痛医疗质量控制中心主任，广东省医院协会疼痛科管理专业委员会第 1 届委员会主任委员，广东省癌痛规范化诊疗联盟主任，《中华疼痛学杂志》编委，《中国疼痛医学杂志》编委，被评为"第四届羊城好医生"，2018 年广东省优秀临床科主任。从事慢性疼痛与瘙痒的细胞分子学机制及相互关系研究。主持多项国家自然科学基金项目、广东省自然科学基金项目。

　　肖礼祖　主任医师，华中科技大学协和深圳医院（南山医院）疼痛科（国家临床重点专科）学科带头人；深圳市高层次人才（地方级领军人才）及深圳市政府特殊津贴专家。现担任深圳市疼痛学重点实验室主任；广东医科大学及深圳大学硕士研究生导师；深圳大学博士后合作导师；社会兼职：中华医学会疼痛学分会第 8 届常务委员兼口腔颌面痛学组组长；中国医师协会神经调控专委会疼痛学组副组长；广东省医师协会疼痛科医师分会名誉主任委员；首届粤港澳大湾区疼痛科医师联盟主任；广东省医学会疼痛学分会常务委员；深圳市医学会疼痛专业委员会主任委员；《中国疼痛医学杂志》编委；参与并主持 8 项国家、省市区科研课题。主译《脊髓电刺激镇痛术》，主编《经皮神经电刺激植入术》。

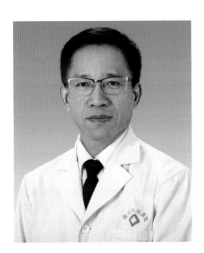

序一

中国是世界人口大国，癌症新发人数和死亡人数均占全球第一。癌症疼痛是与肿瘤相关或相伴的一种疼痛，它既可以是一种症状，也可以是一种疾病。众所周知，新发的癌症患者中有 25% 患者出现疼痛，中晚期癌症疼痛发生率高达 60%～80%，严重影响癌症患者的生存质量，因此，癌症疼痛的诊疗已经到了迫在眉睫的地步。

由于癌症疼痛的发病机制十分复杂，临床表现也是千差万别，针对癌症疼痛的治疗需要全面考虑，应采用综合治疗的手段。世界卫生组织发布了《癌症三阶梯镇痛治疗原则》作为治疗癌症疼痛的基础，指出当疗效不满意时需考虑使用三阶梯以外的治疗方法，其中微创手术治疗就是一种重要的治疗手段。

最近由万丽和肖礼祖等教授共同主编的《癌症疼痛微创手术治疗》就是根据临床上常用的微创治疗方法整理编写的专著，该书针对各种癌症疼痛的微创治疗方法进行了系统及详细论述，相信该书的出版对临床医师有效管理癌症疼痛起到推动作用，同时也给我国癌症疼痛患者带来了福音。

希望广大读者在应用过程中随时指出本书的不足和需要改进之处，使我国癌症疼痛防治水平不断提高，达到一个新的水平。

韩济生

北京大学博雅讲席教授

中国科学院院士

2022 年 5 月 16 日于北京

序二

癌症患者在疾病的不同时期，疼痛发生率有所差异，中晚期癌症患者疼痛的发生率可高达 60%～80%。癌症疼痛严重地威胁着患者的生命健康，尤其是癌症晚期患者，癌症疼痛的治疗实质上成为其的最主要治疗。随着肿瘤学与疼痛医学的深入发展，学术界对癌症疼痛认识与治疗也在不断提高。癌症疼痛治疗已经成为肿瘤治疗的重要组成部分，构成了当今肿瘤治疗的四大策略方案，即手术、放疗、化疗与疼痛治疗。癌症疼痛的治疗具有相当的复杂性与难治性，面对癌症疼痛，一定要避免进入"治癌难，治痛易"的误区。临床上有时为了获得较为满意的疼痛治疗效果，甚至会穷尽所有的理念与技能。癌症治疗所面临的挑战与困境，在癌症疼痛治疗时体现得淋漓尽致。

以癌症疼痛三阶梯疗法为基础，适时进行微创介入手术治疗，对有效缓解癌症疼痛，改善患者的生活（生存）质量，具有重要的支撑作用。由于癌症疼痛不仅仅是躯体病痛，更涉及非常复杂的心理和生理改变，是"全人痛"的具体体现。因此，对癌症疼痛进行全面规范化的综合治疗具有极为重要的临床价值，也受到国际医学界的普遍关注。

《癌症疼痛微创手术治疗》系统描述了近年来国内外癌症疼痛的治疗进展和微创介入治疗方法，从全身各部位癌症疼痛的发病情况，微创介入手术治疗方法的适应证、禁忌证，不良反应，并发症，处理原则和预防方法等方面进行了详尽阐述。该书的出版将为临床疼痛医师提供有力的帮助，为提高癌症疼痛的规范化诊疗，改善癌症患者的生活质量带来有益的帮助，也可为其他学科认识癌症疼痛、了解癌症疼痛的治疗方法提供参考，是一本启发疼痛同道实施癌痛微创手术诊疗的专业书籍。

中日医院疼痛科主任
国家疼痛专业医疗质量控制中心主任
中国医师协会疼痛科医师分会会长
中国中西医结合学会疼痛学专业委员会主任委员
中华医学会疼痛学分会候任主任委员

2022 年 5 月 16 日于北京

序三

全球范围内癌症发病率持续上升，最新数据显示我国每年新发癌症患者 380 万例，每年带癌生存患者超过 2000 万例，疼痛是癌症患者最常见的严重症状之一，疼痛不仅会导致患者失去生活能力，生存质量下降，同时使者抗癌依从性下降，从而影响肿瘤的整体治疗效果。据报道新发的癌症患者中有 25% 患者出现疼痛，中晚期癌症疼痛发生率高达 60%～80%，而且中重度疼痛达 60% 以上，因此癌症疼痛的治疗是一个重要的临床挑战，我们疼痛科医师责无旁贷。

癌症疼痛的发病机制十分复杂，临床表现也是千差万别，针对癌症疼痛的治疗需要全面考虑，采用综合治疗的手段。目前世界卫生组织或国际组织制定的癌症疼痛治疗指南比较宽泛，没有依据具体的疼痛分类而定，在临床应用存在许多局限，导致许多患者仍然备受疼痛折磨。具体体现在：第一，过度强度口服药物治疗，未能考虑到可以利用已有抗癌治疗用药通路的存在而给予镇痛药物，或者胃肠癌症患者口服给药困难的时候可以寻求相关疼痛治疗技术；第二，在三阶梯药物治疗的基础上，将微创或操作性治疗放在"第四阶梯"，这个概念严重制约了镇痛技术在癌痛患者中的应用。因此，要让更多的人认识到把微创或操作性治疗，在综合评估的基础上，可以在癌症疼痛发生的任何阶段实施，这也是目前临床癌症疼痛治疗的共识。

我很高兴看到《癌症疼痛微创手术治疗》一书的出版，本书针对各种癌症疼痛微创治疗方法的适应证、禁忌证、操作方法等进行了系统及详细的论述，相信该书的出版可以为临床医师有效管理癌症疼痛提供有益的参考作用，同时也给我国癌症疼痛患者带来了福音。

南昌大学第一附属医院疼痛科主任

中华医学会疼痛学分会主任委员

2022 年 5 月 30 日于江西

前言

癌症疼痛是严重影响人民群众生命健康的一大类疾病。随着社会的进步、人的寿命延长，癌症的发病率逐年上升；而且癌症诊疗水平的显著提升，大大提高了癌症患者的生存率，然而癌症患者疼痛的比率也越来越高。调查显示，初诊的癌症患者中，疼痛发生率为25%，晚期的癌症患者中疼痛发生率则升至60%～80%，其中1/3为重度疼痛患者。而在罹患恶性肿瘤的生命周期中，因为其他疾病（如创伤、手术、畸形、炎症、损伤、退变等）也可能造成患者疼痛的症状。在我国，每年新发的癌症疼痛患者高达290多万，即使某些患者接受了规范化的癌症疼痛三阶梯治疗，甚至在接受靶向药物或手术治疗之后，仍有一半的癌症患者疼痛未得到有效控制，30%的患者临终前的严重疼痛没有得到有效缓解。由于癌症疼痛涉及多个系统和组织，癌痛的发生机制复杂，涉及因素较多，因此单纯的药物治疗往往不能有效地控制疼痛，而这就使得针对癌症疼痛的微创手术治疗显得尤为重要。

本书从临床角度出发，系统阐述近年来癌症疼痛的发病机制、诊疗现状及微创手术治疗方法的临床使用情况及新进展。全书由九章组成，第一章对癌症疼痛的概述、定义、流行病学、发病机制、治疗方法和健康宣教等进行较为全面的阐述；从第二章开始，分别介绍癌痛的神经阻滞和射频毁损术，癌症疼痛的内脏神经毁损术（第三章），癌症疼痛的椎体成形术（第四章），癌症疼痛的自控镇痛（第五章），鞘内药物输注系统半植入术（第六章），鞘内药物输注系统全植入术（第七章），癌症疼痛的脊髓电刺激术（第八章），以及癌症疼痛的其他治疗（粒子植入和肿瘤消融术，第九章）等，从各种癌症疼痛微创手术的适应证、禁忌证，手术操作方法要点，并发症及处理原则要点等进行重点描述，使临床医师选择和把握更清晰的手术适应证，其技术操作更具规范性，本书可帮助疼痛科医师提升对癌症疼痛的理论认识和治疗水平，并规避癌症疼痛微创治疗过程中的风险。

本书主要由广州医科大学第二附属医院、华中科技大学协和深圳医院、中山大学附属肿瘤医院、深圳大学附属华南医院的疼痛科、麻醉科，神经医学中心及微创介入科主任及同事参与编写，在此对他们的辛苦付出表示衷心感谢！其次，还要感谢曾维安、熊东林及卢振和教授对本书的审阅，最后更要感谢韩济生院士、樊碧发教授和张达颖教授为本书作序，为本书增光添彩。

　　尽管我们一直关注癌症疼痛这一临床难题，但由于癌症疼痛涉及机体多个系统组织，并横跨分子生物学、神经免疫学、神经生理学等多个领域，加上编者水平有限，本书可能有诸多不足之处，真诚希望读者不吝赐教，指点斧正，以期再版修订时进一步完善。

万　丽　肖礼祖

2022 年 5 月 19 日

目 录

第一章

癌症疼痛概述

　　疼痛是生命过程中必不可少的一种保护性反射，它像是我们人类的"守门员"，为我们的生命敲响危险的警钟，使机体躲避危险的伤害。但严重、不可抑制的疼痛，却成为了生命里最残酷的恶魔，剥夺了一切属于生活的意义。据相关历史记载，公元前1500年，古埃及人就懂得使用大麻、罂粟等药物对疼痛进行治疗。西方医学奠基人希波克拉底曾在《希波克拉底全集》中描述疼痛："哪里有疼痛，哪里就需要治疗；感到特别疼痛的地方就是有病情的地方。"春秋战国时期的医书《黄帝内经》记载了使用针灸治疗疼痛的相关方法。公元前3世纪，希腊哲学家泰奥弗拉斯图斯（Theophrastus）第一次记载了阿片的应用。公元前1世纪，阿拉伯医师阿维森纳（Avicenna）描述了用冷冻、分散注意力、降低疼痛敏感性等方法来缓解疼痛。19世纪末到20世纪初，随着生命科学在生物电和动作电位等领域取得重大的发现，疼痛理论研究取得突飞猛进的进展，冯·弗雷（von Frey）和谢林顿（Sherrington）首次提出外周存在疼痛感受器的概念。1930年，法国外科医师莱里希（Leriche）首先将慢性疼痛描述为一种疾病。1965年，梅尔扎克（Melzack）和沃尔（Wall）在慢性疼痛领域研究有进一步的突破，他们提出机体对疼痛信号传导调控机制的"闸门学说"是疼痛在分子细胞水平上进行机制研究的重要里程碑。中国科学家邹刚和张昌绍的研究发现，将微量吗啡注射到中脑导水管周围灰质可以产生明显镇痛效应，证明了内源性痛觉下行抑制系统的存在，也发现了机体存在阿片受体和内源性阿片肽。到了20世纪80年代后，人们对病理性疼痛的病理机制有了更深的认识，其中典型代表是沃尔夫（Woolf）等人提出的慢性疼痛中枢敏化理论。20世纪90年代，疼痛诊疗工作及研究更加普及深入，越来越多的参与生理性和病理性疼痛调控的基因、分子/信号通路和脑区/神经环路被发现，这些发现极大丰富了疼痛的调控机制。2008年8月在英国格拉斯哥举行的第12届世界疼痛大会以及同年5月在韩国汉城召开的第13届世界疼痛医师协会大会，展示了功能性磁共振造影技术在疼痛的应用、认识疼痛的机制、抑制疼痛的放大与产生作用、疼痛记忆的消除等研究方面取得新的进展。

由此可见，疼痛及疼痛的诊疗是人类长期同疾病、伤痛做斗争的经验总结与理论的深化。

第一节　疼痛及癌症疼痛的定义

一、疼痛定义

2020 年国际疼痛学会最新的疼痛定义是："疼痛是一种与实际或潜在的组织损伤相关的不愉快的感觉和情绪情感体验，或与此相似的经历。"疼痛是人类最常见的身体反应，短暂且轻微的疼痛有利于机体发现伤害性刺激，也是机体的保护机制之一，但严重且持久的疼痛对机体的生理和心理会造成严重的影响和不可逆的损害。疼痛是一种主诉，应包括不愉快的感觉和情感体验两个方面。2001 年对疼痛的定义进行补充强调：即使患者不能表达，并不意味着不存在疼痛。这提示在临床工作中对无表达能力的特殊患者或者婴幼儿，不能忽略其存在疼痛的诊疗工作。

疼痛的病因是多方面的，可涉及全身各部位、器官和组织，因此疼痛的分类具有多样性。1994 年国际疼痛学会（International Association for the Study Pain，IASP）制定了疼痛的五轴分类法。临床中常根据疼痛发生部位、原因、性质及持续时间等进行分类。

根据疼痛持续时间分为急性疼痛与慢性疼痛。

（1）急性疼痛：与组织损伤、炎症或炎症过程相关的、疼痛的持续时间不超过 3 个月的疼痛类型称为急性疼痛。

（2）慢性疼痛：通常指组织损伤所引致的疼痛持续存在或者持续时间超过 3 个月的疼痛类型。

根据发生的解剖位置，疼痛可分为躯体痛和内脏痛，内脏痛常伴有固定体表区域的牵涉痛。根据对机体功能的影响，可分为生理性疼痛和病理性疼痛，病理性疼痛包含有炎性疼痛、神经病理性疼痛和心因性（精神源性）疼痛。而癌症疼痛就是包含以上三种疼痛类型的混合型疼痛。与此同时，常用的疼痛学名词和术语还包括：痛觉异常、中枢痛、烧灼痛、痛觉过敏、神经痛、伤害性感受器、痛阈、疼痛耐受水平、感觉异常等。

二、癌症疼痛定义

癌症疼痛（简称癌痛）是指肿瘤压迫组织、浸润周围神经及器官，使组织缺血缺氧，进而引起病理生理学改变所导致的疼痛。癌症疼痛通常是混合机制造成的，涉及炎症、神经病变、情绪障碍及癌症特有的疼痛机制。

疼痛是癌症患者最常见的症状之一，癌症就诊患者的疼痛发生率约为 25%，晚期癌症患者的疼痛发生率可达 60%～80%，其中 1/3 的患者为重度疼痛。严重的癌痛是影响患者生存质量的主要原因之一。

据统计，世界上至少有 350 万人每天都在经受着癌痛的煎熬。世界卫生组织（World Health Organization，WHO）癌症疼痛治疗专家委员会经过一系列科学论证，在 1986 年发布《癌症三阶梯止痛治疗原则》并倡导在全球范围内推行。1990 年 12 月，在我国广州由世界卫生组织和卫生部组织召开第一届癌症疼痛和姑息治疗会议，这一会议的举行标志着我国癌症疼痛治疗进入新的阶段。此后，国家大力推广三阶梯止痛原则，使我国癌症疼痛诊疗逐渐向国际水平靠拢，使医务工作者对癌症疼痛的治疗理念、阿片类药物的使用与管理水平都得到很大的提升，越来越多的癌症晚期患者，得到了合理有效镇痛治疗并因此获益。

对于大多数癌症患者来说，早期往往并没有疼痛症状或者其他不适，这也是癌症难以早期发现的原因之一。由于中晚期患者常常有难以根治的癌症疼痛，因此，治疗或者控制癌痛是癌症患者"姑息治疗"的重要组成部分。而对于临终晚期癌症患者，难以忍受的极端疼痛和痛苦，是其生命最后阶段最需要解决的难题，而有效的镇痛成为最具生命意义的治疗。

癌痛的特点多为慢性、隐匿、钝痛等，并逐渐发展为锐痛等。60%～70% 癌痛患者可发生疼痛的骤然加剧，同时，可伴有心情焦虑、厌食、失眠等精神心理问题，剧烈的癌痛得不到良好的控制，对癌症患者的生活带来毁灭性的打击。

癌痛的发病原因可分为肿瘤相关性疼痛、肿瘤治疗相关性疼痛等。

肿瘤相关性疼痛多数是因为肿瘤直接侵犯或压迫、牵拉局部神经组织、肿瘤转移累及神经、骨骼等组织所造成的，70%～80% 的癌症疼痛属于这一类别的。肿瘤相关性疼痛中可粗略分为以下几种形式。

（1）肿瘤压迫和浸润神经：临床上常表现为难治性的神经痛，疼痛性质多为锐痛，患者常描述为刀割样、针刺样，通常向受压体表神经分布范围反射，严重时可产生感觉障碍。其原因可能是癌细胞侵入神经鞘后导致神经鞘内神经纤维卡压所致，抑或是导致神经营养血管出现闭塞导致神经纤维缺血缺氧而出现疼痛，也可能是导致某些致痛物质的产生而引起的剧烈疼痛。

（2）空腔脏器受到侵犯：空腔脏器受到侵犯所产生的疼痛具有定位不准确的特点，

同时具有周期性、反复发作的特点，多数患者可伴随有恶心、呕吐等症状。当肿瘤细胞累及腹腔内空腔脏器时，不论哪个器官受到侵犯，疼痛的主要表现多为腹部正中线的某部位。

（3）脉管系统受癌痛浸润：肿瘤细胞的直接压迫、使脉管管道出现闭塞或浸润动静脉、淋巴管时引起的疼痛，多数伴动静脉以及淋巴管的循环障碍，导致局部组织出现肿胀，致痛物质聚积，局部组织缺血坏死，从而引起剧烈的疼痛，但当其并发感染、发生炎症时，疼痛的程度会进一步加剧。

（4）骨骼受到侵犯：由于骨膜内存在痛觉相关的感觉神经末梢，骨髓和中央管（哈弗斯管）中也存在痛觉相关的感觉神经，不论是原发的骨肿瘤或转移瘤，肿瘤细胞都可能直接侵犯骨膜相关的感觉神经或者是引起骨髓内压的变化，产生难以忍受的骨骼痛，这种骨骼痛多为钝痛，定位模糊，可伴有深部的压痛。

（5）肿瘤治疗后出现相关性疼痛：多数是因为手术、创伤性检查、放射治疗、化疗后引起的组织损伤所出现的并发症。占所有癌痛患者的 10%～20%。经手术治疗后的癌症患者，多为躯体神经和自主神经受损，或者是脏器出现粘连、瘢痕形成等导致的疼痛。放射治疗后常因周围血管、淋巴管受侵害，引起周围组织发生肿胀、炎症引起的疼痛。化疗常因为化疗药物具有一定的神经毒性，导致周围神经病变和急性脑部病变或脊髓损伤，这一系列的损伤，可能是导致患者出现剧烈疼痛的原因之一。

第二节　癌症疼痛流行病学

随着中国人口老龄化以及城市化进程的加快，恶性肿瘤已经成为中国居民的主要死因之一。近些年，中国政府大力推进肿瘤预防和控制工作，在肿瘤危险因素的控制、癌症筛查和早诊早治、癌症的规范化诊疗等领域做了大量工作，取得了较好成效。然而，中国依然面临着癌症发病率和死亡率持续上升、癌症患者数量巨大、癌症患者 5 年生存率低的严峻现实。GLOBOCAN 2018 数据显示，中国癌症标化发病率为201.7/10 万，高于世界平均水平 197.9/10 万，中国癌症标化发病率位居全球第 68 位；同时，中国癌症标化死亡率为 130.1/10 万，世界平均水平为 101.1/10 万，中国癌症标化死亡率位居全球癌症死亡率第 12 位。癌症死亡率升高的主要原因与人口老龄化、微生物感染、不良的生活方式、饮食结构的改变等有关。

根据中国肿瘤登记最新估计结果显示，2015 年中国新发癌症病例数约 392.91 万，男性癌症发病率（305.47/10 万）高于女性（265.21/10 万），城市地区癌症发病率（304.96/10 万）高于农村地区（261.40/10 万）。2015 年我国癌症死亡人数约 233.76 万，男性癌症死亡率（210.10/10 万）明显高于女性（128.10/1 万），城市地区癌症死亡率（172.61/1 万）高于农村地区（166.79/10 万）。无论城市地区与农村地区，肺癌均高居男性发病率及死亡率第 1 位；而对女性而言，乳腺癌发病率很高，但肺癌死亡率仍排在首位。

据中华医学会 2019 年报告显示，目前全国每年新增 392 万癌症患者，并造成约 283 万人死亡，分别占全球新增癌症病例和死亡人数总量的 22% 和 27%。目前全球每年新增癌症病例的一半出现在亚洲，其中大部分癌症患者来自中国，中国新增癌症病例高居第 1 位（表 1-2-1）。其中，恶性肿瘤死亡率居中国疾病谱中首位，且高于世界平均水平，但恶性肿瘤生存率总体呈上升趋势。除了提高癌症早期诊断和治疗水平，还必须在癌症防治方面加大力度。2019 年 7 月 15 日，中华人民共和国国务院发布《健康中国行动（2019—2030 年）》，全面落实健康中国战略，提出到 2022 年和 2030 年，总体癌症 5 年生存率分别不低于 43.3% 和 46.6%。经国务院同意，国家卫生健康委员会等部门于 2019 年 9 月 23 日联合印发了《健康中国行动——癌症防治实施方案（2019—2022 年）》，强调癌症防治全方位整体推进，并坚持预防为主、防治结合的方针。

表 1-2-1　中国各地理区域的肿瘤新发病例数及发病率

地理区域	性别	新病例（×10000）	新发病率（1/10⁵）	ASIRC（1/10⁵）ᵃ	ASIRW（1/10⁵）ᵇ	累积发病率（0~74 岁）（%）
华东	男	86.6	330.91	211.59	209.37	24.71
	女	76.5	300.71	190.72	181.69	19.90
	总	163.1	316.03	200.00	194.35	22.25
华中	男	72.2	303.71	212.67	211.79	25.23
	女	58.6	261.67	174.58	168.48	18.72
	总	130.8	283.33	192.51	189.03	21.94
华西	男	56.3	274.98	197.58	196.34	22.92
	女	42.7	222.43	154.90	149.42	16.63
	总	99.0	249.51	175.50	172.15	19.75
总数	男	215.1	305.47	207.99	206.49	24.36
	女	177.8	265.21	175.47	168.45	18.60
	总	392.9	285.83	190.64	186.39	21.44

随着癌症患者数量的持续增加，发生癌痛患者的数量也在不断的增多。疼痛可以发生于癌症过程的任何时间。据不完全统计，癌症疾病发展的过程中，出现早期疼痛的大约为 50%，而出现晚期癌症疼痛的可能增加到 75%。癌痛普遍性的评估方向，主要可能与这几个方面存在相关性：与肿瘤相关性疼痛、肿瘤治疗后出现相关性疼痛，或与前述两者无关的疼痛。

1．与肿瘤相关性疼痛

肿瘤影响邻近的以及全身组织发生正常生理解剖的病变，从而导致疼痛。有学者对癌症疼痛流行进行不完全统计显示：头部和颈部（67%～91%）、前列腺（30%～90%）、乳房（40%～89%）、胰腺（72%～85%）。

2．肿瘤治疗后出现相关性疼痛

可能与这几个方面相关：

（1）化疗药物（如长春新碱、铂类、紫杉烷类、沙利度胺、硼替佐米以及其他药物）具有一定的神经毒性，导致周围神经病变和急性脑部病变或脊髓的损伤。

（2）放射治疗过程中，射线可能诱导神经损伤，或者是周围血管、淋巴管受侵害，引起周围组织发生肿胀、炎症引起的疼痛。

（3）治疗后，可能造成体表神经和自主神经受损，或者是脏器出现粘连、瘢痕形成等导致的疼痛（如乳房切除术、截肢术和胸廓切开术的术后综合征）。

3．与癌症或其治疗不相关的疼痛

癌症患者可能出现与癌症不相关的疼痛，如糖尿病引起的外周神经出现病变或与肿瘤不相关的手术后疼痛。

第三节　癌症疼痛发病机制

疼痛是一种伤害性刺激经过一系列神经电活动的传导，到达大脑这一高级的神经中枢，经过复杂的处理所形成的一系列的感官体验。目前人们对癌症发生发展以及癌症疼痛的机制尚不完全清楚。大多数学者认为，痛觉可能是由人类机体中存在的机械或者化学感受器在伤害性刺激产生的电活动经过 Aδ 纤维或 C 纤维传至中枢产生的。研究表明，Aδ 纤维是一种有髓鞘的神经纤维，直径为 1～4μm，C 纤维是无鞘神经纤维，直径较细，为 0.2～1.0μm，两种纤维在电活动的传导速度存在差异，C 纤维比 Aδ 纤维慢 1.4 秒。这可能导致单一的疼痛刺激引起双重感觉，通常机体可能先接收到一个快速、定位精确的锐痛信号，再而可能感受到弥散的、定位不清晰的钝痛。因此，我们通常称前者为"第一疼痛"，称后者为"第二疼痛"。

癌症疼痛涉及了复杂而独特的生理病理学机制，它不仅表现出炎症痛和神经病理性痛的特征，又是与炎症痛和神经病理性痛存在不同的另一种疼痛。肿瘤可以引起机体反应性肌肉痉挛、骨质破坏、局部和血液钙离子浓度升高以及炎症介质释放等，而这些肿瘤引起的改变可能是产生癌性疼痛的重要因素。另外，肿瘤的病理类型以及肿瘤生长方式也参与了癌痛产生相关的病理生理学机制中的环节，这值得我们去进一步探讨。

一、癌症疼痛产生的分子学机制

1. 癌痛与外周传入神经和中枢敏化

外周和中枢敏化是包括癌痛在内的慢性疼痛发病的主要机制。初级感觉神经元在癌痛的发生与发展中均起到重要作用，伤害感受器对伤害性刺激较敏感，化学、机械或热刺激激活脊髓背根神经的初级感觉神经元。其使传入神经产生动作电位，将电信号从外周传递至同侧脊索激活脊髓背角表层的上行性伤害感受系统。伤害性刺激的电信号通过新脊髓丘脑束上行投射至丘脑后交叉，进而投射至顶叶的皮质感觉区，从而使得高级中枢准确识别定位痛觉位置和强度。在另一传导通路，伤害性刺激的信号通过脊髓丘脑束上行投射至网状结构、丘脑后核、丘脑内核，后至大脑皮层，产生关于伤害性刺激所引起的情绪和情感体验。持续的外周疼痛刺激引起背根神经节神经元发生可塑性变化，激活沉默的伤害性感受器，导致外周神经敏感性增加，从而使得机体的痛阈降低和痛觉反应增强、痛觉过敏等。外周传入神经敏化后，机体对阈下的非伤害性刺激也表现出不适的感官体验与情感体验。癌症疼痛的中枢敏化有着独特而复杂的中枢调控机制。肿瘤细胞通过释放各种因子导致初级感觉神经元异常兴奋，异常兴奋的神经元不断向脊髓背角神经元发放冲动，再经不同的上行传导束到达高级中枢。同时，异常的神经冲动导致背根神经节（dorsal root ganglia，DRG）内的胶质细胞等合成大量释放神经递质（如兴奋性氨基酸、P物质（SP）、降钙素基因相关蛋白等），这些过量表达的神经化学物质可使脊髓对痛觉信息的应答增强，从而导致产生中枢敏化。另一方面，异常的神经冲动也可导致背根神经节内的胶质细胞产生和释放某些炎性介质和神经活性物质，从而参与神经病理性疼痛的产生和维持，也促使疼痛进一步发展。

2．肿瘤微环境的改变及炎症因子的参与

肿瘤微环境是肿瘤细胞发生、生长及转移所处的内外环境，肿瘤微环境中产生的及其分泌的致痛介质可引起疼痛。肿瘤细胞释放的趋化因子或介质使其他细胞，如神经细胞、淋巴细胞、内皮细胞以及成纤维细胞分泌肿瘤坏死因子α（TNF-α）、前列腺素E（PGE）、内皮素（ET）、白细胞介素1（IL-1）、白细胞介素6（IL-6）、神经生长因子、转化生长因子等，这些介质通过致敏或激活初级传入感觉神经元上的特异受体而发挥作用，导致并维持癌痛。同时，肿瘤的快速生长可直接使组织周围局部压力增大，压迫邻近其他组织结构导致疼痛。

二、癌症疼痛的病理生理学机制

主要分为两种类型：伤害感受性疼痛及神经病理性疼痛。

1．伤害感受性疼痛

躯体或脏器组织在有害刺激的作用下使结构受到损害，从而引起躯体或者脏器组织产生疼痛的不适体验。伤害感受性疼痛与机体发生组织损伤或潜在的损伤息息相关，伤害感受性疼痛是机体对损伤产生的痛觉神经信息传导与应答的过程。躯体痛和内脏痛均属于伤害感受性疼痛。躯体性疼痛常表现为定位相对准确的钝痛、锐痛或者压迫性疼痛。内脏痛通常表现为定位不够准确的弥漫性疼痛和绞痛。

2．神经病理性疼痛

外周神经或中枢神经受损，导致初级感觉神经元或疼痛中枢产生异常神经冲动所致。神经病理性疼痛多表现为刺痛、烧灼样痛、放电样痛、枪击样疼痛、麻木痛、麻刺痛、幻觉痛、中枢性坠胀痛，常并发自发性疼痛、触摸痛、痛觉过敏和痛觉超敏（图1-3-1，图1-3-2）。

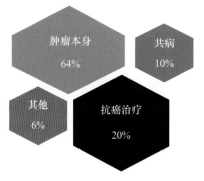

图1-3-1 癌症神经病理性疼痛的病因分布

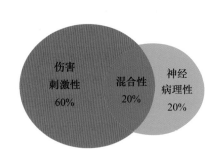

图1-3-2 癌症疼痛的构成比

三、癌症疼痛的病因学机制

癌症相关的疼痛包括以下两个主要病因分类：肿瘤直接引起的疼痛；诊断或治疗过程中产生的疼痛。

（一）肿瘤直接引起的疼痛

肿瘤细胞会在失控下在机体中无限增长，快速增长的肿瘤会侵入／压迫邻近的组织，诱导机体产生伤害感受性疼痛及神经病理性痛的混合性痛。肿瘤细胞会刺激侵犯的组织或器官神经系统，并激活其中的伤害性受体（nociceptor），不断产生伤害性刺激以及释放多种致痛因子，这些信号经过痛觉神经纤维丛背根节经脊髓背角表层的上行性伤害感受系统及新脊髓丘脑束，上行投射至高级中枢，产生痛觉以及一系列的情感体验。肿瘤压迫正常组织亦会引起局部炎症或供血障碍，导致某些致痛物质的产生而引起剧烈疼痛。与此同时，肿瘤细胞释放的趋化因子或介质、肿瘤的代谢物以及坏死组织的分解物都能是机体产生疼痛。此外，肿瘤细胞产生物质会使体内免疫功能下降，从而导致体内抗感染能力进一步受到打击，感染往往会导致机体产生大量的致炎因子等，从而会引起疼痛进一步加剧。

（二）肿瘤诊断或治疗过程中产生的疼痛

肿瘤诊断过程中产生的疼痛，一般与肿瘤的类型相关。肿瘤治疗过程中所产生的副作用或毒性会导致机体组织受到不同程度的损害引起的疼痛，包括化疗相关因素，放疗相关因素，肿瘤手术后创伤引起的急性疼痛和慢性疼痛。

1. 化疗相关因素

化疗为目前癌症治疗的重要手段之一，化疗药物大多为细胞毒素类药物，其杀死肿瘤细胞的同时也对其他正常细胞尤其神经组织产生毒害。目前临床已经证明有多种化疗药物可引起出现周围神经病变，其中以感觉神经为主，主要表现有异感与疼痛等。目前临床所用化疗药物（如生物碱、顺铂、长春碱、卡铂、紫杉醇、长春瑞滨、PD-1等）均可能引起机体出现周围神经病变。

2. 放疗相关因素

放疗原理是利用多条放射线聚焦一点或一区域，其形成的高能量穿透正常组织，直接到达肿瘤所在部位杀死肿瘤细胞。由于高能量的射线束可累及肿瘤邻近的正常组织，导致正常组织曝光在高能量射线范围下，进而造成不同程度的伤害，放射治疗可导致组织的纤维化，压迫或牵拉神经和疼痛敏感组织，加上放疗后可产生神经炎、放射性骨坏死、黏膜炎等，从而造成伤害性痛与神经病理性痛。另外，倘若放疗量过大，可引起严重皮肤烧伤，并因深层组织受损而不易愈合。

3．与癌症或治疗无关的疼痛

肿瘤手术后创伤引起的急性疼痛和慢性疼痛。目前，癌症首选的治疗手段常是手术切除，但外科手术本身常会损伤微小神经以及术后瘢痕组织形成微小神经瘤，同时手术瘢痕的形成以及癌瘤术后复发对神经组织的牵拉、挛缩也可产生剧烈的疼痛。末梢神经受损后常会产生神经病理性疼痛，其中一部分的患者会从术后急性疼痛转变为持续慢性痛。

第四节　癌症疼痛评估

疼痛是一种主观感受以及情感体验，癌痛多为慢性、持续性疼痛，也可表现为简短、暴发性疼痛，癌痛的骤然加剧可能提示了疾病的进展。根据世界卫生组织不完全统计，癌痛可以发生在癌症的任何阶段，60%～90% 的癌症患者伴有不同类型或不同程度的疼痛。大多数的癌症患者对癌痛充满了恐惧，有数据表明，30% 的患者临终前均存在严重性的疼痛。癌痛如得不到良好的缓解以及治疗，可加重患者的焦虑、抑郁等，极大降低患者的生活质量。随着医学的进步，癌症患者的生存周期明显延长，为此，提高癌症患者的生活质量愈发显得无比的重要。

癌痛诊断评估是合理、有效进行镇痛治疗的前提。癌痛评估应遵循"常规、量化、全面、动态"的原则。正确地评估癌痛对于改善患者的生存质量、选择合适的镇痛药物和镇痛方法、提高治疗的有效性和安全性有着重要的意义。

一、癌症疼痛的评估原则

（一）常规评估原则

癌痛的常规评估是指医护人员主动询问癌症患者有无疼痛，常规评估了解患者疼痛病情，并进行相应的病历记录。常规评估应当在患者院后 8 小时内完成。所有的患者必须筛查疼痛，对于有疼痛症状的患者，应将其疼痛评估列入护理常规监测和记录的内容。

（二）量化评估原则

癌痛的量化评估是指使用疼痛程度评估量表等量化标准来量化患者疼痛主观的感受程度，需要患者主动积极配合。镇痛治疗方案应该是在所有癌症患者接受初始评估、定期随访阶段以及任何新治疗开始时的疼痛筛查后，所作出的深思熟虑的决策。如果筛查时发现疼痛，必须对患者的疼痛程度进行量化，疼痛程度的量化指标是制定镇痛方案不可或缺的指标之一。

量化评估疼痛时，应当重点评估最近 24 小时内患者最严重和最轻的疼痛程度，以及平均的疼痛程度。应当在患者入院后 8 小时内完成。每次治疗后须对疼痛程度再次评估来保证治疗方案的有效性，或对原有的治疗方案进行调整，从而保证患者的镇痛治疗达到了预期的效果。

（三）全面评估原则

癌痛的全面评估是指对癌症患者疼痛病情及相关病情进行全面评估，包括：①病史、疼痛史；②需要明确疼痛的特点：疼痛部位静息时后运动时的疼痛强度、疼痛病因及类型、疼痛的时间因素（如确认疼痛是持续性、间断性或是暴发性）；③疼痛发作情况，包括疼加重或减轻的因素、疼痛目前治疗计划，患者对目前治疗的反应，既往的镇痛治疗，重要器官功能情况，心理精神状态，家庭及社会支持情况，以及既往史，特别要注意患者的精神病史以及药物滥用史；④与疼痛相关的其他问题：社会文化对疼痛和疼痛表达的影响、精神或宗教信仰、疼痛对患者生活质量的影响、患者对疼痛治疗的目标和期望值等；⑤关注镇痛药物使用不当或滥用的风险因素。

对患者进行首次全面应当在评估入院后 24 小时内完成；治疗过程中，给予镇痛治疗 3 天内或达到稳定缓解状态时应当对患者进行再次全面评估，原则上不少于 2 次 / 月。

癌痛的全面评估通常使用简明疼痛评估量表（brief pain inventory，BPI）可评估疼痛及其对患者情绪、食欲、睡眠、日常生活活动能力、与他人交往等生活质量的影响。美国国家综合癌症网络（National Comprehensive Cancer Network，NCCN）制定了《NICC 肿瘤学临床实践指南》，它是美国肿瘤领域临床决策的标准，也是全球肿瘤临床实践中被医疗工作者广泛采用的指南。该指南强调全面评估疼痛是合理选择镇痛方案的前提，全面评估对确定恰当的疼痛治疗方案至关重要。2012 年发布的最新《癌症疼痛临床实践指南》强调医疗工作者应从患者的癌症疼痛的病因、分级评估、药物和治疗手段选择等多角度进行全面详细的评估。

（四）动态评估原则

癌痛的动态评估是指连续、动态评估癌痛患者的疼痛变化，包括评估疼痛程度、性质变化、暴发性疼痛发作情况、疼痛减轻及加重因素，以及镇痛治疗的不良反应等。动态评估对于药物治疗剂量的选择尤为重要。肿瘤患者的病情、镇痛治疗效果及不良反应存在较大的个体差异。在镇痛治疗期间，应当记录用药种类及剂量，动态评估疼痛程度、病情变化、治疗效果及转归，并可根据患者病情变化适时调整治疗方案，以获得理想的镇痛效果。居家癌痛患者的定期随访是实现动态评估的基础。

二、评估内容

（一）病史的评估

1. 疼痛病史评估

（1）疼痛的部位及范围：通过病史询问了解疼痛的发生的部位及范围，了解是否有反射性疼痛及牵扯性疼痛。

（2）疼痛的性质和特征：通过规范的病史询问，根据疼痛的发生机制，来判别患者疼痛的性质，明确伤害感受性疼痛以及神经病理性疼痛的类别，从而指导疼痛治疗方案的制定。

（3）疼痛程度：评估疼痛应认真评估患者的情绪和认知功能的状况。对有心理和精神障碍的患者，在镇痛治疗的基础上，积极对患者进行心理辅导治疗。

（4）疼痛发作的时间及频率：了解疼痛发作时间、持续时间及发作频率。判断疼痛是持续性、间断性或暴发性。详细的病史询问以及严格的体格检查，是进行鉴别诊断的基础。

（5）疼痛发作、加剧及减轻相关的因素：全面详细了解患者疼痛发作加剧及减轻相关的因素，以及患者的精神心理状态，有利于为患者制定个体化的镇痛治疗方案。

（6）疼痛对患者日常生活质量的影响：中重度疼痛会干扰和影响患者日常的生活质量，明确患者的日常生活状态，有助于镇痛治疗的精细化。

（7）疼痛治疗史：详细了解患者镇痛用药的种类、剂型、剂量、给药途径、用药间隔、镇痛治疗效果及不良反应等。

2．肿瘤病史评估

（1）肿瘤发病及诊疗病史：了解肿瘤患者的发病和诊治过程，包括肿瘤的类型、病变范围、治疗方法及治疗经过，了解目前肿瘤病变诊疗情况。了解患者的抗癌治疗方案、效果及不良反应等。

（2）系统回顾既往史、个人史、婚姻史、月经及生育史（女）、家族史。

3．体格检查

务求做到全面系统，需重点注意对患者神经系统和运动系统的检查。全面查体有利于针对性地进行实验室和影像学检查，减少患者不必要的经济支出，减少发生医疗纠纷的风险。

（1）一般情况：生命体征、发育营养情况、意识状态、面容、体位、步态、皮肤、肌肉紧张度及心肺腹部等检查。

（2）疼痛部位检查：规范的视、触、叩等检查手法，可以初步了解病情如疼痛部位皮肤的外观和颜色，是否有皮疹、结节、红肿、水肿，以及压痛的部位等，同时了解加重和缓解疼痛的因素。

（3）神经及感觉功能检查：了解神经损伤或疾病相关症状，明确感觉障碍的性质，从而协助做出初步诊断。

（4）运动及神经反射功能检查：注意了解患者肌力和肌张力的情况，注意了解患者是否出现各类神经反射，这有助于判断患者的病情情况。

4．实验检查和影像学检查

（1）实验室检查：可进行血常规、肝肾生化、凝血功能、肿瘤标志物等检查。肿瘤标志物是初筛肿瘤的有效且简单的方法，常用于高危人群的筛查。肿瘤标志物是由肿瘤细胞的基因表达分泌或是由机体对肿瘤反应而异常产生 / 或升高，是反映肿瘤存在和生长的一类物质。

（2）影像学检查：X 线、超声、CT、MRI、ECT 和 PET-CT 等能协助初步诊断肿瘤的部位及性质。

三、疼痛范围的评估及分级

1．疼痛的评估

常用的疼痛评估方法主要反映疼痛的强度，无法反映疼痛的范围，疼痛范围的划分有助于对疼痛进行定量分析。45 区体表面积评分法是将人体表面分成 45 个区域，每个区域对应一个特有的号码，身体的前面分为 22 个区，后面分为 23 个区。在进行疼痛评估时，患者可以清晰表达疼痛的部位与范围，患者在人体区域分布表上自主标记自己的疼痛部位，以患者所标记的区域进行计分，标记一个区域记 1 分，未标记区域不得分，最终统计总分。该评分反映患者疼痛区域，进而计算患者疼痛区域占个体体表面积的百分比。与此同时，我们不仅可以使用 45 区体表面积评分法得出患者的疼痛区域范围，也可以明确通过不同的标记表示不同的疼痛程度，了解患者不同的疼痛部位疼痛程度的区分，有助于进行治疗方案的设计。

2．疼痛的分级

疼痛程度分级为疼痛治疗提供了必要的证据，NCCN 指南建议必须对疼痛治疗前后疼痛程度的反复评估及量化，以此确保评估治疗方案的可行性及有效性。因此，准确的疼痛程度分级是疼痛管理的基石，它贯穿于疼痛治疗的始终，做好疼痛分级，利于疼痛的治疗的优化。疼痛评估工具可大致分为单维度评估量表和多维度评估量表两大类，其中单维度评估量表主要是对患者主观描述的自我感觉的疼痛程度进行测量，无法综合测量疼痛的多方面的影响。多维度评估量表结合了患者心理状态、生活质量等多方面内容对患者进行疼痛的评估，评估的内容涵盖了情绪、精神、日常活动、人际关系、睡眠质量等。多维度评估对患者的疼痛进行了主观及客观的综合评价，涉及内容较多，多维度评估量表多用于疼痛的研究。

（1）单维度评估工具：据评估方法的不同，单维度评估工具可分为三种类型：视觉模拟量表（visual analogue scale，VAS）、数字评定量表（numerical rating scale，NRS）以及综合视觉和数字制定的面部表情评定量表（faces pain scale，FPS）。

1）视觉模拟量表：视觉模拟量表也称直观类比标度法，是一条从 0～100mm 的直线量尺，左端 0 表示无痛，右端 100 代表难以忍受的最剧烈的疼痛，从 0 到 100 表示疼痛逐渐递增（图 1-4-1）。该量表简单、快速、准确，较为客观而且敏感。但 VAS 要求患者具有较好的抽象思维，所以不适合于文化程度较低或有认知损害者。

2）数字评定量表：该量表是目前临床上采用最多、应用范围最广的单维度评估量表。它用数字 0～10 从低到高对疼痛程度进行量化，0 为无痛，1～3 分为轻微疼痛，4～6 分为中度疼痛，7～10 分为重度疼痛，10 为最剧烈的疼痛（图 1-4-2）。该量表患者易于理解且具有较高信效度、较高的准确性和灵敏度。相比于 VAS 评分表，患者的接受程度更高。数字评价量表对年小患儿、文化程度低、认知有障碍者、复杂性和特异性的疼痛患者的评估不充分是其不足之处。

3）语言评价量表：VRS 有多种分级方法，包括 3 级、4 级、5 级（图 1-4-2）、

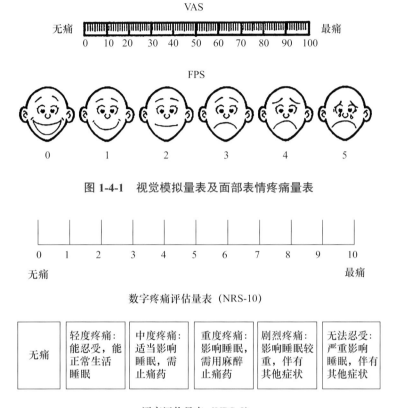

图 1-4-1 视觉模拟量表及面部表情疼痛量表

数字疼痛评估量表（NRS-10）

无痛	轻度疼痛：能忍受，能正常生活睡眠	中度疼痛：适当影响睡眠，需止痛药	重度疼痛：影响睡眠，需用麻醉止痛药	剧烈疼痛：影响睡眠较重，伴有其他症状	无法忍受：严重影响睡眠，伴有其他症状

语言评价量表（VRS-5）

图 1-4-2 数字评定量表及语言评价量表

16 级等，最常用的为 4 级法。4 级法：①0 级：无疼痛；②Ⅰ级（轻度疼痛）：有疼痛但可忍受，生活正常睡眠无干扰；③Ⅱ级（中度疼痛）：疼痛明显，不能忍受，要求服用镇痛药，睡眠受干扰；④Ⅲ级（重度疼痛）：疼痛剧烈，不能忍受，需用镇痛剂；睡眠受严重干扰，可伴自主神经功能紊乱或被动体位。患者对量表接受程度较好，但精确度不高。

4）面部表情疼痛量表：由微笑、悲伤到痛苦哭泣不同的面部表情组成，评估时让患者选择最能代表其疼痛程度的面部表情来评定其疼痛程度（图 1-4-1）。量表易于掌握，评估快速。对老年人、文化程度低、存在语言或文化差异或其他交流障碍的患者或儿童进行评估，优于其他三种量表。主要量表有 Wong-Baker 面部表情疼痛量表、Bieri 改良面部表情评分法、Oucher 疼痛评分法、Manchester 疼痛评分法等。

（2）多维度评估工具

1）麦吉尔疼痛问卷（McGill pain questionaire，MPQ）：是梅尔扎克（Melzack）在

1975 年设计出来用于全面评估疼痛的多维度测量工具。重点用于观察疼痛的性质、特点、强度和伴随状态以及疼痛治疗后患者所经历的各种复杂因素及其相互关系。MPQ是调查表形式，含有 4 类 20 组 78 个疼痛描述词，每组词以递增的方式进行排列：①第一类为感觉类，为 1～10 组，主要是从各个不同的角度来描述疼痛，分别是时间、空间、压力、温度和其他性质等方面；②第二类为情感类，为 11～15 组，主要从自主感受、恐惧、是否疲倦、紧张等方面来进行评价；③第三类为评价类，为 16 组，这一组主要是评价患者所遭受的疼痛的主观感受；④第四类为非特异性类，为 17～20 组（图 1-4-3）。MPQ 的评分即疼痛评级指数（pain rating index，PRI）：被测者在每一组词

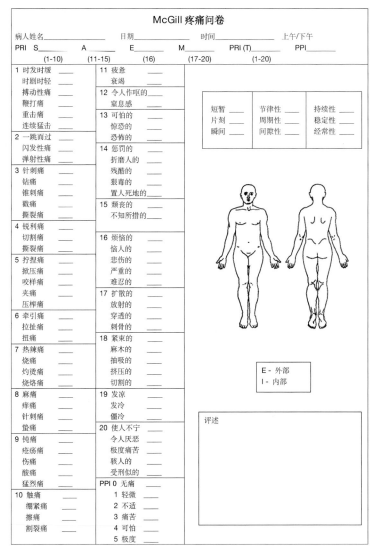

图 1-4-3　麦吉尔疼痛问卷（MPQ）

中选一个符合自己痛觉程度的词汇，同时找到该词所在词组的序号数，而每个序号数均代表着不同的分值。计算所选出的词的数值总和，即可得出疼痛患者的 MPQ 总分。PRI 可以求出 4 类的总和，也可以分别计算。

2）简明麦吉尔疼痛问卷（short-form of MPQ，SF-MPQ）：1987 年梅尔扎克（Melzack）在 AMPO 的基础上加以简化修订形成了更为简便应用的 SF-MPQ。SF-MPQ 由疼痛分级指数（PRI）、VAS、现时疼痛程度（PPI）3 部分组成（图 1-4-4）。PRI 主要由疼痛的感觉项与情感项两部分组成，包含了 15 个描述疼痛性质的描述词汇，前 11 个为疼痛的感觉项，分别是跳痛、刺痛等；后四项为疼痛的情感项，分别是软弱无力、厌烦等。另外，VAS 与 PPI 用来评估疼痛的程度，而 PPI 使用了 5 个等级的评分标准，分别是：0 为无痛；1 为轻度不适；2 为不适；3 为难受；4 为可怕；5 为极痛苦。由此分类，求出计算所选出的词的数值总和，即可得出疼痛患者的 SF-MPQ 总分以及疼痛评级指数 PRI 或总 PRI。SF-MPQ 是一种敏感、可靠的疼痛评价方法。研究表明 SF-MPQ 具有较

1. 疼痛分级指数的评定（PRI）				
疼痛性质		疼痛程度		
A. 感觉项	无	轻	中	重
跳痛	0	1	2	3
刺痛	0	1	2	3
刀割痛	0	1	2	3
锐痛	0	1	2	3
痉挛牵扯痛	0	1	2	3
绞痛	0	1	2	3
热灼痛	0	1	2	3
持续固定痛	0	1	2	3
胀痛	0	1	2	3
触痛	0	1	2	3
撕裂痛	0	1	2	3
B. 情感项				
软弱无力	0	1	2	3
厌烦	0	1	2	3
害怕	0	1	2	3
受罪、惩罚感	0	1	2	3
感觉项总分 _____ 情感项总分 _____				
2. 视觉模拟定级（visual analogue scale，VAS）评定法				
无痛（0mm）- — — — — — — — — — — — 剧痛（100mm）				
3. 现有痛强度（present pain intensity，PPI）评定				
0——无痛　　　　1——轻度不适				
2——不适　　　　3——难受				
4——可怕的痛　　5——极为痛苦				

图 1-4-4　简明麦吉尔疼痛问卷量表（SF-MPQ）

高的效度，操作也比较简便，其评价结果与 MPQ、NRS 均具有很高的相关性。

3）简明疼痛评估量表（brief pain inventory，BPI）：BPI 是美国威斯康星大学神经科疼痛研究小组出于研究目的研制的。这个调查表中，患者的疼痛强度和干扰活动均要记分，记分参数的等级为 0～10，虽然该表可产生大量的临床资料，但临床常规应用显得过于麻烦。在此量表的基础上简化，并加入身体图便于记录疼痛的部位，产生简明疼痛评估量表（图 1-4-5）。

4）简明疼痛评估量表简表（short-formof brief pain inventory，SF-BPI）：SF-

1.大多数人一生中都有过疼痛经历（如轻微头痛、扭伤后痛、牙痛）。
除这些常见的疼痛外，现在您是否还感到有别的类型的疼痛？
  （1）是　（2）否
2.请您在下图中标出您的疼痛部位，并在疼痛最剧烈的部位以"X"标出。

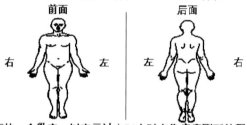

前面　　　　　　　后面
右　　左　　左　　右

3.请选择下面的一个数字，以表示过去24小时内您疼痛剧烈的程度。
  （不痛）0 1 2 3 4 5 6 7 8 9 10（最剧烈）
4.请选择下面的一个数字，以表示过去24小时内您疼痛最轻微的程度。
  （不痛）0 1 2 3 4 5 6 7 8 9 10（最剧烈）
5.请选择下面的一个数字，以表示过去24小时内您疼痛的平均程度。
  （不痛）0 1 2 3 4 5 6 7 8 9 10（最剧烈）
6.请选择下面的一个数字，以表示您目前的疼痛程度。
  （不痛）0 1 2 3 4 5 6 7 8 9 10（最剧烈）
7.您希望接受何种药物或治疗控制您的疼痛？
_____
8.在过去的24小时内，由于药物或治疗的作用，您的疼痛缓解了多少？
请选择下面的一个百分数，以表示疼痛缓解的程度。
  （无缓解）0 10% 20% 30% 40% 50% 60% 70% 80% 90% 100%（完全缓解）
9.请选择下面的一个数字，以表示过去24小时内疼痛对您的影响。
  （1）对日常生活的影响
  （无影响）0 1 2 3 4 5 6 7 8 9 10（完全影响）
  （2）对情绪的影响
  （无影响）0 1 2 3 4 5 6 7 8 9 10（完全影响）
  （3）对行走能力的影响
  （无影响）0 1 2 3 4 5 6 7 8 9 10（完全影响）
  （4）对日常工作的影响（包括外出工作和家务劳动）
  （无影响）0 1 2 3 4 5 6 7 8 9 10（完全影响）
  （5）对他人关系的影响
  （无影响）0 1 2 3 4 5 6 7 8 9 10（完全影响）
  （6）对睡眠的影响
  （无影响）0 1 2 3 4 5 6 7 8 9 10（完全影响）
  （7）对生活兴趣的影响
  （无影响）0 1 2 3 4 5 6 7 8 9 10（完全影响）

图 1-4-5　简明疼痛评估量表（BPI）

BPI 对疼痛的部位、性质和对生活的影响等方面进行描述评价，同时使用数字疼痛强度量表（numerical rating seale，NRS）来描述各个项目的疼痛的程度。量表的设计简洁明了，通常患者在 5～15 分钟即可完成评估，是一种快速多维的疼痛评估量表（图 1-4-6）。

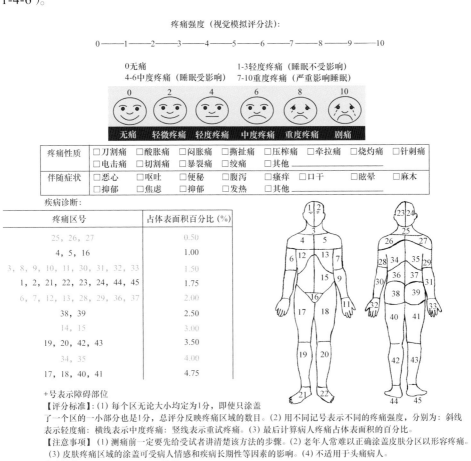

图 1-4-6　简明疼痛评估量表简表（SF-BPI）

第五节　癌症疼痛患者及家属的健康教育

癌痛是影响患者生活质量的重要因素，如果疼痛得不到控制，将大大限制患者的活动功能、减少食欲、影响睡眠，严重者会产生焦虑、恐惧、抑郁等不同程度的精神障碍，与此同时也会给家庭增添精神压力，增加经济负担。除此之外，有些患者可能会产生自杀的想法或者自杀行为。因此，癌痛患者及其家属的健康教育有着重大的意义。

一、癌症疼痛患者的健康教育

（一）心理指导

在癌痛的疾病发展历程中，绝大多数的患者会在心理上、情感上、认知上出现改变，部分患者可能出现厌世以及自杀的行为，绝大多数的患者会出现抑郁症状和抑郁情绪调节障碍。因此，在癌痛患者的诊疗过程中，医患之间应建立良好的医患关系，首先医疗工作人员的言谈举止应该大方得体，举止端庄沉稳，对待工作要细心认真，因为医疗工作者所表现的专业形象，会给患者以信任感和安全感；主动热情关心患者，认真倾听患者的诉说，并适当予以慰藉，适当表示理解和同情，让患者意识到，疼痛是机体与病魔相抗争的一种保护性反应，说明机体正处在调整状态，疼痛感是暂时的，只要认真参与治疗的过程中，战胜病魔，疼痛自然就会得到大大的缓解，与此同时，医务人员要帮助患者建立对抗疾病的决心和信心；同时亲人对患者的理解以及关爱也是至关重要的。指导家属要积极配合医护人员，给患者以安慰、鼓励和支持，使患者从精神上摆脱对疼痛的恐惧和害怕，增加对生活的希望。

（二）指导患者使用疼痛评分表

疼痛的治疗方案的制定过程中，首先得明确了解患者疼痛部位、性质、强度等，患者准确地表达自身的疼痛情况，这有助于医疗人员制订个体化治疗方案。而临床上常用的简易疼痛量化评分表包括疼痛程度数字评估量表、面部表情疼痛评分量表法、主诉疼痛程度分级法（VRS）三类。

（三）用药指导

药物是癌症疼痛的主要治疗方法。准确地指导患者的用药，对于疼痛的控制有着重要的意义。

1．按时给药

严格掌握镇痛药的半衰期，规律地给药，不仅仅可以减轻患者的疼痛的程度，也可预防疼痛再次发生或加重。

2．个体化给药

根据患者的性别、年龄、体重、耐药性的不同，区别用药。注意患者治疗过程中的疗效及不良反应，及时调整用药的种类及剂量，以确保合理地控制患者的疼痛程度。

3．口服给药

临床上首选口服给药。口服给药便于患者长期规律治疗，也可避免长期注射给患者造成的疼痛和伤害。如不能口服可考虑直肠或皮下给药。

4．按阶梯给药

按照 WHO 癌痛阶梯治疗原则，由弱到强，由小到大，由少到多的原则，规律用药、逐渐加量，及时调整用药剂量及用药种类，仔细观察疗效及不良反应。

5．注意细节

密切观察患者使用镇痛药情况、疼痛的缓解程度，及时采取必要干预措施，尽可能减少药物的不良反应，提高镇痛治疗效果。

二、癌症疼痛患者家属的健康教育

（一）家属的支持

在癌性疼痛治疗的过程中，患者家属所起的作用是不可低估的，因为家属需要完成大量的护理工作。同时，家属的关爱可帮助患者克服困难，战胜疾病。给患者创造一个舒适的环境，帮助患者取得一个舒适的体位等，家人需要运用有关技术及心理学知识，以减轻患者的痛苦。同时，家属还需要求教并配合医师、护士做好癌症患者的治疗和护理，提高患者生活质量。

（二）家属的作用

（1）正确评估患者的疼痛，协助医务人员制订出合理的治疗方案。患者评估内容有疼痛的程度、部位、性质、发作情况及并发症等。家人在评估患者的疼痛时，除了身体因素外，还必须注意心理、社会及经济等诸因素的影响。

（2）准确、及时地督促患者用药并仔细观察镇痛药物的治疗效果及不良反应。

（3）及时、适时地安慰及鼓励患者，帮助患者在精神上摆脱对疼痛的恐惧，同时增加对抗疾病的信心和生活的希望。

（4）适当地向患者解释药物的不良反应，协助患者正确理解药物的不良反应以及治疗期间出现耐药的可能性。

（三）家属的任务

（1）了解癌性疼痛治疗的基本原则。

（2）向患者说明积极接受治疗的效果，鼓励患者积极参与治疗，向患者解释服用的药物及服药时间，督促患者规律按时服用药物，认真与患者解释服用药物期间可能产生的不良反应，以及出现不良反应后所采取的措施。

（3）评估治疗方法对减轻疼痛的效果、治疗过程中所出现的不良反应以及患者治疗过程的状态，及时地向医师报告，提出合理的建议，以及时地调整治疗方案。

（4）注意维护好患者在与疾病做抗争的信心，给患者创造一个舒适的环境和体位，适时安慰鼓励患者，帮助患者克服因癌症疼痛带来的恐惧和焦虑。

第六节　癌症疼痛治疗原则

疼痛是癌症患者最常见和难以忍受的症状之一，严重地影响癌症患者的生活质量。初诊癌症患者的疼痛发生率约为 25%，而癌症晚期患者的疼痛发生率可达 60%～80%，其中 1/3 的患者为重度疼痛。癌痛如若不能得到及时、有效的控制，可能会引起或加重其焦虑、抑郁、乏力、失眠以及食欲减退等症状，显著影响患者的日常活动、自理能力、社会交往和整体生活质量。因此，在癌症治疗过程中，镇痛具有重要作用。

癌症疼痛治疗原则：按照世界卫生组织的三阶梯治疗原则：①口服用药；②按阶梯给药；③按时给药；④个体化用药；⑤注意细节（图 1-6-1）。NCCN 癌症治疗指南目前提出弱化二阶梯，对于中重度癌症疼痛给予短效阿片类药物滴定，寻找到最佳疗效剂量后，再进行控释剂的转换。癌痛应当采用综合治疗的原则，根据患者的病情和身体状况，应用恰当的止痛手段，及早、持续、有效地消除疼痛，预防和控制药物的不良反应，降低疼痛和有关治疗带来的心理负担，提高患者生活质量。

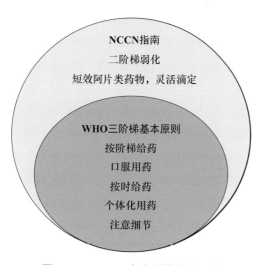

图 1-6-1　WHO 癌痛阶梯治疗原则

在癌痛的治疗方法上，分为病因治疗、药物治疗和非药物治疗三部分。

病因治疗的主要目的是减少肿瘤的瘤体大小或尽可能去除肿瘤，从而减少瘤体对周围组织的侵犯，减少伤害性刺激的强度，从而达到减轻疼痛的目的。目前病因治疗主要分为手术治疗、放疗以及化疗三类。

一、病因治疗

1. 手术治疗

手术治疗目前仍是癌症治疗中最主要且最有效的手段之一，也是早期肿瘤的首选治疗方法，通过手术治疗，可比较明确地、彻底地为患者根除肿瘤。与此同时，可根据患者病情，在术前术后协同放疗和化疗治疗，达到更好的临床疗效；有些晚期肿瘤的患者，也能通过姑息性手术和辅助放疗或者化疗，从而能在不同程度上减小肿瘤体积及侵犯范围。

2. 放疗

放疗的目的也是为了减小肿瘤的体积，减少肿瘤对神经及组织的压迫或侵犯，减少或完全去除肿瘤及周围组织的炎症；减轻肿瘤对空腔脏器的压迫等。但是，放疗射线可能对邻近的正常组织造成不同程度的伤害，可引致组织的纤维化，压迫或牵拉神经和疼痛敏感组织及放疗后产生神经炎、放射性骨坏死、黏膜炎等，从而造成伤害性痛与神经病理性痛。

3. 化疗

化疗是肿瘤治疗的重要方法之一，临床常用于控制肿瘤细胞的转移范围和缩小瘤体体积，减少肿瘤直接对正常组织产生的不良影响，可以减轻和消除疼痛。但不幸的是，目前临床上多种化疗药物已被证明可引起周围神经病变，从而导致感觉异常，导致出现神经病理性疼痛。

二、药物治疗

癌症疼痛的治疗应当以综合治疗为原则，药物是一线治疗手段。根据WHO发布的《癌症三阶梯镇痛治疗原则》，用药方法强调"阶梯"概念，需同时遵循5项基本原则。对于轻度疼痛的癌症患者，非甾体抗炎药和对乙酰氨基酚是癌症疼痛治疗的常用药物，但需注意消化性溃疡、消化道出血、血小板功能障碍、肾功能损伤、肝功能损伤等不良反应。对于中度疼痛患者，可选用弱阿片类药物或低剂量的强阿片类药，并可联合应用非甾体抗炎药以及辅助镇痛药物（镇静剂、抗惊厥药和抗抑郁药等），而重度疼痛的患者，首选强阿片类药物，并可联合应用非甾体抗炎药以及辅助镇痛药（抗惊厥药和抗抑郁药等）。在使用阿片类药物治疗的同时，适当地联合应用非甾体抗炎药，可以增强阿片类药物的镇痛效果，并可减少阿片类药物用量。

三、非药物治疗

多数患者严格按照三阶梯治疗原则治疗后，疼痛往往可得到明显的控制，但是临床上仍有部分患者因镇痛效果不满意或因不能进食、有药物禁忌证、不能耐受镇痛药等原因，无法接受"三阶梯方案"治疗，这时需使用三阶梯以外的治疗方法（如姑息手术治疗，神经阻滞治疗、脊髓电刺激疗法、鞘内给药系统疗法、物理疗法、微创介入治疗、中医中药疗法、心理疗法等）。

第七节 癌症疼痛的药物治疗

根据 WHO 癌痛三阶梯镇痛治疗方案中提倡的阶梯用药理念，①一阶梯：轻度疼痛主要是非甾体类药物为主；②二阶梯：对非甾体类药物不能控制疼痛或者疼痛持续加剧的中度疼痛患者，首选非阿片类药物加上弱阿片类药物的联合方案；③三阶梯：若患者为重度疼痛，使用二阶梯药物仍无法控制疼痛，则选用强阿片类药物，并可同时适当联用非阿片类药物，后者可以增加阿片类药物的镇痛治疗效果，也可以减少阿片类药物的用量和不良反应（图 1-7-1）。

一、非甾体抗炎药

非甾体抗炎药（nonsteroidal antiinflam matory drugs，NSAIDS）是一类具有解热镇痛且大多还具有抗炎、抗风湿、抗血小板聚集作用的药物，临床上主要用于炎症、发热和疼痛的治疗。

（一）非甾体抗炎药的作用机制

炎症反应中，细胞膜磷脂在磷脂酶 A_2（phospholipase A_2，PLA_2）的作用下，释放

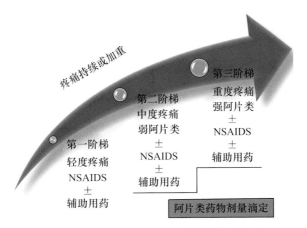

图 1-7-1　WHO 癌痛三阶梯镇痛治疗方案

花生四烯酸（arachidonic acid，AA），AA 经环氧合酶（cyclooxygenase，COX）作用生成前列腺素（prostaglandin，PG）和血栓素（thromboxane A_2，TXA_2）；经脂氧化酶（lipoxygenase，LO）作用可产生白三烯（leukotriene，LT）、脂氧素（lipoxin）和羟基环氧素。

前列腺素是一类可以扩张小血管、增加微血管的通透性的炎症介质，它还具有致热、聚集中性粒细胞以及与其他炎症介质产生协同的作用。LT 是炎症反应中重要的炎症介质，具有收缩支气管、增强血管通透性的作用，LT 对嗜酸性粒细胞、中性粒细胞、单核细胞有极强的趋化作用，使炎症局部聚集这些炎症细胞，同时，炎症细胞在局部释放大量的炎症介质，从而产生瀑布式连锁反应。

花生四烯酸环氧合酶（cyeloxsyenase）有两种同工酶，即环氧合酶 -1（reyloxyenase-1，COX-1）和环氧合酶 -2（cyloxyenase-2，COX-2）。COX-1 主要存在于人体血管、肾和胃的蛋白，具有调节外周血管阻力，维持肾血流量，保护胃黏膜及调节血小板聚集等功能。COX-2 为诱导性蛋白，炎症反应时，炎症介质诱导炎症细胞在炎症局部产生聚集，炎症细胞可在炎症局部产生大量的 COX-2，进而促进炎症局部产生大量的前列腺素，进而引起局部组织的炎症。花生四烯酸通过 12- 脂氧合酶或者 5- 脂氧合酶生成各种白三烯。NSAIDs 抑制环氧合酶，但不抑制 5- 脂氧合酶和 12- 脂氧合酶，因此阻断前列腺素的合成情况下，通过 12- 脂氧合酶或者 5- 脂氧合酶途径合成的各种白三烯相对也会有所增加。白三烯也是一种重要的炎症因子，炎症的发生机制涉及复杂的各种通路，NSAIDS 的抗炎机制不能单纯通过以抑制前列腺素的生成而抑制炎症这一种机制来解释。大量研究证明，NSAIDS 的抗炎机制可能是各种作用的综合结果，NSAIDS 可能对参与炎症的各种致炎因子以及炎症细胞都有不同方式和程度的影响。

（二）非甾体抗炎药的主要作用

1. 体温调节

下丘脑调节和支配正常体温，下丘脑的体温调节中枢使散热和产热之间保持动态平衡。在炎症反应中，NSAIDs 主要通过抑制下丘脑 PG 生成而发挥解热作用。当体温升高时，NSAID 能促使升高的体温恢复到正常水平，而对正常的体温不会产生影响。

2. 镇痛作用

NSAIDS 通过抑制 Cox-2 活性从而减少 PG 合成，使得局部痛觉感受器对各种致痛因子的反应性降低，对痛觉的敏感性降低。NSAIDs 能进入脂质双层，阻断细胞膜磷脂代谢产生的各种产物，从而发挥抗炎镇痛作用。有些 NSAIDs 可能阻碍中枢神经系统 PG 合成或干扰伤害感受系统的介质和调质的产生及释放，从而引起中枢性镇痛的作用。

3. 抗炎作用

NSAIDs 抗炎抗风湿的机制有：①抑制缓激肽的生物合成：缓激肽既是致炎物质又是致痛物质，缓激肽生成受阻断，则炎症可缓解或消退；②稳定溶酶体的作用：阿司匹林等对溶酶体有稳定作用，使溶酶体内的酸性水解酶不能释放，减少致炎介质所引起的不良效应；③抑制前列腺素的合成：前列腺素可使得局部毛细血管的通透性增加，从而使得局部组织肿胀、细胞浸润、疼痛等炎性反应。NSAIDs 抑制前列腺素的合成从而发挥抗炎作用。

4. 抑制血小板凝集效应

花生四烯酸可在环氧合酶的作用下转化为血栓素和前列腺素，这两种物质均具有强烈的生物学特性，血栓素能够诱导血小板的释放反应，从而加速血小板的聚集，前列腺素的作用则是抑制血小板的聚集作用，两者的作用在人体中形成了一种动态平衡的分子调节机制。NSAIDs 能够使机体中环氧合酶的活性降低，从而导致血栓素的合成减少，从而抑制了血栓素的引起血小板聚集的作用。

5. 其他作用

NSAIDs 可能对肿瘤的发生、发展及转移具有抑制作用。抗肿瘤作用可能与抑制机体中环氧合酶的活性，从而引起 PG 合成和释放减少，还可能与激活 capase-3 和 caspase-9、诱导肿瘤细胞凋亡以及抗新生血管形成等有关。

（一）非甾体抗炎药的分类

1. 根据药物对 COX-1 与 COX-2 的选择性

（1）COX-1 特异性抑制剂：只抑制 COX-1，对 COX-2 没有活性。小剂量阿司匹林发挥作用与 COX-1 特异性抑制有关。

（2）COX 非特异性抑制剂：同时抑制 COX-1 和 COX-2，包括布洛芬、萘普生、双氯芬酸钠、高剂量阿司匹林、吲哚美辛、吡罗昔康等。

（3）COx-2 选择性抑制剂：抑制 COX-2 作用明显大于抑制 COX-1，但在较大剂量时情况，也可表现出抑制 COX-1 的作用，包括美洛昔康、尼美舒利、依托度酸等。

（4）COX-2 特异性抑制剂：即只抑制 Cox-2，对 COX-1 没有抑制作用，包括罗非昔布、塞来昔布。

2. 根据化学结构

（1）水杨酸类（甲酸类）：如阿司匹林。

（2）吡唑酮类：如保泰松等。

（3）芳基烷酸类：如双氯芬酸钠、吲哚美辛、布洛芬、酮洛芬、洛索洛芬钠、甲芬那酸、甲氯芬那酸、氯诺昔康、吡罗昔康、美洛昔康、塞来昔布等。

二、阿片类镇痛药

阿片类镇痛药是通过激动外周和中枢神经系统 μ、κ 和 δ 阿片受体而发挥作用的一类药物，能消除或减轻疼痛并改变患者对疼痛情绪反应。

（一）阿片类镇痛药的作用机制

阿片类药物主要通过与机体外周和中枢神经系统中存在的阿片类特异性受体结合，进而产生不同的药理学作用。首先阿片类药物可通过影响与痛觉相关的传导通路或者影响伤害性感受器对伤害性刺激产生影响，从而产生相对应的镇痛作用，同时，阿片类受体不全是与痛觉产生相关的，如肠道神经中也存在相关的阿片类受体，它可与阿片类药物结合使得胃肠道平滑肌产生作用，也有相关研究表明，心肌细胞中也存在阿片类受体，此类受体与阿片类药物结合，可能与心肌抑制、心肌缺血的预适应相关。

目前已知的阿片肽可分为四大类：①前阿片黑皮素（proopiomelamocortin，POMC）

是 β- 内啡肽的前体；②前脑啡肽（proenkephalin）是甲硫脑啡肽及亮脑啡肽的前体；③前强啡肽（prodynorphin）是各种强啡肽的前体；④前孤啡肽（proorphanin）是孤啡肽的前体。不同的阿片肽对不同阿片受体的亲和力各异，而各种受体又可介导不同的生物活性。

阿片类受体广泛存在于机体的外周于中枢神经系统，如胃肠道、脑、脊髓等。在中枢神经系统中，与痛觉传导通路、痛觉的整合及感受的相关神经结构中存在较大量的阿片类受体（如脊髓胶质区、中脑导水管周围灰质等）；与情绪、精神活动相关的神经中枢中也存在密度较大的阿片类受体（如中枢神经系统中的边缘系统、蓝斑核等）；阿片类药物通过激动脑干极后区、孤束核、迷走神经背核中的阿片类受体，可以产生与胃肠活动相关的临床表现；由此可以看出，阿片类药物的药理学作用不仅为镇痛作用，也可使机体产生与镇静、情绪相关的作用。

阿片受体在机体中存在多种亚型结构，每种亚型受体与特定类型的阿片类物质可以产生高亲和力，同时产生特定的分子生理机制，从而表现特定的临床表现，不同亚型的受体介导不同的效应群。在目前分子机制的研究中，机体中已经确定存在的三种阿片受体：μ 受体、δ 受体和 κ 受体。μ 受体的作用主要使机体产生镇痛、欣快感、呼吸抑制以及成瘾性等相关；激动 κ 受体也可使机体产生一定的镇痛作用，同时 κ 受体也与机体神经内分泌及免疫调节有关；激动 δ 受体也可产生镇痛作用，但是强度弱于 μ 受体和 κ 受体，同时激动 δ 受体也与机体的欣快感的产生有关等。

在分子水平上，阿片受体通过与 G 蛋白耦联，对细胞膜离子通道、细胞内钙离子浓度以及蛋白磷酸化的产生调节作用。在细胞水平上，阿片类药物产生的镇痛效应主要有三种调节通路：①关闭突触前膜电压敏感钙离子通道，较少钙离子的内流，从而减少神经递质的释放；②开放突触后膜内向整流钾离子通道，增强钾离子外流，导致突触后神经元发生超极化，降低突触间信号传导；③阿片类药物可通过抑制 γ- 氨基丁酸（γ-aminobutyic acid，GABA）传递，进而增强下行抑制系统的功能，从而发挥镇痛效应。研究表明，脊髓背角中与痛觉相关的传导神经元，以及机体中的初级神经元均存在大量的 μ 受体、δ 受体和 κ 受体，但三种受体被激动时，有关痛觉相关的伤害性刺激的传导均被抑制，首先是初级传入神经元的释放受到抑制，进而使脊髓背角痛觉传导神经元受到抑制，从而在脊髓水平发挥了中枢性镇痛的作用。除此之外，在脊髓以上的痛觉传导和痛觉整合下行通路各部位都广泛存在阿片受体，例如下丘脑、杏仁核、蓝斑、中脑导水管周围灰质区域等。阿片类药物通过激活阿片类受体，导致与痛觉相关的传导和痛觉整合下行通路受到抑制，从而发挥抑制痛觉传导的作用。

（二）阿片类药物的主要作用

1．中枢神经系统

（1）镇痛：阿片类药物能有效地提高痛阈、产生强大的镇痛作用，同时可以减轻患者对疼痛的恐惧感。

（2）欣快感：疼痛患者或成瘾者给予阿片类药物之后，常有欣快感。主要与 μ 受体、δ 受体相关。

（3）镇静：服用阿片类药物的患者，通常会产生嗜睡、意识模糊的临床表现，主要与阿片类药物作用于情绪、精神活动产生的相关神经中枢的阿片类受体相关，一般这些临床表现并不造成患者记忆丧失。

（4）呼吸抑制：呼吸抑制的程度与剂量相关，剂量越大，抑制作用就越显著。许多研究表明，这种抑制是通过 μ 受体产生的。

（5）镇咳：阿片类药物抑制咳嗽中枢，从而产生中枢性镇咳。

（6）缩瞳：阿片类药物可使瞳孔缩小，阿片类药物中毒的特征即为针尖样瞳孔。缩瞳可能与中脑盖前核部位的阿片受体有关。我们可以借此来初步判断临床上是否为阿片类药物使用过量。

（7）恶心、呕吐：阿片类药物可能激动脑干极后区、孤束核、迷走神经背核中的阿片类受体，导致恶心和呕吐。

2．外周作用

（1）对心血管的作用：阿片类药物能够抑制中枢血管运动 - 稳定机制的活动，以及可能导致组胺释放，使外周血管扩张，从而导致某些患者可能出现发生低血压，其中最常见的是直立性低血压。

（2）对胃肠道的作用：阿片类药物通过激动胃肠道神经丛中的阿片受体，导致胃肠道的蠕动减弱，减慢胃肠道排空速度以及增强胃肠道张力，而另一方面，阿片类药物可能激动脑干极后区、孤束核、迷走神经背核中的阿片类受体，从而能导致胃肠道运动受限，从而出现便秘。

（3）泌尿生殖系统：阿片类药物减少肾血流量，抑制肾功能。治疗剂量的阿片类药物可使膀胱括约肌痉挛导致患者发生尿潴留。阿片类药物的外周和中枢作用可能降低子宫平滑肌张力，延长产程。

（4）神经内分泌系统：阿片类药物可使血管升压素、催乳素、促生长素分泌增加，使促黄体生成素分泌减少。

（三）阿片类药物的分类

1. 按化学结构分类

分为吗啡类和异喹啉类，前者即天然的阿片生物碱，后者主要是提取的罂粟碱，不作用于阿片受体，有平滑肌松弛作用。

2. 按来源分类

该类药物又可分为天然阿片类、半合成衍生物和合成的阿片类药物。合成药物可分为 4 类：①苯哌啶类（phenylpiperidine derivatives）：如哌替啶、芬太尼等；②吗啡烷类（morphinenans）：如左啡诺；③苯并吗啡烷类（bengrnoiphans）：如喷他佐辛；④二苯甲烷类（diphehylmethanes）：如美沙酮等。

3. 按受体类型分类

可分为 μ、δ 和 κ 受体激动剂。阿片受体内源性配体为脑啡肽、强啡肽和内吗啡肽（endomorphine），对不同阿片受体的亲和力不同。脑啡肽对 δ 受体有较强的选择性，强啡肽对 κ 受体有较强的选择性，内吗啡肽对 μ 受体有较强的选择性。

4. 根据阿片类药物的镇痛强度分类

临床分为强阿片和弱阿片类药物。弱阿片类药物主要用于轻中度急慢性疼痛的治疗，强阿片类药物常用于全身麻醉诱导和维持辅助用药、术后镇痛及中至重度癌痛、慢性痛、弱阿片类药物无法控制的中度疼痛的治疗。

三、辅助用药

辅助用药的应用旨在增强阿片药物的镇痛治疗效果，减少阿片类药物的使用，及所致的不良反应，同时能够缓解焦虑、抑郁和烦躁等精神症状的药物，主要包括皮质类固醇、抗抑郁药、抗惊厥药物、NMDA 受体通道阻滞剂、抗痉挛药物以及肌肉松弛剂等。使用辅助用药需要认真评估患者的病情。

（一）抗抑郁药物

慢性疼痛的患者由于长期的躯体疼痛得不到适当的缓解，容易导致患者出现情感障碍问题，其中部分患者会出现抑郁症，大量研究证实慢性疼痛与抑郁症之间具有密切的相互作用。二者互为因果，疼痛增加不愉快情感，而消极的心态能够诱发疼痛进一步加重。

常用的抗抑郁药的分类及其应用。

1．三环类抗抑郁药

是治疗慢性疼痛最常用的抗抑郁药，包括阿米替林、多塞平、氯丙嗪、丙咪嗪等。这类抗抑郁药具有镇静、抗焦虑、改善认知以及一定的镇痛效果，而这个镇痛作用不是直接激动阿片受体所获得的。三环类抗抑郁药的镇痛效果一般在患者服用药物的3～7天内即可出现，相比于三环类抗抑郁药出现的镇静、抗抑郁的治疗效果的时间来得快。与此同时，治疗慢性疼痛时所用的剂量比抗抑郁治疗的剂量也小得多。

2．选择性 5-HT 再摄取抑制剂

临床上选用的药物通常有氟西汀、帕罗西汀、舍曲林、氟伏沙明、西酞普兰等。选择性 5-HT 再摄取抑制剂抗抑郁的机制是：选择性作用于突触前膜的 5-HT 某些受体亚型，影响突触前膜对 5-HT 的摄取，提高 5-HT 在突触间隔的停留时间以及浓度，从而达到治疗目的。选择性 5-HT 再摄取抑制剂对心血管系统的影响较三环类抗抑郁药小，而且在其他方面的不良反应的发生也优于三环类抗抑郁药（如抗胆碱能反应等），因此此类药物对老年患者及基础条件较差的患者有一定的优势。

3．去甲肾上腺素和 5-HT 双重摄取抑制剂

去甲肾上腺素和 5-HT 双重摄取抑制剂可选择性阻断 5-HT、去甲肾上腺素的再摄取，此类药物疗效肯定，且口服易吸收，与传统的抗抑郁药相比，具有起效快、不良反应较少、耐受性高、安全性高等优点。但是，此类药不能与单胺氧化酶抑制药联用。

4．单胺氧化酶抑制药

代表药为吗氯贝胺。单胺氧化酶抑制药是一种钠通道阻滞剂，具有与神经递质相似的效应。同时它可以使突触间隙递质的浓度提高，如多巴胺、去甲肾上腺素以及5-HT 等；它也可使脊髓中单胺类物质的含量水平发生改变（如 P 物质、GABA 等）；但抗焦虑药镇静效果不及三环类抗抑郁药。此类药要避免与抗交感药物等联用。

5．其他

如新一代抗抑郁药米氮平、5-HT 受体拮抗和再摄取抑制剂曲唑酮等，α_2- 拮抗和5-HT$_1$、5-HT$_2$ 拮抗剂米安色林等。

（二）抗惊厥药

癌症的患者在接受一系列治疗（如手术治疗、放疗、化疗等）后，可能会导致外周神经系统或者中枢神经系统受到损伤，导致神经病理性疼痛，而后者对抗惊厥药通常有比较好的治疗反应。

抗惊厥药理论上可以作用于神经病理性疼痛的发生机制中的多个节点（如阻滞 Na^+ 和 Ca^{2+} 通道），提高 GABA 水平或抑制 CABA 降解，抑制缓激肽释放，抑制 P 物质和 NMDA 受体，抑制异位放电，提高痛觉阈值等发挥作用，从而减弱伤害性刺激的传导，减少疼痛的产生以及抑制痛觉的形成。抗惊厥药的使用是癌痛治疗中的重要组成部分。目前临床上应用最多的抗惊厥药有加巴喷丁、普瑞巴林、卡马西平、奥卡西平、苯妥英钠等。

（三）镇静催眠药

癌症患者一旦被确诊，将承受巨大的心理压力和面对死亡威胁的恐惧，而治疗过程中的痛苦以及剧烈而持久性的疼痛，均可导致患者出现焦虑、失眠、紧张不安等心理障碍。因此，积极疼痛的治疗、心理疏导以及适当的镇静催眠治疗，可以有效帮助患者提高生活质量。临床上常用的镇静催眠药大概可分为苯二氮䓬类、巴比妥类以及非苯二氮䓬类三类。

1. 苯二氮䓬类

目前临床上常用药物可分为三类，①长效类：如地西泮；②中效类：如劳拉西泮；③短效类：如三唑仑等。

2. 巴比妥类

巴比妥类药物对中枢神经系统的抑制具有剂量依赖性，小剂量的巴比妥类药物表现为镇静作用，中等剂量具有催眠作用，大剂量的巴比妥类药物可以起麻醉作用。目前临床上已很少将其作为镇静催眠，且长期使用可产生精神依赖性和躯体依赖性，现主要用于抗惊厥、抗癫痫。

3. 非苯二氮䓬类

如唑吡坦，是一种咪唑吡啶类药物，为新型非苯二氮䓬类镇静催眠药。唑吡坦能选择性激动 GABA 受体上的 BZ 受点，调节氯离子通道。镇静作用较强，但抗焦虑、抗惊厥及松弛肌肉作用较弱。其他还包括佐匹克隆、苯海拉明、水合氯醛等。

（四）糖皮质激素

糖皮质激素的化学结构为脂溶性类固醇激素，具有抗炎、免疫抑制、抗毒素、抗休克、镇痛等作用，其中，糖皮质激素的镇痛作用与血管张力的增加、毛细血管的通透性降低、抑制炎症反应过程中的酶系统、减少前列腺素的合成等相关机制有关，由于其具有强大的抗炎作用以及与镇痛相关的机制，因此常将其用于慢性炎症性疼痛的治疗。目前常用的糖皮质激素包括地塞米松、倍他米松、甲泼尼松龙、曲安奈德。常用于软组织局部注射、关节腔内注射、硬膜外腔注射等。硬膜外腔注射糖皮质激素对于根性的炎症性疼痛患者具有非常好的治疗效果，但是目前没有硬膜外腔注射糖皮质激素的治疗规范。因此，在使用硬膜外腔注射糖皮质激素时，需要认真评估。

激素类的硬膜外腔注射主要涉及两个方面的机制：

（1）激素类药物由于能减轻炎症反应并阻断感受伤害性信息经 C 纤维传入，故可缓解疼痛。

（2）硬膜外腔注射激素类药物，直接抑制了实验性神经瘤细胞膜的异位放电作用，这提示了激素类药物可阻断伤害性刺激的传导而不是其抗炎作用。

（五）其他类药物

如 α_2 肾上腺受体激动药，临床上常利用肾上腺素能受体来增强麻醉药的作用，同时稳定血流动力学以及椎管内镇痛，常用的药物为右美托咪定。

第八节　癌症疼痛微创治疗

多数癌痛患者严格按照三阶梯治疗原则治疗后，疼痛往往能得到明显的改善，但临床上仍有 10%～15% 的患者癌痛得不到有效控制，因此需要微创介入手术治疗，而后者被作为改良的 WHO 止痛三阶梯的第四阶梯止痛方案。广义的微创介入治疗是指所有经皮穿刺的治疗方法，包括神经阻滞、皮下、静脉和椎管内的患者自控镇痛、椎管内电刺激等；狭义的微创介入治疗则是指在影像学引导下进行经皮穿刺的治疗方法，目前主要包括躯体神经毁损阻滞、神经节（干）毁损、脉冲射频、脊髓电刺激疗法、鞘内药物输注系统、放射性粒子植入治疗技术等。

虽然癌痛的微创介入治疗对顽固性癌痛治疗取得了不错成效，但目前仍缺乏针对癌痛介入治疗循证指南。因此，临床上应严格对每一位患者进行充分的病情等评估，制定出最适合患者的最优化治疗方案。

（一）躯体神经阻滞术

躯体神经阻滞技术多用于某些疾病引起单个神经、神经丛或者小范围区域的神经病理性疼痛。如带状疱疹引起的躯体疼痛、胸科手术术后引起的术后切口的疼痛，或是脊柱四肢骨科手术术后疼痛，临床医师可以根据神经所支配的区域，在超声引导下行躯体神经的阻滞等。由于躯体神经阻滞多采用单次注射，镇痛效果持续时间有限，最长不会超过 24 小时，但部分镇痛的持续时间可能会持续数天或数周。为了延长镇痛效果，可采用连续注射或者可持续间断躯体神经阻滞的方案，达到局部镇痛延长的效果。临床上多通过超声引导植入留置导管，并加以固定，通过间断给药来达到阻滞区域神经或者神经丛的目的。

（二）躯体神经毁损术

对于顽固性癌症疼痛的患者，常采用躯体神经毁损术缓解患者的疼痛，但是神经毁损可能会造成机体区域的运动、感觉以及一些自发功能的缺失或者异常，因此，采用躯体神经毁损技术需要严格评估患者的情况，严格把控神经毁损的适应证及禁忌证。临床上采用的神经毁损术主要有化学性神经毁损和射频神经毁损两种。临床上常采用的化学性神经毁损注射药剂是无水乙醇和苯酚，这两种毁损剂会对注射部位的神经产生破坏，从而取得满意的区域神经毁损效果，但由于区域神经化学药剂毁损后，往往会导致神经炎症以及周围组织破坏纤维化，因此可能形成再发性的神经疼痛，因此，目前临床上常采用神经射频术进行区域神经毁损。射频神经毁损术是利用可控的温度加热针状探头周围的小块区域，作用于神经节、神经干或者神经根等部位，使神经周围的蛋白质凝固变性，进而使神经膜电位的产生、传递出现障碍而达到镇痛效果。临床常用的射频毁损技术包括腰椎关节突关节内侧支的毁损、脊神经后支毁损等。

（三）冷冻镇痛术

冷冻镇痛术也被称为冷冻神经消融术或冷冻神经溶解术，其在介入性疼痛管理中具有一定的优越性。1961 年库珀（Cooper）等人首先采用低温外科冷冻探头，将温度调节于 $-196 \sim 0\,^\circ\mathrm{C}$ 范围，可引起神经生理性阻断或抑制。同时劳埃德（Lloyd）等人提出冷冻神经消融术优于其他神经毁损技术。在低温状态下，神经传导将会受到抑制，因为低温可造成神经结构的破坏，低温破坏有髓鞘神经纤维，但低温会保留神经内膜的完整性，同时，冷冻技术虽可造成神经破坏，但由于保留了神经内膜的完整性，神经的再生能力得以保存，也正是因为神经内膜得到保留，当神经结构被破坏时，不会形成神经瘤。

（四）交感神经阻滞术

腹腔肿瘤常引起难治性内脏性疼痛，给疼痛药物方案的制订带来较多的困难。由于内脏性癌痛的机制复杂，因此常需要大剂量的阿片类药物来进行疼痛治疗，但疗效并不理想。大剂量的阿片类药物还会带来诸如恶心、呕吐、便秘、口干和嗜睡等患者不能耐受的不良反应。因此，临床医师常采用交感神经的阻滞和内脏神经阻滞术优化疼痛的治疗方案，以减少阿片类药物的使用。对内脏神经进行神经阻滞或者神经毁损并不会引起躯体的感觉或者运动功能的紊乱，因此相对安全。交感神经神经的阻滞临床上常分为以下几类。

1. 腹腔神经丛阻滞术

腹腔神经丛主要有 $T_5 \sim T_{12}$ 神经节前副交感神经纤维在 $T_{12} \sim L_2$ 椎体水平的腹主动脉前部形成的神经节。腹腔神经丛传递着来自上腹部脏器的伤害性信号，包括胰、肝、横膈、脾、胃、小肠、肾、腹部大动脉、肾上腺、肠系膜以及最邻近的结肠。腹腔神经丛的阻滞术可以用于相关脏器肿瘤引起的难治性癌痛，同时它可以与肋间神经阻滞联合用于上腹部脏器的手术的术后镇痛。腹腔神经丛的阻滞可以在 CT 引导或者超声内镜引导下进行。

2. 上腹下神经丛阻滞术

支配膀胱、子宫及其双附件、阴道、前列腺、睾丸、尿道、降结肠和直肠等盆腔脏器的神经，通常与上腹下神经丛并行，因此，可以通过对上腹下神经丛的阻滞，缓解盆腔脏器因这些脏器病变所引起的疼痛。上腹下神经丛位于腹膜后，位于椎体两侧，从 L_3 延伸至 S_1 的上三分之一水平，靠近两侧髂总血管的分叉处及两侧的骶角。上腹下神经丛阻滞适用于盆腔脏器因某些病变引起的内脏痛，如癌症引起的盆腔脏器的内脏痛、子宫内膜异位症引起的内脏痛、难治性阴茎痛等，上腹下神经丛阻滞对盆腔脏器引起的内脏痛有效，但对于骶骨以及盆腔附近的肌肉组织或神经病变引起的疼痛无法取得满意疗效。在进行上腹下神经丛阻滞时，要注意充分暴露，避免腹膜后血管以及盆腔内脏损伤。

3. 其他交感神经阻滞术

临床上可以沿着交感神经链的部位实施交感神经阻滞术（如奇神经节阻滞、星状神经节阻滞等）。奇神经节位于骶尾关节或第一、二尾椎关节的前方，属于交感神经链的最末端，适用于会阴部癌症疼痛以及交感神经介导的生殖器癌症疼痛。其他部位的交感神经节（包括颈胸部、颈中部和上颈部），颈胸部及中部的星状神经节介导了颈部及胸部的内脏神经传入的感觉，上颈部的星状神经节介导了来自头部交感神经支配的感觉。目前临床上应用较广泛的是下颈部星状神经节的阻滞。星状神经节的神经纤维来源于 $T_1 \sim T_9$ 的节前纤维，这些纤维在颈下节与第 1 胸神经节或第 1 胸神经节和部分第 2 胸神经节融合形成星状神经节，临床定位星状神经节的位置在 C_6 横突水平。星状神经节的阻滞可用于头面部的癌症疼痛、三叉神经分布区的癌痛等。此外，可以通过同侧的头面部是否出现霍纳综合征来判断星状神经节阻滞是否成功。

（五）椎管内神经阻滞

当患者口服或者静脉注射阿片类药物，疼痛仍得不到良好的控制或者使用阿片类药物时的不良反应让患者无法忍受，且患者的癌痛在 T_1 节段以下时，可以选择椎管内神经阻滞，直接作用于伤害性刺激的相关传递通道。椎管内药物注射可分为硬膜外注射与鞘内注射。硬膜外注射与鞘内注射均存在三种给药系统：外部给药、半植入式给药、植入术给药。三种给药系统的选择，通常根据癌症患者的预估寿命以及经济实力进行综合评估。但这两种中枢靶控镇痛系统，常用于预期寿命超过 3 个月的癌症患者。

（六）蛛网膜下隙和硬膜外神经毁损术

目前因有鞘内给药系统和电刺激可供选择，椎管内神经毁损术临床已极少应用。患者通常行侧位固定，在合适的脊髓节段进行穿刺，通过注入少量的神经毁损制剂而达到镇痛目的。

（七）脊髓电刺激

脊髓电刺激疗法是一种神经调控技术，是将一个电极植入到患者的硬膜外腔后间隙，通过电极发出脉冲电刺激作用于脊髓背角发出的神经纤维附近，进而阻断疼痛信号的传导，同时，脉冲电信号可产生抑制性的神经递质，并抑制交感神经的过度兴奋等，实现镇痛治疗的目的。此外，脊髓电刺激可以刺激受损的神经发生神经修复。临床上，癌症引起的难治性局灶性疼痛、慢性顽固性的腰背部疼痛、神经损伤后形成顽固性神经痛、带状疱疹后神经痛以及糖尿病引起的外周性的缺血性疼痛经过脊髓电刺激疗法，均能取得良好的治疗效果。鉴于癌痛晚期疼痛范围广泛，目前临床上并不将其用于癌症晚期患者。

（八）蛛网膜下隙内阿片类药物注入

吗啡可以经植入皮下的输液港或吗啡泵作用于脊髓阿片受体产生镇痛作用。它适用于有头部或颈部癌症疼痛或全身痛的患者。研究表明，在蛛网膜下隙内注射阿片类药物获得 50%～90% 的疼痛缓解率。由于其吗啡使用量仅为口服吗啡剂量的 1/300，因此不良反应少、疗效好。但由于是在蛛网膜下隙注入，呼吸抑制是可能的早期并发症，而感染则是最可能出现的晚期并发症。

（李　强　苏金佑）

参 考 文 献

［1］钱自亮. 疼痛的治疗 [M]. 北京: 科学技术文献出版社, 2019.

［2］陈宏达, 郑荣寿, 王乐, 等. 2019 年中国肿瘤流行病学研究进展 [J]. 中华疾病控制杂志, 2020, 24(04): 373-379.

［3］孙可欣, 郑荣寿, 张思维, 等. 2015 年中国分地区恶性肿瘤发病和死亡分析 [J]. 中国肿瘤, 2019, 28(01): 1-11.

［4］郭政, 王国年, 等. 疼痛诊疗学 [M]. 4 版. 北京: 人民卫生出版社, 2016.

［5］王国年. 癌症疼痛发生机制 [J]. 中国癌症防治杂志, 2017, 9(01): 1-4.

［6］Bennett MI, Rayment C, Hjermstad M, et al., Prevalence and aetiology of neuropathic pain in cancer patients: A systematic review [J]. *Pain*, 2011, 153(2): 359-365.

［7］Vissers KC, Besse K, Wagemans M, et al., Pain in patients with cancer [J]. *Pain Pract*, 2011, 11: 453-475.

［8］卫丽. 癌痛评估工具的研究进展 [J]. 中西医结合心血管病电子杂志, 2019, 7(27): 81-82.

［9］陈林峰, 刘小琼. 疼痛评估工具的临床应用 [J]. 中国卫生产业, 2016(2): 66-68.

［10］Melzack R. The McGill pain questionnaire: from description to measurement [J]. *Anesthesiology*, 2005, 103(1): 199-202.

［11］中华人民共和国国家卫生健康委员会. 癌症疼痛诊疗规范(2018 年版) [J]. 临床肿瘤学杂志, 2018, 23(10): 937-944.

［12］刘雁, 李志军. 非甾体抗炎药物的药理及临床应用进展 [J]. 中国医院药学杂志, 2000(12): 44-46.

［13］Trescot AM. Review of the role of opioids in cancer pain [J]. *J Nat Compr Canc Netw*, 2010, 8 (9): 1087-1094.

［14］喻田, 王国林. 麻醉药理学 [M]. 4 版. 北京: 人民卫生出版社, 2016.

［15］李德爱, 张文彬, 严敏. 临床疼痛药物治疗学 [M]. 北京: 人民卫生出版社, 2015.

［16］Freye E, Levy JV. 孙莉, 译. 阿片类药物的临床应用 [M]. 北京: 人民卫生出版社, 2011.

［17］Bhatnagar S, Gupta M. Evidence-based Clinical Practice Guidelines for Interventional Pain

Management in Cancer Pain [J]. *Indian J Palliat Care*, 2015, 21(2):137-47.

[18] Trescot AM. Cryoanalgesia in interventional pain management [J]. *Pain Physician*, 2003, 6(3): 345-360.

[19] Gress F, Schmitt C, Sherman S, et al. A prospective randomized comparison of endoscopic ultrasound- and computed tomography-guided celiac plexus block for managing chronic pancreatitis pain [J]. *The American Journal of Gastroenterology*, 1999, 94(4): 900-905.

[20] Schmidt AP, Schmidt SR, Ribeiro SM. Is superior hypogastric plexus block effective for treatment of chronic pelvic pain? [J] *Rev Bras Anestesiol*, 2005, 55: 669-679.

[21] Christo PJ, Mazloomdoost D. Interventional pain treatments for cancer pain [J]. *Ann N Y Acad Sci*, 2008, 1138: 299-328.

第二章

癌症疼痛神经阻滞及射频毁损术

第一节　蝶腭神经节阻滞及射频毁损术

一、引言

蝶腭神经是三叉神经上颌支的分支，在上颌神经干下方约 2mm 处进入蝶腭神经节，参与蝶腭神经节的构成。蝶腭神经节又称翼腭神经节、鼻神经节，位于翼腭窝内，上颌神经下方，是人体最大的副交感神经节。蝶腭神经节的感觉根来自三叉神经的上颌支，副交感根来自面神经分出的岩大神经，交感根来自颈动脉丛及岩深神经纤维（图 2-1-1）。

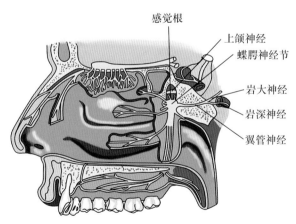

图 2-1-1　蝶腭神经节解剖

蝶腭神经节发出四大支，即眶支、腭神经、鼻支和咽神经，分布于眼眶、泪腺、鼻腔、蝶窦、上颌窦及口腔内硬腭、软腭、上齿龈、咽部等处的黏膜，支配一般感觉、腺体分泌、小血管运动和泪腺分泌。

蝶腭神经节受激惹后，可造成面部疼痛和血管运动反应，并且蝶腭神经节参与眼压调节和血管舒张。蝶腭神经节在脑血管痉挛、丛集性头痛、偏头痛、卒中状态等方面均有重要作用。

二、适应证及禁忌证

蝶腭神经节射频主要适用于蝶腭神经痛。原发性蝶腭神经痛临床上多表现为一侧眶周、眼球后方、颞部、鼻腔、上颌等部位的疼痛，以胀痛、电击样痛为主，可放射至同侧枕部、耳部及乳突，位置深且弥散。部分患者疼痛发作有一定的季节或时间规律，发作时常伴同侧鼻塞、结膜充血、流泪等副交感症状。

此外，蝶腭神经节射频也可用于治疗丛集性头痛、偏头痛、上颌神经支配区域的非典型面痛、颈源性头痛治疗后残余的额部头痛、定位不清的头面部疼痛伴有副交感神经受累表现的疼痛等。特别需要注意的是，在头面部肿瘤引起的头面部疼痛中（如鼻咽癌等），疼痛机制复杂，口服药物效果欠佳，治疗困难，且包括放疗后出现的疼痛，有文献报道在应用蝶腭神经节阻滞、射频甚至化学毁损（无水乙醇）后，也取得了良好的效果。

如疑似上述诊断，但患者症状不典型时，可进行蝶腭神经节诊断性阻滞。随着近年来医学技术的发展，蝶腭神经节阻滞也越来越多地应用于神经外科、耳鼻喉科等外科手术术后镇痛（如经鼻内镜手术等），以缓解鼻部、眼眶、额部等部位术后剧烈疼痛。

禁忌证包括：①局部穿刺点感染、头颅及鼻窦旁 MRI、眼眶 CT 检查明显异常者；②凝血功能障碍或正在接受抗凝药物治疗者；③存在不能配合的精神 / 心理因素的患者。

三、术前准备及评估

术前完善血常规、凝血功能、肝肾功能、胸部 X 线、心电图等检查。完善 MRI 或 CT 等其他影像学检查，以了解软组织和骨结构。术前建立静脉通道。

四、手术操作方法

1. 蝶腭神经节阻滞
主要有三种路径：经鼻入路、腭大孔入路和侧入路。
（1）经鼻入路：患者取仰卧位，治疗前检查是否患有息肉、肿瘤、异物等，充分暴露鼻腔，用药方法包括：①向每个鼻孔内注入 2% 利多卡因 1ml，要求患者用力将局部麻醉药（简称：局麻药）吸向后庭，以湿润鼻黏膜，产生局部麻醉作用。②使用棉签蘸取 1% 可卡因或 2% 利多卡因轻柔地沿中鼻甲上壁前行，直至触及中鼻甲后部的黏膜，20 分钟后移去，若疼痛减轻，则可作为诊断依据。

（2）腭大孔入路：患者取仰卧位，开口，颈部垫薄枕，使颈部伸展，腭大孔位于硬腭后部第三磨牙内侧，口腔黏膜消毒及局部麻醉后，将 25G 长 2.5cm 的牙针从根部折弯呈 120°，靠腭黏膜向腭大孔上方稍后进针穿刺，受阻则略改变方向直至滑入翼腭管，继续进针至有触电感，即表明已达翼腭窝，注入 1ml 神经阻滞液（1% 利多卡因或 0.5% 罗哌卡因）。

（3）侧入路：患者健侧卧位，头部垫枕，与肩平齐，X 线侧位透视扫描显示岩骨前下方，上颌窦后壁后方的三角形区域：翼腭窝，上部较宽广，下部逐渐狭窄，形似"小辣椒"。常规消毒铺巾，取颧弓下方，上颌骨的冠突与髁突之间，下颌切迹上方为穿刺点，1% 利多卡因局部浸润麻醉后，使用 22G 长 10cm 穿刺针垂直进针，进针 4～5cm 触及蝶骨翼突垂直板，标记深度，后略向外拔出，针尖向前上进针，朝向同侧瞳孔方向，直至针尖到达"小辣椒"中上 1/3 处，到达蝶腭窝，到位后，患者可诉同侧鼻翼旁、眶周麻胀感，X 线定位显示针尖位置满意（图 2-1-2）。给予神经阻滞液 1ml（1% 利多卡因或 0.5% 罗哌卡因），拔除穿刺针，压迫穿刺点 2～3 分钟，无菌敷料覆盖。

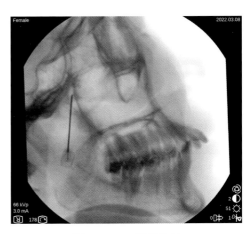

图 2-1-2　X 线侧位片
岩骨前下方的三角形区域：翼腭窝，形似"小辣椒"；
针尖位于"小辣椒"中上 1/3 处。

2. 蝶腭神经节射频

采用侧入路，患者健侧卧位，头部垫枕，与肩平齐，X 线侧位透视扫描显示岩骨前下方，上颌窦后壁后方的三角形区域：翼腭窝。常规消毒铺巾，取颧弓下方，上颌骨的冠突与髁突之间，下颌切迹上方为穿刺点，1% 利多卡因局部浸润麻醉后，使用 22G 长 10cm 射频套管针垂直进针，进针 4～5cm 左右触及蝶骨翼突垂直板，标记深度，后略向外拔出，针尖向前上进针，朝向同侧瞳孔方向，直至针尖达"小辣椒"中上 1/3 处（图 2-1-2），到达蝶腭窝，X 线正位显示针尖进入蝶腭窝。到位后，患者可诉同侧鼻翼旁，眶周麻胀感，给予神经电生理测试。50Hz 0.5V 以下刺激可诱发出同侧鼻翼旁、眶周麻胀感或刺痛感（如果麻胀感或刺痛感出现在软腭，穿刺针应再向内下推进少许，再次刺激，直至刺激反应主要集中在鼻区），电生理定位满意后进行射频治疗。可根据患者具体情况，采用脉冲射频或标准射频毁损。脉冲射频参数通常为单极脉冲射频，42℃，1～2Hz，10～20ms，120～240s，3 个周期。标准射频参数通常为75～80℃，60～90s，标准射频前需先给予 1% 利多卡因或 0.5% 罗哌卡因 0.5～1ml 局麻，以减轻射频时的疼痛。术毕，拔除穿刺针，压迫穿刺点 2～3 分钟后无菌敷料覆盖。

目前，很多医师采用 CT 引导进行穿刺，患者取仰卧位，头稍后仰，颧弓下入路，采用多平面重建技术（图 2-1-3）设计穿刺路径，如有必要，可结合 CT 增强图像以避开血管。具体穿刺步骤及详细参数同前。

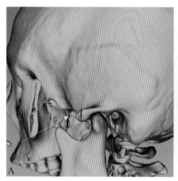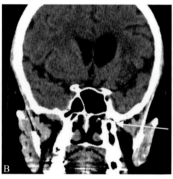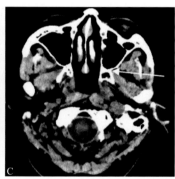

图 2-1-3　CT 三维重建确认翼腭窝中靶点位置（箭头）

A. 颅骨三维重建显示翼腭窝；B. 冠状位显示靶点；C. 轴位显示靶点。

有文献报道，穿刺定位准确后，注射 2% 利多卡因 2ml，若患者疼痛消失，直接注入无水乙醇 1ml，以进行化学毁损，可用于治疗头面部癌症所致的头面部疼痛。

五、不良反应及并发症

术后常见并发症为上颌神经支配区感觉减退，程度多较轻微，标准射频较多见，患者多可逐渐耐受，后可逐渐恢复。还可出现球结膜充血、面部穿刺路径出血肿胀等不适，部分患者经 2～3 天后疼痛可逐渐缓解，部分患者可能出现上腭部不适 2～3 周。严重者可出现感染甚至颅内感染等严重并发症。

六、处理原则及注意事项

头面部肿瘤或放疗所致的颊部、上颌、眶部疼痛，若口服药物效果欠佳，且行蝶腭神经节阻滞后疼痛缓解大于 50% 的患者，可行蝶腭神经节射频。操作应严格在影像引导下进行，尽最大可能避免副损伤。术后面部肿胀、麻木、上腭部不适无需特殊处理，多可耐受。对于疼痛复发的患者，可重复进行治疗。

第二节　舌咽神经阻滞及射频毁损术

一、引言

　　舌咽神经为第 9 对颅神经，是混合性神经，含有 5 种纤维成分：特殊内脏运动纤维、副交感纤维、一般内脏感觉纤维、特殊内脏感觉纤维、一般躯体感觉纤维。舌咽神经的根丝在橄榄后沟上部连于延髓，与迷走神经、副神经同穿颈静脉孔前部出颅，在孔内神经干上有膨大的上神经节，出孔时又形成稍大的下神经节。舌咽神经经颈静脉孔出颅后在颈内动、静脉间下行，继而弓形向前，经舌骨舌肌内侧达舌根。

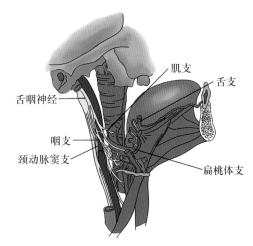

图 2-2-1　舌咽神经分支

　　其主要分支有舌支、咽支、鼓室神经、颈动脉窦支、扁桃体支和茎突咽肌支等（图 2-2-1）。舌支为舌咽神经的终支，经舌骨舌肌深面，分布于舌后 1/3 的黏膜和味蕾，传导黏膜的一般感觉和味觉；咽支在咽侧壁上与迷走神经的咽支以及交感神经共同组成咽丛，传导咽黏膜一般内脏感觉。舌咽神经损伤后，可出现咽和舌后 1/3 感觉障碍、咽反射消失、舌后 1/3 味觉丧失。鼓室神经发自下神经节，进入鼓室，在鼓室内侧壁的黏膜内与交感神经纤维共同形成鼓室丛，发出许多小支，分布至鼓室、乳突小房和咽鼓管的黏膜，其终支为岩小神经（图 2-2-2）。颈动脉窦支为 1~2 支，在颈静脉孔下方发出，沿颈内动脉下降，分布于颈动脉窦和颈动脉小球。颈动脉窦是压力感受器，颈动脉小球是化学感受器，分别感受血压和血液中二氧化碳浓度的变化，反射性地调节血压和呼吸。扁桃体支发出分支至腭扁桃体和咽腭弓、舌腭弓的黏膜，传导一般内脏感觉。茎突咽肌支支配茎突咽肌。与舌咽神经有关的副交感神经节为耳神经节，位于卵圆孔下方，贴附于下颌神经内侧。

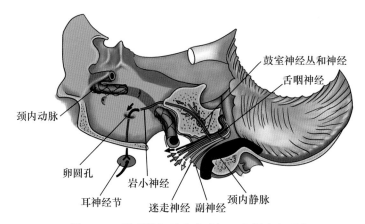

鼓室神经丛和神经

舌咽神经

颈内动脉

卵圆孔

岩小神经

耳神经节

迷走神经 副神经

颈内静脉

图 2-2-2　舌咽神经鼓室支（切开颞骨岩部观）

舌咽神经痛是以舌咽部、耳深部的短暂发作性剧烈疼痛为主要特征的一种疾病。临床上相当少见，发病多见于 35 岁以后，男性相对多见。表现为吞咽时短暂性刀割样、烧灼样或针刺样剧痛。刺激咽部和喉深部以及吞咽动作可诱发，每次发作仅数秒至数十秒，从舌侧或舌根部向同侧耳深部放射。骤然发作并停止，停止发作时无任何症状。检查时无异常，偶于同侧下颌角后有压痛，或舌后对苦味感觉过敏，或各种味觉刺激觉感觉为苦味。大多数患者的病因是由于血管神经卡压，为原发性舌咽神经痛；舌咽神经痛也可以继发于茎突过长、颈静脉孔区、颅底、鼻咽部、扁桃体的恶性肿瘤等，称为继发性舌咽神经痛。

药物治疗以卡马西平为首选，对于原发性舌咽神经痛来说，微血管减压术（包括舌咽神经根切断术）是可以根治的，对于继发性舌咽神经痛来说，除解除继发因素外，还可行神经阻滞，常用的神经阻滞药物为利多卡因、可卡因、罗哌卡因等；也可行化学毁损，毁损药物主要为无水乙醇、苯酚甘油、阿霉素等。随着微创介入技术的发展，超声、X线、CT、MRI 引导下射频治疗安全性较前明显提高，与无水乙醇、苯酚甘油、阿霉素等传统化学毁损方法相比，射频具有定位精准、毁损范围精确、并发症少、可重复实施等优势。但射频会不可避免地影响舌咽神经的运动根，因此，对于原发性舌咽神经痛建议优先选择脉冲射频。

二、适应证及禁忌证

1. 适应证

①原发性舌咽神经痛；②继发性舌咽神经痛包括茎突过长、颈静脉孔区、颅底、

鼻咽部、喉部、扁桃体等恶性肿瘤所致的疼痛；③尤其是病侧声带功能已丧失者。

2．禁忌证

①穿刺路径感染、破溃；②凝血功能异常或服用抗聚抗凝药物；③严重心、肺、脑等重要器官功能衰竭；④精神障碍或严重心理疾病不能配合者；⑤妊娠期患者。

三、术前准备及评估

术前完善血常规、凝血功能、肝肾功能、胸部 X 线、心电图等检查。需进行其他影像学检查评估，行头颈部 CT、MRI 增强检查等，以了解穿刺路径是否有占位或炎症反应，以及颈静脉孔、颅底等情况等。术前建立静脉通道。针对舌咽神经的任何治疗，包括药物阻滞或射频毁损，均需做好心搏骤停的急救准备。

四、手术操作方法

1．舌咽神经阻滞

舌咽神经阻滞有两种入路：口外入路阻滞法和口内入路阻滞法。

（1）口外入路：以下颌骨后缘和乳突尖连线的中点处为穿刺点，以茎突作为定位标志来阻滞舌咽神经（图 2-2-3）。去枕仰卧位，头部转向阻滞侧的对侧，术野消毒后，在下颌骨后缘和乳突尖连线中点处做局部麻醉，将 22G 穿刺针刺入皮肤直至触及茎突骨质，然后向前滑过茎突，穿刺针越过茎突后继续前进 0.5～1.0cm，回抽无血，

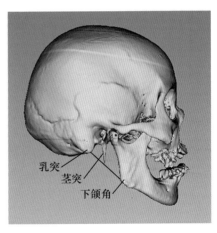

图 2-2-3　口外入路骨性标志

可缓慢注入神经阻滞药物，一般用 1% 利多卡因或 0.5% 罗哌卡因 1～2ml。也可使用连接神经刺激仪的穿刺针穿刺，当出现向舌咽神经支配区放射的感觉时，提示位置准确。

（2）口内入路：分为舌腭襞入路和咽腭襞入路；此入路可阻滞舌咽神经周围支，由于咽腭襞入路比舌腭襞入路更接近舌咽神经发出部位，能够阻滞舌咽神经的感觉纤维（咽、舌、扁桃体支），因此临床上咽腭襞入路应用更广泛。

1）舌腭襞入路法：以舌腭弓为定位标志，嘱患者张大口，采用非优势手持压舌板，将舌体向后和向中线方向移动，以显露软腭、腭垂、舌腭弓、扁桃体床、咽腭弓，

并使舌腭弓和咽腭弓拉紧。优势手持 23G 扁桃体麻醉专用穿刺针，将针从咽腭弓的中点后方刺入口咽部侧壁，深度为 1cm，轻轻回抽，若无血液，可缓慢注入 1% 利多卡因或 0.5% 罗哌卡因 1～2ml。

2）咽腭襞入路法：以咽腭弓为定位标志，患者取坐位，实施口咽部表面麻醉后要求患者尽可能张大口并向前伸舌。使用压舌板将患者的舌体推向口腔的对侧，在阻滞侧舌体与牙齿之间的口底部形成一凹槽，其末端即是由舌腭弓基底部形成的盲端，将 25G 扁桃体专用穿刺针刺入到盲端的基底部（凹槽与腭舌弓基底连接处）0.25～0.5cm，并进行回抽。如果可抽出空气，说明进针太深，此时应后退穿刺针，直至无空气被抽出。如果抽出血液，应将穿刺针的前端稍向内侧调整，回抽无血无气，可缓慢注入 1% 利多卡因或 0.5% 罗哌卡因 1～2ml。

2．舌咽神经射频

（1）口角外入路：口角外 2.5cm 处为穿刺点，外耳孔前 3cm 做一标志，内侧看准瞳孔中点，侧面看准耳前标志，此为穿刺颈静脉孔的标准方法。从颅底面看，颈静脉孔和卵圆孔在一条直线上。用射频套管针穿刺至颅底后常规摄片，确认针尖的位置，调整针尖位置刺入颈静脉孔，回抽可见脑脊液。插入射频电极，用 50Hz、小于 0.5V 刺激可诱发患侧耳部及咽喉部疼痛，增加电流可引起咳嗽和胸锁乳突肌痉挛，则提示针尖位置正确。癌性疼痛患者常采用标准射频毁损，常用参数为 70～75℃，60～90s 进行毁损，达到破坏感觉根的目的。

（2）影像引导下茎突后入路：可采用超声、X 线或 CT 引导，定位茎突。以超声引导为例，患者平卧位，头转向健侧，在患侧乳突与下颌角连线中点的皮肤上做一标记。消毒后用 1% 利多卡因 0.5ml 做局部浸润麻醉。超声探头外套无菌塑料套，超声探头横向放置于乳突和下颌角连线处，影像可见乳突和下颌角，位于两骨性标志中间可见颈动脉，沿血管走形，平移探头可见茎突，用 5cm 长、5mm 裸露针尖的射频套管针与皮肤垂直进针约 1cm。插入射频电极，带 50Hz、1V 电压刺激下，缓慢地进针，遇到茎突骨质，从茎突下滑过约 0.5cm，一旦有舌根、咽部或心前区的异样感觉则减少刺激电压，异感消失时再稍向前推进针尖至出现异感，直至小于 0.5V 有异感为止。此时可采用标准射频进行毁损。

五、不良反应及并发症

（1）出血和血肿：最常见的并发症。

（2）迷走神经和舌咽神经在出颈静脉孔时相距很近，在该水平阻滞可引起心动过速和高血压，部分患者出现通气驱动功能降低；故需备好抢救设备及药物。

（3）迷走神经、副神经、舌下神经及颈交感神经链一并阻滞，可出现霍纳综合征、声嘶、声门关闭而窒息和耸肩无力。

（4）口内入路可见癫痫发作和心律失常，心律失常分为室上性心动过速和二联律，可能是阻滞了舌咽神经来自颈动脉窦的传入纤维。

（5）运动纤维的阻滞或射频毁损后会导致茎突咽肌无力，咽喉麻痹，吞咽困难。如果迷走神经同时阻滞，可导致同侧声带麻痹而造成发声困难。

（6）面瘫、舌肌、斜方肌无力，常与穿刺点过于靠近茎突根部，损伤面神经、舌下神经、副神经有关。

（7）其他：如感染等，本治疗为无菌操作，一般不需用预防性抗生素。但如果怀疑感染，做局部理疗并全身应用广谱抗生素。

六、处理原则及注意事项

舌咽神经出颅后走行于颈动脉表面，并包埋于颈动脉鞘的深面，与颈静脉伴行，若穿刺过深会损伤颈内动、静脉，误将局麻药注入血管内可引起惊厥和心血管功能衰竭。因此定位要准确，把握好穿刺深度，回抽无血方可给予神经阻滞。

神经阻滞时可发生咽肌麻痹，所以禁忌同时行双侧舌咽神经阻滞。操作前应行喉镜检查观察健侧声带运动，若存在健侧声带运动功能障碍，忌行患侧舌咽神经阻滞或射频。

第三节　三叉神经节及分支射频毁损术

一、引言

面部的感觉主要由三叉神经支配。三叉神经是第Ⅴ对颅神经，传导通路分为三级，第一级神经元是三叉神经节（半月神经节），第二级神经元是三叉神经脊束核，第三级神经元位于丘脑腹外侧核。三叉神经经卵圆孔出颅，半月节位于颅中窝的内侧面，在卵圆孔的内后上方，其周围包裹有Meckel腔硬脑膜，内侧毗邻海绵窦和颈内动静脉。

卵圆孔内径5～10mm，孔道长度5～8mm。三叉神经节发出的周围神经分支包括：眼神经、上颌神经和下颌神经（图2-3-1）。当因头面部肿瘤或转移瘤累及导致面部疼痛时，可以采取三叉神经节及周围支的微创手术治疗疼痛。

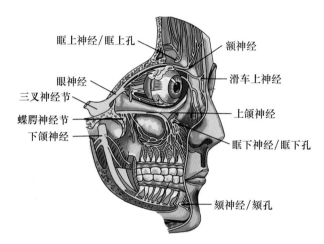

图 2-3-1　三叉神经节及分支解剖

二、适应证及禁忌证

1. 适应证

①原发性肿瘤诊断明确，已针对肿瘤实施治疗但仍有面部神经源性疼痛，且使用药物镇痛效果欠佳，或不能耐受药物不良反应；②三叉神经分支诊断性阻滞有效，疼痛缓解大于50%。

2. 禁忌证

①穿刺路径感染、破溃；②凝血功能异常或服用抗聚抗凝药物；③严重心、肺、肾、脑等重要器官功能衰竭；④患者无法交流，或有精神障碍或严重心理疾病不能配合者；⑤妊娠期患者。

三、术前准备及评估

术前应完善实验室检查，包括血常规、肝肾功能、血生化、凝血功能、心电图检查等。同时术前应完善影像学检查，包括颅脑或面部MRI了解原发肿瘤情况，并明确穿刺路径的安全；行头颅CT三维重建了解卵圆孔情况。

四、手术操作方法

1. 三叉神经节射频毁损

应在 X 线、CT 或超声引导下进行三叉神经节穿刺。常采用前入路法进行穿刺，也称为 Hartel 前入路法。

（1）X 线定位卵圆孔和进针点：患者仰卧位，肩后垫小枕使得颈后伸以及下颏抬高。调节 C 形臂，取颏斜透视位，球管向尾端（患者的足部）倾斜约 30°，并向患侧旋转 15°～25°，调节角度使卵圆孔显示清晰，卵圆孔一般位于最后磨牙根部与下颌骨切迹的连线上（图 2-3-2）。X 线下确认卵圆孔后，开始标记穿刺点。在皮肤上对准卵圆孔开口处放置金属标记，为口角外 2cm 左右，相当于第二磨牙处。

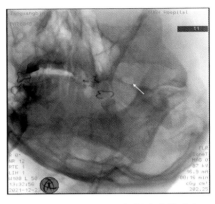

图 2-3-2　X 线定位卵圆孔（箭头）

（2）穿刺卵圆孔：消毒铺巾，用 1% 利多卡因行进针点局部浸润麻醉，可采用同轴穿刺技术，在 X 线引导下用射频套管针对着卵圆孔缓慢推进，可连续透视下引导穿刺或间歇透视下不断调整针尖方向（图 2-3-3）。术者感觉射频套管针到达骨质或刚进入卵圆孔时将一个手指放入患者口内，或对清醒患者询问口内有无穿刺针，以明确射频套管针是否有穿透口腔。如果发生射频套管针误穿口腔，应更换已消毒的针重新穿刺，以防止污染导致颅内感染。

若拟行三叉神经第 3 支射频，针尖应到达卵圆孔中央；若拟行三叉神经第 1 支或第 2 支射频，针尖应到达卵圆孔内侧 1/3 部分。针尖进入卵圆孔时候，术者可有针尖突然穿刺入致密结缔组织的"突破感"，患者出现下颌、耳前等部位放射性疼痛。

将 X 线转为侧位透视，从侧位 X 线上能清晰显示垂体窝、鞍背和斜坡影像，在 X 线透视下缓慢将针尖推进 0.6～1cm，直至接近

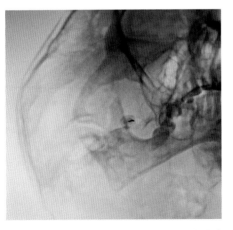

图 2-3-3　颏斜位 X 线引导下，用同轴技术缓慢推进射频套管针，直到针尖进入卵圆孔

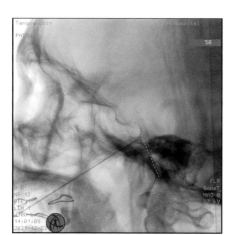

图 2-3-4　侧位片显示针尖接近鞍背与
斜坡连线（虚线）

鞍背与斜坡连线（图 2-3-4），拔出针芯时可看到脑脊液缓慢流出，表示已经穿过 Meckel 腔内侧硬膜。注意，针尖一旦进入卵圆孔，再往前推进要很小心。患者强疼痛刺激，可出现心动过缓乃至心脏骤停。若心率迅速下降至≤50 次 / 分时，应静脉推注 0.5mg 阿托品。

（3）CT 引导下穿刺卵圆孔：也可在 CT 引导下穿刺卵圆孔，行颅骨 CT 扫描三维重建定位卵圆孔（图 2-3-5）。层面中，选择颅底卵圆孔最清楚的层面为穿刺面。患者体位同上，消毒铺巾，选择患侧口角旁开 2～3cm 为进针点，局部浸润麻醉后，用射频套管针正面朝向患侧瞳孔方向，侧面朝向颧弓中点方向穿刺，根据 CT 影像上显示的针尖与卵圆孔的偏差调整进针方向，在 CT 引导下直到针尖到达卵圆孔内口。

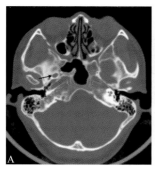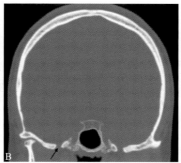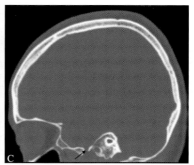

图 2-3-5　颅骨 CT 三维重建定位卵圆孔（箭头）
A. 轴位；B. 冠状位；C. 矢状位。

（4）电生理测试：射频套管针到达靶点后，应进行电生理测试。插入射频电极，刺激参数为 50Hz、小于 0.5V 时应能诱发三叉神经支配区麻刺感，应判断麻刺感位于三叉神经哪个分支，是否与疼痛部位一致。刺激参数为 2Hz、小于 0.5V 时可诱发咀嚼肌收缩。

（5）射频毁损：射频毁损方法有两种，即脉冲射频和标准射频毁损，癌性疼痛常采用标准射频毁损。脉冲射频参数常采用：42℃，1～2Hz，10～20ms，120～240s，毁损 3 次。标准射频参数常采用：75～80℃，60～90s，每退针 2mm 毁损一次，直到针尖退出卵圆孔外口。标准射频应在麻醉下进行以避免患者剧烈疼痛导致心脑血管意外，常采用丙泊酚静脉麻醉，参考剂量为 1ml/kg，需要全程无创监测血压、心率、血氧饱和度。

2. 三叉神经周分支阻滞及射频毁损

（1）眶上神经阻滞及射频毁损：常在超声引导下操作，患者仰卧，在眶上眉弓处，眼眶上缘中、内 1/3 定点。使用高频超声显示眶上孔及眶上动脉，使用 5cm 的射频套管针刺入，插入射频电极，予以 50Hz、小于 0.5V 以下刺激时，患者出现患侧额部麻刺感，提示针尖到达靶点。阻滞可使用 1% 利多卡因或 0.5% 罗哌卡因 2ml，回抽无血，缓慢推注。射频毁损常采用标准射频，参数常采用 75～80℃，60～90s。

（2）眶下神经阻滞及射频毁损：常用经皮眶下孔穿刺法，在超声引导下操作。患侧眼外眦到上唇中点连线，再由眼内眦外侧 1cm 处向同侧口角连一线，两线交汇为眶下孔体表投影，高频超声可显示眶下孔凹陷及眶下动脉搏动。使用 5cm 的射频套管针刺入，插入射频电极，予以 50Hz、小于 0.5V 以下刺激时，患者出现患侧颊部、鼻旁麻刺感，提示针尖到达靶点。阻滞可使用 1% 利多卡因或 0.5% 罗哌卡因 2ml，回抽无血，缓慢推注。射频毁损常采用标准射频，参数常采用 75～80℃，60～90s。

（3）上颌神经阻滞及射频毁损：穿刺方法包括侧入路和前入路，常在 X 线或超声引导下操作。

1）侧入路穿刺：患者侧卧位或仰卧头偏向健侧，X 线侧位透视定位翼腭窝，以翼腭窝上缘靶点，取颧弓下缘中点为进针点。消毒铺巾后，进针点局部浸润麻醉，使用 10cm 射频套管针向同侧瞳孔方向穿刺，在 X 线引导下到达翼腭窝上缘，采用弯针可沿翼腭窝向上进入圆孔（图 2-3-6）。

2）前入路穿刺：患者仰卧位，X 线正位定位患侧圆孔（图 2-3-7A）。取眶外侧缘的垂直线与同侧上颌骨下切迹线的交点向下、向外 1cm 处为进针点。消毒铺巾，局部浸润麻醉后，用射频套管针向同侧内眦方向穿刺，深度约 7cm，在 X 线引导下调整针尖位置到达圆孔（图 2-3-7B）。患者可出现同侧颊部、鼻旁、上唇等部位疼痛。阻滞可使用 1% 利多卡因或 0.5% 罗哌卡因 2ml，回抽无血，缓慢推注。癌性疼痛常用标准射频毁损，参数常采用 75～80℃，60～90s。

（4）下颌神经阻滞及射频毁损：常在超声引导下操作，患者仰卧，头偏向健侧，取颧弓下缘中点为进针点，使用低频超声可显示翼突外侧板及下颌动脉。消毒铺巾，局部浸润麻醉，使用 8～10cm 射频套管针，垂直刺入皮肤，进针 4～5cm 可触及翼突外侧板骨面，然后退针使针尖向后方同侧外耳道方向进针，滑过翼突外侧板后进针约

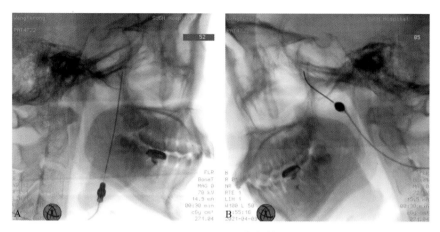

图 2-3-6 侧入路穿刺

A. X线侧位片显示射频针到达翼腭窝上缘；B. 弯针沿翼腭窝向上到达圆孔。

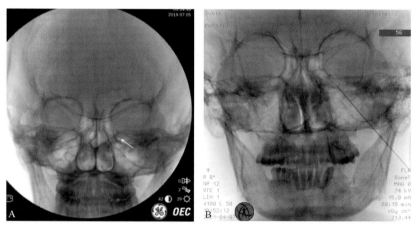

图 2-3-7 前入路穿刺

A. X线正位片定位圆孔（箭头）；B. 在X线引导下调整针尖位置到达圆孔。

5mm 即到达下颌神经附近。插入射频电极，予以 50Hz、小于 0.5V 以下刺激时，患者出现患侧下颌部、下牙等部位麻刺感；予以 2Hz、小于 0.5V 以下刺激时，患者出现下颌跳动，提示针尖到达靶点。阻滞可使用 1% 利多卡因或 0.5% 罗哌卡因 2ml，回抽无血，缓慢推注。射频毁损常采用标准射频，参数常采用 75℃，60～90s。

五、不良反应及并发症

术后常见不良反应包括毁损神经支配区域的感觉减退、患侧咀嚼无力、口唇疱疹，其他并发症还包括复视、角膜炎、患侧听力下降、出血及感染等。角膜炎严重时可出现角膜溃疡，甚至失明，患者术后若出现视物模糊应及时请眼科会诊。操作过程中精准穿刺，控制毁损温度和时间，毁损过程中密切观察患者反应，可最大限度避免并发症的出现。

六、处理原则及注意事项

（1）应在影像引导下进行操作，提高穿刺准确率，X线下严格监测穿刺深度，避免射频针尖越过鞍背和斜坡连线，以最大限度减少穿刺并发症。

（2）操作过程中应监测心率，以免穿刺过程中发生血管迷走神经反射导致心率下降。

（3）严格控制射频毁损温度，避免温度过高导致术后面部过度麻木、咀嚼肌无力、角膜溃疡等并发症。

（4）术后定期随访观察患者有无角膜炎及溃疡，若发现异常应及时请眼科会诊并给予相应处理。

第四节　星状神经节阻滞及射频毁损术

一、引言

星状神经节的治疗历史悠久。1883年亚力山大（Alexander）在行椎动脉结扎治疗癌症时，误伤了颈交感神经，却得到意想不到的治疗效果。此后多年，临床上对某些疾病一直采用切断颈交感神经的外科手术方法治疗。星状神经节属于颈交感神经节，交感神经中枢位于脊髓侧角，神经节位于椎体侧面或者前面，伤害性刺激使传入感觉纤维和传出交感神经纤维间发生耦联而促进异位放电。末梢神经轴索损伤或轴索脱髓都会出现过度兴奋状态，以致产生异位放电不断传送传入性冲动，而引起神经病理性疼痛。星状神经节通常位于 $C_7 \sim T_1$ 水平骨性结构前方 0.5cm，软组织和颈长肌将其与骨性结构分开，前方是锁骨下动脉和椎动脉，后方是 C_7 横突基底部、第一肋骨颈和椎前筋膜，内后侧为颈长肌，外侧为斜角肌群，前下方是胸膜顶及肺尖（图 2-4-1）。星状神经节支配头面部、颈部及上胸部的微血管，对于肿瘤引起的上胸部及头面部的疼痛可采用星状神经节阻滞或毁损治疗。目前星状神经节毁损主要使用星状神经节射频热凝技术来操作，很少使用神经破坏药物及外科手术来毁损。随着超声引导技术的开展，过去盲穿的手段逐渐被放弃，而采用超声、X 线、CT 引导进行，不但可大大地提高毁损的安全性，也可提高治疗的有效性。

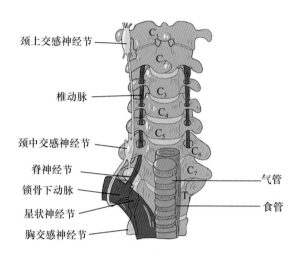

图 2-4-1　星状神经节解剖

二、适应证及禁忌证

1. 适应证
①各种肿瘤或放疗导致的头面部疼痛、颈肩胸背疼痛及上肢疼痛；②使用镇痛剂效果欠佳，或不能耐受药物不良反应；③星状神经节阻滞有效，疼痛缓解大于 50%。

2. 禁忌证
①注射部位有感染、肿瘤转移或者全身急性感染；②凝血功能严重障碍、有出血倾向者；③甲状腺肿大、颈部肿瘤影响穿刺。

三、术前准备及评估

术前检查穿刺部位有无感染，有无甲状腺肿大。术前应完善实验室检查，包括血常规、肝肾功能、血生化、凝血功能、心电图检查等，同时应完善影像学检查，包括颈椎 X 线正侧位片，与原发肿瘤或转移瘤相关部位的 CT 或 MRI 了解原发肿瘤情况，并明确穿刺路径的安全。

四、手术操作方法

常在超声或X线引导下进行星状神经节穿刺。

1. 超声引导下星状神经节穿刺

患者去枕平卧，头稍偏向健侧（图2-4-2），超声引导下定位于第7颈椎横突根部，并在皮肤上作标记。常规消毒铺巾后，用高频超声探头确定第7颈椎后结节，在该水平线上逐渐往中线方向，可见颈内静脉、颈内动脉、颈长肌、甲状腺等。进针点局部浸润麻醉后，用长10cm、裸露端10mm的射频套管针采用平面内穿刺技术，在连续超声引导下穿刺，直到针尖到达颈长肌筋膜表面，缓慢推进至针尖到达颈内动脉后方外侧（图2-4-3）。

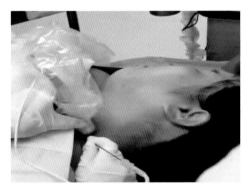
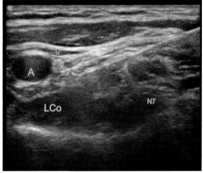

图2-4-2 超声引导下星状神经节穿刺体位

图2-4-3 超声引导下星状神经节穿刺
A：颈内动脉；V：颈内静脉；LCo：颈长肌，N7：颈7神经根；星号：针尖到达颈内动脉后方外侧。

2. X线引导下星状神经节穿刺

患者去枕平卧，正侧位透视下定位C_6和C_7横突根部，并在皮肤上作标记。常规消毒铺巾后，在皮肤标记点处术者左手示指和中指触摸颈内动脉（颈动脉鞘）并轻轻向外推，使其与气管、食管间隙增大，指尖有时可触及C_6和C_7横突根部。用0.5%利多卡因1～2ml做逐层局部浸润麻醉至横突根部后，用射频套管针在X线引导下行C_6和C_7横突根部穿刺，穿刺针触及骨质后，回抽无血或脑脊液，注入0.5ml造影剂，行正位透视见造影剂在穿刺侧沿着横突根部分布并向上下扩散，斜位透视见造影剂在椎间孔前面、横突根部分布，造影剂无进入血管和肌肉内征象（图2-4-4）。

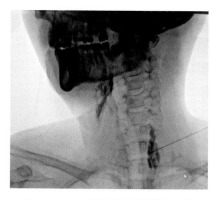

图 2-4-4　X 线引导下星状神经节穿刺，斜位片显示造影剂在椎间孔前面、横突根部分布，造影剂无进入血管和肌肉内征象

3. 阻滞及射频毁损

若行星状神经节阻滞，常采用 1% 利多卡因 5～10ml，回抽无血、无气、无脑脊液后，缓慢推注。若行射频毁损，需先进行电生理测试，分别予以 2Hz、1.0V 刺激和 50Hz、1.0V 刺激，未诱发上肢、颈部、肩部及胸背部肌肉抽搐和麻刺感，刺激过程中与患者交谈，患者应能正常说话，提示针尖不会太靠近喉返神经而致其误伤，然后，给予射频治疗。

射频治疗方法包括脉冲射频和标准射频毁损，脉冲射频参数常采用单极脉冲射频，42℃，1～2Hz，10～20ms，120～240s，3 个周期。标准射频毁损参数通常采用 75～80℃，60～90s。

五、不良反应及并发症

（1）误穿刺破血管，损伤椎动脉、颈内动静脉、甲状腺动脉，导致局部血肿。

（2）穿刺损伤气管、食管。

（3）局麻药误入动脉，可导致抽搐、心跳呼吸停止。

（4）气胸：与穿刺针过于朝向尾侧，损伤胸膜顶有关。

（5）损伤喉返神经、臂丛神经，导致声嘶、咽部异物感、上肢麻木、疼痛和无力。

（6）霍纳综合征：同侧瞳孔缩小、眼睑略下垂、面部无汗。

（7）其他：如感染等。

六、处理原则及注意事项

（1）应在影像引导下进行操作，最大可能避免穿刺损伤。

（2）穿刺动作要轻柔，注意解剖关系，坚持穿刺针不触及横突根部不能注药的原则。注药前应回抽无血、无气、无脑脊液，建议阻滞时边推药边回抽，避免局麻药误入血管。

（3）进行标准射频毁损前，应行电生理测试，确认无臂丛神经刺激、声音嘶哑等情况方可射频毁损。

（4）近年有人提出，在颈 6 和颈 7 部位穿刺对星状神经节的阻滞效果相似，而前者发生并发症明显少于后者。因此在进行星状神经节阻滞时，可选择 C_6 横突根部阻滞。

第五节　颈脊神经后内侧支阻滞及射频毁损术

一、引言

颈部肿瘤常常引起颈后部、枕部的顽固性疼痛。邻近部位的肿瘤患者，如鼻咽癌也同样会出现枕颈部、顶部及颞部的顽固性疼痛。疼痛多表现为持续性，阵发性加重，夜间加剧。性质常表现为胀痛、刺痛或者钝痛，晚期癌症患者会出现难以忍受的剧烈疼痛。颈椎转移癌累及间盘、椎体，这可能影响相邻椎体的位置关系，从而在颈椎活动同时椎间孔大小及形状发生变化，导致椎间孔内神经血管因压迫、牵拉、炎症而受到刺激出现疼痛。肿瘤可直接侵犯椎间孔，使得椎间孔内空间受到侵占，从而引起疼痛及神经功能障碍。对于经过规范的药物治疗仍不能缓解的顽固性癌痛，需要考虑行微创介入治疗。

脊神经出椎间孔后分为前支及后支，脊神经前支粗大，分布于颈前。后支一般较为细小，按节段分布于颈、胸、腰、骶部肌肉及皮肤。颈脊神经除 C_1 外，各颈部脊神经的后支均向后行，除第一颈脊神经外均分为内侧支和外侧支，通过颈横突间肌的内侧弯曲，绕过关节突关节进入头半棘肌和颈半棘肌间隔内，支配肌肉。

第 1 颈脊神经后支即枕下神经，在舌下神经下方出脊髓前外侧沟，在椎动脉穿硬膜处的下方和寰椎后弓的上方，穿硬膜后走行在椎动脉的前下方，从寰枕关节后内侧的寰枕后膜骨筋膜裂孔出椎管进入枕下三角，之后分数支支配第 1、2 颈椎和枕骨之间的肌肉，包括头后大、小直肌，头上斜肌和头下斜肌、头半棘肌。偶尔有文献报道 C_1 后支分为二支，一支行于椎动脉水平段下方，另一支在椎动脉水平段上方。以往认为 C_1 只有运动神经不含有感觉神经，近年研究发现该神经有丰富的感觉神经，偶尔还会发出皮支与枕动脉伴行，分布至枕部的皮肤。

第 2 颈脊神经后支最为粗大，出自寰椎后弓和枢椎椎板之间，在头下斜肌下方穿出分为外侧支、内侧支和上下交通支、头下斜肌肌支。内侧支位于头夹肌、颈夹肌、头长肌和头半棘肌深部走行，而后穿过头半棘肌和斜方肌浅出。内侧支与第3颈神经共同组成枕大神经、枕小神经、耳大神经。枕大神经在枕部浅出点多位于枕动脉的内侧，而后在前方与枕动脉交叉。外侧支支配头最长肌、头夹肌和头半棘肌。在横突的结节间沟第2颈神经后支的上交通支与第1颈神经的后支相连，下交通支与第3颈神经后支相连，C_1～C_3后支借交通支构成颈上神经丛。

第3颈脊神经自椎间孔发出后，其后支在椎动脉后方，后支较前支小，穿横突间肌内侧，分为内侧支和外侧支，内侧支行于头半棘肌和颈半棘肌之间，穿夹肌和斜方肌后终止于皮肤。外侧支为肌支，常与第2颈神经后外侧支相连。当内侧支在斜方肌深部时，发出一支穿斜方肌，止于枕下区域的皮肤，该支被称为第3枕神经。该神经走行在枕大神经的内侧并与其有交通支相连。有时第3颈神经内侧支可与第2颈神经内侧支及枕下神经连接，在头半棘肌下方形成颈后神经丛。

来自嗅神经、面神经、舌咽神经、迷走神经和三叉神经传入支的终末纤维与第1～3颈神经后根传入纤维在颈髓1～2后角内联系。这些颈神经的感觉范围可向前延伸到前额部、眶下部，受卡压或炎症刺激时可出现放射性头痛、耳鸣、眼胀以及嗅觉和味觉改变，类似鼻窦、耳部或眼部疾病的表现。

第4～8颈部脊神经后支：均由它们各自的椎间孔发出，在关节突与横突的夹角处行向背侧、穿横突间肌后经过上关节突基部，随即分出内侧支与外侧支。其中第4、5颈神经后支的内侧支行于颈半棘肌和头半棘肌之间，至棘突附近穿夹肌和斜方肌，终于皮肤项背部皮肤。第6、7、8颈神经的后内侧支较小，不到达皮肤，分布于颈半棘肌、头半棘肌、多裂肌和棘突间肌。内侧支还发出关节支，分别至关节突关节的上、下方，关节囊的背方。它们的后外侧支均为肌支，分布于头最长肌和颈最长肌（图2-5-1）。

二、适应证及禁忌证

1. 适应证

①肿瘤侵犯或压迫颈部骨骼、肌肉、神经组织，核磁检查及体格检查证实颈部肿瘤累及颈后部组织及颈椎小关节，导致颈后脊神经后支支配区域疼痛，且药物治疗不佳的癌性难治性剧烈疼痛；②选择性颈脊神经后支诊断性阻滞能有效改善疼痛区域症状，至少减轻50%。

2. 禁忌证

①患者病情危重，有严重的心肺衰竭，不能耐受手术；②有凝血功能障碍或需长

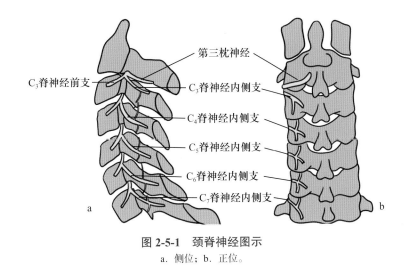

第三枕神经

C₃脊神经前支

C₃脊神经内侧支

C₄脊神经内侧支

C₅脊神经内侧支

C₆脊神经内侧支

C₇脊神经内侧支

a   b

图 2-5-1　颈脊神经图示

a. 侧位；b. 正位。

期口服抗凝药物的患者；③穿刺部位或者穿刺路径存在感染、破溃。

三、术前准备及评估

术前完善血常规、凝血功能、肝肾功能、胸部 X 线、心电图等检查。需进行其他影像学检查和评估，包括颈椎 X 片、CT、MRI 等。术前建立静脉通道。

四、手术操作方法

X 线下，颈 3 脊神经后内侧支位于颈 3 上关节突后方，颈 4 以下脊神经后内侧支位于相应颈椎关节柱中点（图 2-5-2），下文以颈 4 脊神经后内侧支为例介绍手术方法。

患者取俯卧位，胸部垫枕，双手放用于身体两侧。C 形臂透视显示颈椎正侧位，定位颈 4 关节柱中点（图 2-5-3）。消毒铺无菌单。穿刺路径注射局麻药物，注射时需回抽，避免麻醉药误入血管。麻醉满意后，采用同轴技术用射频套管针由侧方进针，缓慢推进到达骨性结构后终止，侧位片显示针尖位于颈 4 关节柱中点（图 2-5-4）。若行神经阻滞，常采用 1% 利多卡因或 0.5% 罗哌卡因 2ml，回抽无血、无脑脊液后，缓慢推注。

若行射频毁损，需先行神经电生理测试。插入射频电极进行神经电生理测试，刺激参数为 2Hz、小于 0.5V 可诱发颈部肌肉跳动；50Hz、小于 0.5V 可诱发颈部麻胀感，提示到达靶点。对于癌性疼痛多采用标准射频毁损，毁损前先用 0.5% 利多卡因 1ml 局

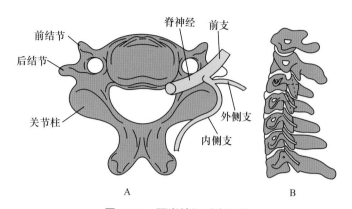

图 2-5-2　颈脊神经后支位置

A. 轴位；B. 侧位，图示关节柱中点（红色虚线的交点）。

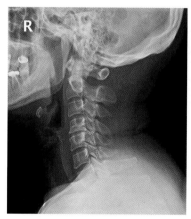

图 2-5-3　C 形臂透视

显示颈椎正侧位，定位颈 4、5、6 关节柱
中点（虚线菱形框中点）。

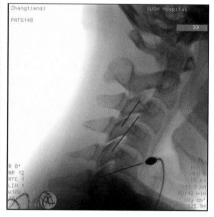

图 2-5-4　侧位片

显示射频套管针到达 C4、5、6 关节柱中点。

麻，以避免毁损过程中的疼痛，随后给予 75～80℃、90s 标准射频毁损。

五、不良反应及并发症

1. 出血

靶点邻近椎动脉，穿刺可能导致出血，过程中遇压力较高的鲜红血液，需暂时终止手术，并压迫止血。穿刺针误入椎管内导致静脉及静脉丛破裂出血引起硬膜外血肿。服抗凝药物或凝血功能障碍的患者也会出现小动脉及静脉超出正常量的出血。

2. 感觉异常

主要表现为颈背部、枕部皮肤麻木感、感觉异常。

3．肌肉无力

颈脊神经后内侧支支配头后大、小直肌、头上斜肌、头下斜肌、头夹肌、颈半棘肌、头半棘肌、多裂肌和棘突间肌等，神经毁损节段超过三个可能出现上述肌肉无力。

4．呼吸抑制

穿刺针误入蛛网膜下隙，导致局麻药注入蛛网膜下隙，出现呼吸困难、血氧下降。此时应及时停止操作，将患者调整为仰卧位，抬高下颌，给予高流量吸氧同时监测血氧水平，必要时行气管插管，呼吸机辅助通气。

5．神经根损伤

多由于穿刺位置不当，误入前后结节之间导致神经损伤。神经根支配区域会出现疼痛、麻木等不适，多可在1周左右恢复。可给予神经营养药物治疗。

6．其他

如感染等。发生感染的机会较小，手术中采用侧位穿刺时，调整穿刺方向的过程中会出现肩部及床面遮挡，但如果消毒部位不充分、床面未铺无菌单将会导致感染机会增加。

六、处理原则及注意事项

在严格应用三阶梯药物治疗后，癌性疼痛仍有剧烈发作或出现耐药、存在药物禁忌，或者不能耐受药物不良反应、服药的经济负担重时，可考虑行射频治疗。经诊断性注射有效，能够显著改善症状，疼痛缓解大于50%，射频治疗后效果较好。

神经毁损节段过多可能会导致颈部肌肉运动功能障碍，表现为颈部后伸无力，准确判断毁损节段减少不必要的神经毁损可降低此类功能障碍的风险。准确定位骨性标记点可有效减少穿刺针进入硬膜下及损伤其他重要结构的危险。

（冯　刚　梁晓瑜　刘少颜　苏　里　魏明怡　吴　冲　陶　蔚）

第六节　脊髓前外侧柱毁损术

一、引言

1963年，穆兰（Mullan）等首次提出经皮脊髓前外侧柱毁损术（percutaneous

cordotomy ），主要用于癌痛的治疗，它通过对脊髓前外侧部的脊髓丘脑束进行射频毁损，从而阻止疼痛传导。大约 90% 的患者治疗后效果良好，且并发症较少。然而，近年来该术式的应用逐渐减少，可能有两个原因：一是全身和脊髓的麻醉药应用和了解逐渐增多；二是掌握该手术技术的医师越来越少。该技术需要在经皮介入工作中反复训练，且熟练掌握 X 线技术和射频毁损技术。希望随着介入疼痛技术的发展，脊髓前外侧柱毁损术会成为癌痛综合治疗中的标准技术之一。

二、适应证和禁忌证

1. 适应证

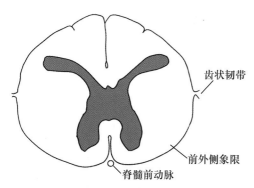

图 2-6-1　C₁～C₂ 水平脊髓轴位
可见脊髓前动脉、齿状韧带和脊髓前外侧象限。

脊髓前外侧柱毁损术最好的适应证是单侧肩部以下癌性疼痛，且预计生存期小于 1 年的患者。通常该手术在 C_1～C_2 水平进行。在这个节段，脊髓丘脑束在脊髓的前外象限（图 2-6-1）。痛觉传入纤维进入脊髓后角，上升几个节段之后交叉至对侧，然后形成脊髓丘脑束。在 C_1～C_2 节段进行毁损，可使支配肩部的 C_4 或 C_5 以下痛觉缺失。

脊髓前外侧柱毁损术对于神经病理性疼痛或伤害性疼痛的效果均比较显著，特别是肺尖综合征（Pancoast tumor）导致的臂丛神经疼痛，或盆腔恶性肿瘤所致的骶丛神经痛的患者，这类患者在椎管内给药等多种药物治疗下效果仍不满意，脊髓前外侧柱毁损术可为其提供满意的镇痛效果。

伤害性疼痛，如存在骨盆、髋关节、股骨、肱骨、椎体等病理性骨折，当患者无手术固定的适应证时，药物治疗多对其效果欠佳，可进行脊髓前外侧柱毁损术。

神经病理性疼痛中的去传入性疼痛对脊髓前外侧柱毁损术无效，如丘脑痛、继发脊髓完全性损伤的疼痛等。

2. 禁忌证

脊髓前外侧柱毁损术的禁忌证是已经存在呼吸功能障碍的患者。许多支配呼吸的运动纤维从脊髓发出后通过膈神经支配呼吸运动，包括从 C_3、C_4 和 C_5 发出的纤维。自主呼吸纤维穿过脊髓网状束，脊髓网状束毗邻脊髓丘脑束（图 2-6-2），因

此，在 $C_1 \sim C_2$ 节段进行脊髓前外侧柱毁损
时，在毁损脊髓丘脑束的同时会影响脊髓网
状纤维，使自主呼吸功能受到影响，导致同
侧呼吸功能障碍及对侧的疼痛缓解。脊髓前
外侧柱毁损术可能会使第 1 秒用力呼气容积
平均减少 20%，且术前无法预估该并发症
是否会出现。

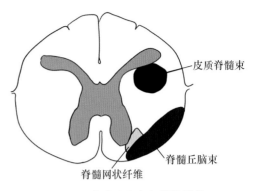

图 2-6-2　脊髓丘脑束和脊髓网状
纤维之间的关系

三、术前准备和评估

术前完善血常规、凝血功能、肝肾功能、胸部 X 线、心电图等检查。术前需告知
患者，手术持续时间约 1 小时，且要求保持仰卧位。当脊髓穿刺针进入椎管内时，C_2
神经根可能会受到激惹，从而导致枕部疼痛，局麻药起效后可缓解。穿刺针刺破硬膜
也会导致患者不适。

患者需理解的是，随着疾病的进展可能会导致对侧疼痛，想要达到永久的疼痛缓
解是较困难的。许多癌痛患者并发抑郁状态，术前需要对患者及家属进行适当的心理
支持。

四、手术操作方法

经皮脊髓前外侧柱毁损术需要在静脉麻醉下进行。穿刺针至硬膜的过程中需要使
用麻醉药，在电生理检查时，患者需保持清醒。需要着重强调的是，穿刺针进入脊髓
时需要进行阻抗的测定，毁损的电流大小取决于穿刺针的直径、裸露尖端的长度以及
组织的导电性。

患者取仰卧位，颈部微屈曲，从而扩大 $C_1 \sim C_2$ 间隙，头部固定，调整带有荧光的
C 形臂至正侧位。消毒铺巾后，对穿刺路径进行局部麻醉，避免过深，以防麻醉剂进
入硬膜外或蛛网膜下隙。使用 20G 射频针穿刺至 $C_1 \sim C_2$ 间隙，出现感觉异常表明刺激
C_2 神经根，使用 1ml 0.5% 利多卡因进行阻滞，因神经根较为粗大，需等待几分钟麻醉
药物才能起效。继续向前推进射频针至硬膜外，穿透硬脊膜进入蛛网膜下隙，可见脑
脊液流出。注入造影剂，在影像引导下辨别脊髓和齿状韧带，使射频针置于齿状韧带
前方。需注意射频镇穿透硬脊膜时的穿刺深度，若无法确认位置，可通过正位片进行

定位，针尖位于关节突中线内侧，齿状突外侧。

此时，造影后的图像已完成，可看见重要的标志：脊髓前界、齿状韧带以及硬脊膜。脊髓丘脑束位于脊髓前界和齿状韧带之间。阻抗取决于使用的电极系统。一般来说，电极进入脑脊液时，阻抗接近 200Ω，当进入脊髓时阻抗升至 1000Ω。当电极深度足够开始电刺激时，阻抗在 $1000\sim1500\Omega$。

首先进行 50Hz 的刺激。刺激脊髓丘脑束时，患者的描述多种多样，如热、冷或吹风的感觉，这些感觉在小于 0.4V 出现时毁损效果较满意。如果刺激产生的感觉出现在上肢，毁损后患者多出现 C_5 以下半侧躯体痛觉缺失。如果刺激产生的感觉出现在下肢，毁损后仅会在肢体远端出现痛觉缺失。如果刺激产生感觉的区域与疼痛区域重叠，那毁损效果较好，否则需重新调整进针。

随后进行 2Hz 的刺激。如果电极位于脊髓丘脑束，1V 以下将不会诱发出运动。如果 2Hz 和 50Hz 均诱发出同侧刺激症状，电极可能是位于皮质脊髓束，此时需调整电极至齿状韧带前方。50Hz 刺激时，患者除感受到对侧感觉外，还感受到同侧颈部刺激感觉，这意味着射频针在脊髓前角附近。同样，2Hz、1V 以下刺激出同侧颈部肌肉运动，也表明射频针在脊髓前角附近。

与其他射频技术一样，如果没有达到满意的刺激效果，应该停止治疗。毁损会导致轻微的头痛，数秒后便可消失。毁损可以使用恒定电流，逐渐增加毁损时间，直至出现针刺证实的感觉减退或产生副作用。有报道称使用热偶电极，毁损温度一般不超过 98℃，间隔 15s；每次毁损之后，需进行感觉查体，判断感觉是否减退；毁损时间可增加至 30s，如果出现电压突然增大，需立刻终止毁损，否则会出现不可控的损伤。

拔出射频针之前，需在 C_2 神经根袖进行糖皮质激素的注射。拔出射频针尖至关节突中线外侧，注射 0.5ml 造影剂，C_2 神经根袖显影，然后注射 20mg 甲泼尼龙，可减少严重 C_2 神经根相关头痛的发生。

坎波拉特（Kanpolat）等使用 CT 引导进行脊髓前外侧柱毁损，优点是更容易进行定位，CT 可更清晰地显示脊髓前外侧部，减少穿刺次数。

五、不良反应及并发症

脊髓前外侧柱毁损术后不良反应包括温度觉减退、呼吸功能障碍、C_2 神经根相关的头痛、肢体无力、排尿功能障碍、运动功能下降、对侧镜像痛等。

对于术后呼吸功能障碍的患者，应使用重症监护并定期检查血气情况，监测二氧化碳残留，以尽早发现呼吸失代偿的迹象。必要时应气管插管，使用呼吸机辅助通气，有报道双侧毁损术后发生呼吸功能障碍所致死亡，所以术后早期重症监护尤为重要。

术后患者可能会出现颈源性头痛，剧烈的枕神经痛甚至可持续一周。在术后前几天，患者可能出现排尿困难，需要间断导尿，这与膀胱纤维也位于脊髓前外侧象限有关（图 2-6-3）。术后性功能也会下降，此外术后也可能出现同侧轻瘫，在术后几周内需要用助行器行走。采用脊髓前外侧柱毁损术，10% 的患者可能会出现镜像痛，尤其是胸段疼痛患者。

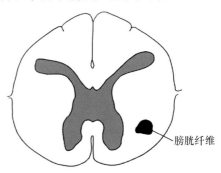

图 2-6-3　排尿神经纤维的位置

术后疼痛复发也较为常见，可由于不同的原因所致。短期缓解后再次复发，可能与毁损不充分有关。毁损灶偏移可导致脊髓水肿，暂时干扰疼痛通过脊髓丘脑束的传导，随着水肿的消退，传导恢复正常，疼痛复发。塔斯克特（Taskert）报道了 2.6% 的患者会因镇痛作用减弱而在术后几周内进行二次毁损，效果通常令人满意。

六、处理原则及注意事项

（1）术中电生理测试非常重要，应使刺激产生感觉的区域覆盖疼痛区域，否则需重新调整射频针位置。

（2）脊髓前外侧柱毁损术后反应一般较轻，术后早期常规给予大剂量的糖皮质激素，可以减轻脊髓水肿和并发症风险。

（3）术前考虑有呼吸功能障碍的患者，术后需进行 3 天呼吸功能监测，尽可能地使用重症监护并定期检查血气情况，监测二氧化碳残留，以尽早发现呼吸失代偿的迹象。术前需与患者及家属充分交代术后插管及呼吸支持的可能性。

（4）术后患者可逐渐减少镇痛药物，直至停药，谨防突然停药出现戒断反应。

对于顽固性疼痛的患者，在考虑脊髓前外侧柱切开术时，必须仔细权衡利弊。虽然神经调控治疗仍是顽固性慢性疼痛患者一种更为有利的长期治疗选择，但是对某些患者来说，脊髓前外侧柱切开术可能获益更多。

（魏明怡　陶　蔚）

第七节　胸脊神经背根神经节阻滞及射频毁损术

一、引言

　　脊神经根位于椎间孔上半部分，故椎间孔下半部分的狭窄较少压迫脊神经根。椎间孔与其他骨性管道不同，其前方为椎间盘，后方为关节突关节和黄韧带，当脊柱运动时椎间孔大小可发生变化，椎间孔和脊神经根正常可以存在相互运动。由于椎间关节和椎体后外侧分别参与构成椎间孔后外侧壁和前内侧壁，脊神经根和前后壁之间的间隙较小，因此，椎间孔狭窄一般会使脊神经根在前后径上受压。椎间孔内包含脊神经根、伴行血管、脂肪组织、骨膜及软组织（图 2-7-1、图 2-7-2），若内容物因肿瘤压迫

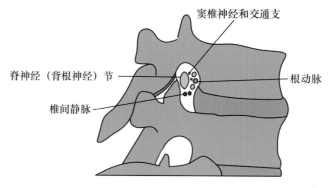

图 2-7-1　椎间孔内结构

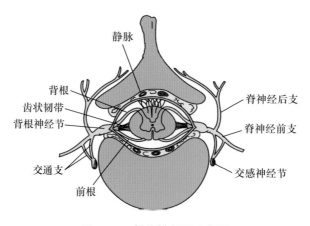

图 2-7-2　椎体横断面示意图

和侵袭致炎性水肿则可压迫脊神经根导致神经出现水肿及炎性改变，这种改变又会加重软组织的病理改变，从而出现恶性循环。无论是占位效应导致的椎间孔狭窄还是椎间孔内软组织受损肿胀都可以导致邻近神经根受压从而产生相应症状。另外，上胸椎节段的椎板形状、肋骨及横突宽大的基底部，导致三者之间的空隙狭小，穿刺时常会遇到阻碍。

背根神经节是外周神经冲动传递到脊髓及上位中枢的第一级神经元，接收感觉信息并将外周信息传送至脊髓背角，完成初级感觉信息的传递。因此，阻断背根神经节就可以阻断外周疼痛信号向脊髓及上位中枢的传递，抑制兴奋性递质的释放，调控中枢的可塑性改变。

胸部癌痛可以直接由肿瘤及肿瘤侵犯引起，也可以由手术、放疗导致局部组织纤维化或神经损伤所引起的。乳腺癌疼痛发生率较高，常常为肿瘤浸润或压迫周围组织、神经、血管所致。乳腺癌手术区域粘连、感染、放疗后所致的放射性皮炎、放射性神经损伤、放射性骨坏死同样会引起胸部疼痛。乳腺癌切除术后疼痛综合征是指乳腺切除后胸部瘢痕、腋窝、中上臂等部位由于手术本身或其他原因引起的刀割样、烧灼样、紧绷样疼痛及痛觉过敏，多发生在腋窝淋巴结清扫术后 3 个月，但也有术后立即出现或术后一年出现疼痛的相关报道。

肺癌在早期症状多不明显，如果出现胸痛、胸闷、咯血往往已是晚期。肺癌浸润或侵犯周围组织、神经、血管从而引起胸部的疼痛，可表现为压迫引起的钝痛、隐痛，直接侵犯神经所致的尖锐样疼痛，侵犯肺尖部的肺上沟癌可出现 Pancoast 综合征。肺癌手术切除可出现术后疼痛综合征。

食管癌可在吞咽时出现异物感、胸骨后疼痛或烧灼感，下段食管癌还可出现剑突下或上腹部不适，食管癌向外侵犯周围组织可引起胸背部疼痛。

开胸术后疼痛综合征是指在肺癌或食管癌开胸术后，出现肋间皮节区持续或反复疼痛。这主要是因为手术中直接或间接损伤肋间神经、肌肉组织以及损伤后修复不良所致的神经病理性疼痛。胸腔镜可显著降低肺切除术慢性疼痛的发生率。

胸椎为最常见的骨转移部位，以乳腺癌、肺癌、前列腺癌最为多见，肿瘤侵犯胸椎骨质结构、压迫邻近神经和血管等，从而造成顽固性疼痛。

原发肿瘤或转移瘤侵犯胸膜、肋骨和肋间神经可引起肋胸膜综合征，多见于肺癌、乳腺癌、纵隔肿瘤等，疼痛性质多为刺痛或烧灼痛，可伴有患区肌肉痉挛，活动或呼吸时使疼痛加剧。

肺癌、食管癌、胸腺癌、乳腺癌、胸膜间皮瘤、骨肉瘤、胸椎骨转移瘤等恶性肿瘤所产生的疼痛常为中重度疼痛，可采用肿瘤切除术、放疗、经皮椎体成形术等方法进行治疗，但仍然有相当一部分患者疼痛改善不满意，或难以接受复杂性开放手术治疗。基于胸脊神经背根神经节射频治疗对于胸部癌性疼痛的微创性、安全性、有效性、可重复性以及患者便于接受、医疗花费较低等优点，常会是胸部癌痛治疗的优选方案。

二、适应证及禁忌证

（1）适应证：肿瘤侵犯胸膜、胸壁、肋骨、肋间神经等引起胸脊神经支配区域的疼痛，药物治疗效果欠佳或出现难以忍受的药物不良反应，选择性胸脊神经诊断性阻滞能有效改善疼痛。

（2）禁忌证：①有严重的脏器功能障碍，不能耐受手术者；②有凝血功能障碍或是需长期口服抗凝药物者；③穿刺部位或者穿刺路径存在感染、破溃。

三、术前准备及评估

术前完善血常规、凝血功能、肝肾功能、胸部 X 线、心电图等检查。需进行其他影像学检查评估，包括胸椎 CT、MRI 等，以了解穿刺路径是否有占位或炎症反应、椎体破坏情况、椎间孔形态等。术前应建立静脉通道。

四、手术操作方法

患者俯卧位，先将 C 形臂调整至正位，保证椎体终板的前后平行，并定位相应治疗节段。然后将 C 形臂向患侧调整 30°～35°，显露相应椎间孔。消毒铺单。采用同轴穿刺法在影像下定位穿刺点，穿刺点一般距中线旁开 4～6cm。用 1% 利多卡因进行局部浸润麻醉。麻醉满意后，取射频套管针在斜位上对准椎间孔上 1/3 象限，采用同轴穿刺技术穿刺至椎间孔的靶点，侧位片显示射频针尖端位于椎间孔后上 1/4 象限，正位片显示射频针尖端位于椎弓根外侧（图 2-7-3）。注射造影剂可见造影剂沿神经根弥散，同时造影剂也可沿硬膜外间隙弥散（图 2-7-3B）。也可在 CT 引导下进行穿刺。若行神经阻滞，常采用 0.5% 利多卡因或 0.25% 罗哌卡因 2～5ml，回抽无血、无脑脊液后，缓慢推注。

若行射频毁损，则需先进行神经电生理测试。插入射频电极进行神经电生理测试，对射频针进行微调，使得测试参数为 50Hz、小于 0.5V 可诱发相应神经支配节段麻胀、痛感；2Hz、小于 0.5V 可诱发相应神经支配节段的肌肉跳动。癌性疼痛通常采用标准

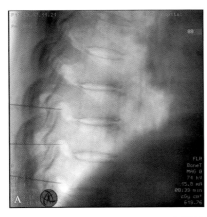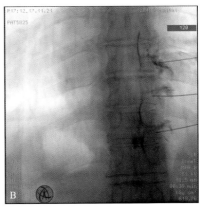

图 2-7-3　胸脊神经背根神经节射频

A. 侧位显示针尖位于椎间孔后上 1/4 象限；B. 正位显示针尖位于椎弓根外侧，造影剂沿神经根和硬膜外间隙弥散。

射频毁损，在毁损前，先注射 0.5% 利多卡因 1ml 局麻，以避免毁损过程中的疼痛，然后给予 75～80℃、60～90s 标准射频毁损。

五、不良反应及并发症

（1）毁损节段出现感觉减退及运动功能障碍。

（2）穿刺部位感染：多与术区消毒不完善，术中无菌操作不规范有关。

（3）气胸：常为穿刺路径偏向外侧误入胸腔所致。

（4）局麻药误入蛛网膜下隙：穿刺针向内侧过深会进入蛛网膜下隙，局麻药误入蛛网膜下隙可能导致全脊髓麻醉，从而出现呼吸困难、血氧水平下降，应将患者调整为仰卧位，抬高下颌，给予高流量吸氧同时监测血氧水平，必要时行气管插管机械辅助通气。

（5）局麻药误入血管，导致心慌、胸闷等。

（6）脊髓损伤：与穿刺过深有关，也可能是损伤血管导致硬脊膜下血肿或硬脊膜外血肿压迫脊髓所致。

六、处理原则及注意事项

（1）在严格应用三阶梯药物治疗后，癌性疼痛仍有剧烈发作或是出现耐药、存在药物禁忌，或者不能耐受药物不良反应、服药的经济负担重，可考虑行胸脊神经背根神经节射频治疗。

（2）经诊断性胸脊神经阻滞有效，能够显著改善症状，疼痛缓解大于50%，则射频治疗后效果较好。

（3）应严格在影像引导下进行操作，尽最大可能避免穿刺损伤。

（4）应注意上胸段各节段的椎板形状、肋骨及横突宽大的基底部，导致三者之间的空隙狭小，穿刺时常常会遇到阻碍，另外 $T_1 \sim T_4$ 节段射频时旁开中线距离较多还可能受到肩胛骨内侧缘的影响，同轴穿刺技术可提高穿刺成功率。

（5）超过3个节段神经毁损可能会导致肋间肌肉运动功能障碍，准确判断毁损节段，减少不必要的神经毁损可降低发生此类功能障碍的风险。

（苏　里　陶　蔚）

第八节　胸交感神经阻滞及射频毁损术

一、引言

癌性疼痛是晚期肿瘤最为常见的临床症状之一。强效镇痛药虽能止痛，但晚期癌性疼痛患者疼痛剧烈，给患者带来极大的痛苦和生活质量下降。镇痛药物难以达到预期效果，且随着使用时间的延长，所需药物剂量会随之增加，也易出现药物不良反应（如恶心、呕吐、便秘、嗜睡、呼吸抑制等）。交感神经切除术被认为是缓解神经痛的有效治疗手段之一，而外科手术切除创伤较大，并发症较多，微创介入腰交感毁损术可取得与手术切除腰交感神经相类似的效果，主要通过物理或化学方式破坏胸腰交感神经相应节段，破坏神经传导功能。内脏恶性肿瘤或肿瘤内脏转移引起的癌性疼痛采用交感神经化学毁损效果确切。

依据毁损部位不同，交感神经毁损包括胸交感神经节毁损和腰交感神经节毁损。交感神经毁损方法推荐采用标准射频、无水乙醇、5%～8%苯酚甘油，镇痛效果好，维持时间长，安全性较高。

交感神经由中枢部、交感干、神经节、神经和神经丛组成。中枢部为交感神经的低级中枢，位于脊髓胸段全长及脊髓腰1～3节段的灰质侧角。成对交感干位于脊柱两侧，呈链锁状，由交感干神经节和节间支连接而成，每侧有22～25个神经节称椎旁神经节，可分颈、胸、腰、骶和尾椎5部分，各部发出分支至相应的器官。在腹腔内，脊柱前方还分布有椎旁节，分别位于同名动脉根部附近。交感神经系统的活动比较广泛，刺激交感神经能引起腹腔内脏及皮肤末梢血管收缩、心搏加强和加速、新陈代谢亢进、瞳孔散大、肌肉工作能力增加等。

胸部交感神经节有 10～12 对，其数目不定是因为神经节相互间有融合的倾向。每侧相邻神经节间相互连接成纵行的交感干，上承颈交感干，下延腰交感干。胸部交感干位于肋骨小头的前方，肋骨胸膜后方的胸内筋膜中（图 2-8-1～图 2-8-2）。

腰交感神经节位于腰椎椎体前外侧，一般两侧各有 4 个神经节，与节间支连成腰交感神经干，上接胸交感神经干，下行于腰椎椎体前外侧与腰大肌之间，经髂总血管的后方入盆腔，与盆腔交感神经干相连（图 2-8-2）。

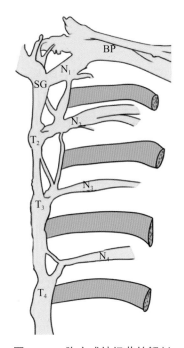

图 2-8-1 胸交感神经节的解剖

BP，臂丛神经；SG，星状神经节；T_2，胸 2 交感神经节；T_3，胸 3 交感神经节；T_4，胸 4 交感神经节；N_1，第 1 肋间神经；N_2，第 2 肋间神经；N_3，第 3 肋间神经；N_4，第 4 肋间神经。

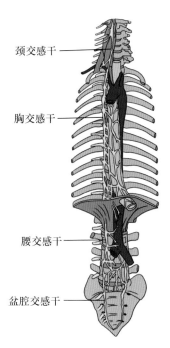

图 2-8-2 交感干解剖

二、适应证及禁忌证

1. 适应证

①胸交感神经射频毁损术多用于上肢、胸部及腹部癌痛的镇痛治疗；②颈胸腰交

感神经阻滞疼痛缓解大于 50% 的患者。

2．禁忌证

①椎管内外感染性疾病或穿刺路径感染、破溃；②凝血功能异常或服用抗聚抗凝药物；③严重心、肺、脑等重要器官功能衰竭；④精神障碍或严重心理疾病不能配合者；⑤妊娠期患者。

三、术前准备及评估

术前完善血常规、凝血功能、肝肾功能、胸部 X 线、心电图等检查。需进行影像学检查评估，包括胸椎 CT、MRI 等，以了解穿刺路径是否有占位或炎症反应、椎体情况等。术前建立静脉通道。

四、手术操作方法

1．胸交感神经穿刺

（1）X 线透视引导下穿刺：患者取俯卧位，胸下垫一枕头。X 线斜位透视，逐渐向患侧旋转球管增加斜角，直到横突尖端和胸椎体的外侧面重叠，靶点刚好在邻近上下肋骨头之间的椎体上。头足方向旋转 C 形臂，慢慢地调节角度，直到能清晰地显示椎体上的靶点。在靶点相应的皮肤上做标志（图 2-8-3）。

采用同轴穿刺技术，小心推进穿刺针，保持入针方向无偏差。直到针尖刚好位于椎间孔前缘连线的前方（腹侧）（图 2-8-4）。调整 C 形臂至正位可显示针尖位于椎体侧方的靶点上（图 2-8-3～图2-8-5）。回抽无气体、无血液、无脑脊液后，在此位置注射 1～2ml 造影剂。X 线下造影剂能够在椎体侧缘缓慢地向头尾两端流动，即表明穿刺到位。

（2）CT 引导下穿刺：患者俯卧于 CT 检查台上，胸前抱枕，额头稍垫枕，腿部伸直。皮肤上放置定位标记物：在计划治疗的胸椎体对应背部皮肤上放置定位金属标记物（定位网格、针头等）。用矢状位以骶骨为标志，或冠状位以第 1 胸椎为标记，辨认计划治疗的胸椎节段。在治疗的胸椎上选择无肋骨及椎板遮挡的层面为穿刺层。并以其为中心对上下两个椎体进行层厚 3mm 横断位扫描。找到并锁定计划治疗的肋头上方裸露的层面。规划穿刺路径，选择靶点为肋头关节上缘，即对应于肋头上方与椎体下部外缘，选择相应的最佳皮肤进针点（图 2-8-6）。在 CT 仪上用 CT 工具尺

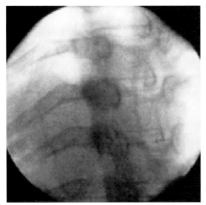

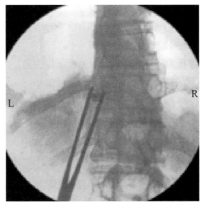

图 2-8-3　斜位透视
穿刺靶点在上下肋骨之间邻近的椎体上

图 2-8-4　斜位透视
同轴进针推进穿刺针，针尖位于椎间孔前缘
连线的前方

测量靶点与皮肤进针点的距离、穿刺进针的角度、进针点距棘突中线的距离、皮肤穿刺点与胸膜的垂直距离。在 CT 仪扫描框上，选择原计划的穿刺层面数值，并标志穿刺点。

消毒铺巾，局麻后，穿刺针首先按所计划的角度进针，但首次进入的深度不超过原规划的皮肤穿刺点与胸膜的垂直距离，以防误穿胸腔。根据扫描结果调节进针的角度及深度，行多次 CT 扫描引导进针，原则上每次进针距离不超过 3cm，直至针尖紧贴椎体外侧缘到达相应靶点或到达肋头关节上缘的后外侧缘。针尖到达靶点后回抽无血、

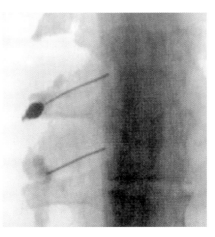

图 2-8-5　正位透视，穿刺针尖位于
上下肋骨间的椎体旁

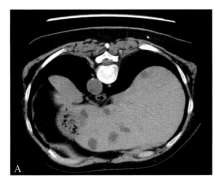

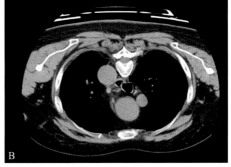

图 2-8-6　CT 扫描规划穿刺路径
A. 下胸椎；B. 上胸椎

脑脊液、气体，注入造影剂 3ml，CT 平扫或三维重建后显示造影剂沿胸椎椎体侧缘弥散，包括下胸椎的椎体侧前方或上胸椎的后外缘及肋头外的脊旁沟，上缘也可达到上一肋头关节水平的壁胸膜外，但未进入胸膜内或血管内。

2．胸交感神经阻滞和射频毁损

若行神经阻滞，常采用 1% 利多卡因或 0.5% 罗哌卡因 10～15ml，回抽无血、无气体、无脑脊液后，缓慢推注。

若行射频毁损，需先行神经电生理测试，插入射频电极进行神经电生理测试，50Hz、0.5V 时可诱发出相应神经支配阶段的疼痛反应，但是交感神经链依靠的是解剖位置，不一定需要诱发出疼痛反应。

癌痛患者通常采用标准射频毁损，毁损前先注射 1% 利多卡因 1ml 局麻，然后予以 75～80℃，90s 毁损。对于胸交感神经，更常采用化学毁损，可注射无水乙醇或 5%～8% 苯酚甘油 1～2ml。若采用 CT 引导，在退针后再次 CT 扫描观察所注化学毁损剂在壁胸膜外的流布情况，并观察肺窗无血胸、气胸发生即可结束手术。

五、不良反应及并发症

1．气胸

侧卧位行胸段交感神经节穿刺，气胸率高达 12.5%，俯卧位下施行时发生率仅为 0.25%。气胸发生后，患者可表现为胸痛、呼吸困难且进行性加重，通过胸部 X 线平片可了解气胸的程度。胸腔含气量少时，可以暂且观察或者间断抽气一至数次即可，如果无改善，必须施行胸腔闭式引流。为尽量避免气胸的发生，穿刺过程中，针尖应该始终紧贴骨面。

2．霍纳综合征

行上胸段交感神经节穿刺时，比较容易出现霍纳综合征，不过该症状多在数日至 2 周内改善。防治措施如下：

（1）穿刺前、后均给 CT 定位像以确保穿刺针位置在第 2、第 3 胸椎椎间隙水平以下。若穿刺针位置过高，如针尖达第 2 或第 1 胸椎椎体，药液可能会较易渗透阻滞星状神经节。

（2）向所注药液中入造影剂，由 CT 扫描跟踪所注药液的流布扩散。只要控制所注药液容量，使其上行不越过第 2 肋头关节上缘，可减少霍纳综合征发生。因为支配眼部的交感神经进入星状神经节的位置点均高于第 2 肋骨上缘。

（3）先用局麻药做试验，一旦局麻药试验出现霍纳综合征，只要不再继续注入无水乙醇则可避免出现永久性霍纳综合征。

3．神经损伤

从椎间孔出来脊神经前支绕椎体向前方走行，穿刺时可发生神经损伤。患者可出现感觉减退、肌力下降，有的患者可出现新发部位疼痛。可应用镇痛药、神经营养药治疗，患者多在2～3周内恢复，也可持续1～2个月。预防方法如下：缓慢进针，稍有放射痛要立即在X射线引导下调整进针方向。

4．出血或血肿

针尖越过椎体前缘刺破大血管，是出血的主要原因。注意在穿刺的过程中操作应轻柔，进针应缓慢，随时监测进针的深度。

5．感染

本治疗为无菌操作，一般不需用预防性抗生素。如果怀疑感染，应用抗生素治疗。

六、处理原则及注意事项

（1）胸交感神经毁损应在影像引导下谨慎操作，紧贴肋椎关节上缘进针可避开位于肋骨下缘的肋间动静脉和肋间神经，以最大限度防止穿刺损伤肋间血管。缓慢进针并在影像引导下及时修正进针方向和深度，可有效防止刺入椎管内损伤脊髓或刺破壁胸膜引发气胸。

（2）胸交感神经毁损术中分次CT扫描密切观察骨窗和肺窗，应在两者之间切换观察。此举可帮助及时发现气胸、出血等穿刺并发症，及时处理。

（3）同时进行双侧胸交感神经穿刺时，左右两侧的穿刺点及穿刺路径，不必拘泥于同一CT层面，也可以分别选自两个不同的CT层面，以可获得最佳穿刺路径为原则。

（冯　刚　陶　蔚）

参 考 文 献

［1］洪可仲, 卢建新. 癌性疼痛规范化药物治疗方案的临床应用价值 [J]. 深圳中西医结合杂志, 2018(2): 175-177.

［2］李全波, 郑宝森. 舌咽神经痛与舌咽神经阻滞 [J]. 实用疼痛学杂志, 2007, 3(4): 10.

［3］刘延青, 刘小立, 王昆. 疼痛病学诊疗手册 - 癌性疼痛分册 [M]. 北京: 人民卫生出版社, 2017.

［4］卢振和, 高崇荣, 宋文阁. 射频镇痛治疗学 [M]. 第 2 版. 郑州: 河南科学技术出版社, 2019.

［5］王琦, 倪家骧, 杨立强. CT 引导下蝶腭神经节低温等离子消融术治疗蝶腭神经痛 [J]. 中国介入影像与治疗学, 2019, 16(7): 391-394.

［6］王祥瑞, 程志祥. 脊柱源性疼痛 [M]. 上海: 上海科学技术出版社, 2021.

［7］杨雪, 周华成. 腰交感神经毁损术治疗下肢慢性疼痛类疾病进展 [J]. 中国疼痛医学杂志, 2017, 23(1): 66-69.

［8］Bharti N, Chattopadhyay S, Singla N, et al. Pulsed Radiofrequency Ablation for the Treatment of Glossopharyngeal Neuralgia Secondary to Oropharyngeal Carcinoma [J]. *Pain Physician*, 2018, 21(3): 295-302.

［9］Cady RK, Saper J, Dexter K, et al. Long-term efficacy of a double-blind, placebo-controlled, randomized study for repetitive sphenopalatine blockade with bupivacaine vs. saline with the Tx360 device for treatment of chronic migraine [J]. *Headache*, 2015, 55(4): 529-542.

［10］Cho HM, Lee DY, Sung SW. Anatomical variations of rami communicantes in the upper thoracic sympathetic trunk [J]. *European Journal of Cardio-Thoracic Surgery*, 2005, 27(2): 320-324.

［11］Cohen SP, Anthony S, Wu CL et al. Pulsed radiofrequency of the dorsal root ganglia is superior to pharmacotherapy or pulsed radiofrequency of the intercostal nerves in the treatment of chronic postsurgical thoracic pain [J]. *Pain Physician*, 2006, 9: 227-235.

［12］Daniel H, Kim KH, Kim YC. *Minimally Invasive Percutaneous Spinal Techniques* [M]. New York: Elsevier, 2010.

［13］Dong KT, Kim JY, Lee HY, et al. Anatomical analysis of medial branches of dorsal rami of cervical nerves for radiofrequency thermocoagulation [J]. *Reg Anesth Pain Med*, 2014, 39: 465-471.

［14］Fox JL. Experimental relationship of radiofrequency electrical current and lesion size for application to percutaneous cordotomy [J]. *J Neurosurg*, 1970, 33: 415.

［15］Huang XH, Ma YF, Wang WM, et al. Efficacy and safety of pulsed radiofrequency modulation of thoracic dorsal root ganglion or intercostal nerve on postherpetic neuralgia in aged patients: a retrospective study [J]. *BMC Neurol*, 2021, 21: 233.

［16］Javed S. Cordotomy for Intractable Cancer Pain: A Narrative Review [J]. *Pain Physician*, 2020, 23, 283-292.

［17］Jia Y, Shrestha N, Wang X, et al. The Long-Term Outcome of CT-Guided Pulsed Radiofrequency in the Treatment of Idiopathic Glossopharyngeal Neuralgia: a preliminary multi-center case series [J]. *Journal of Pain Research*, 2020.

［18］Kanpolat Y, Caglar S, Akyar S, et al. CT-guided procedures for intractable pain in malignancy [J]. *Acta Neurochir Suppl (Wien)*, 1995, 64: 88-91.

［19］Kastler A, Cadel G, Comte A, et al. Alcohol percutaneous neurolysis of the sphenopalatine ganglion in the manag-ement of refractory cranio-facial pain [J]. *Neuroradiology*, 2014, 56 (7): 589-596.

［20］Lema JA, Hitchcock E. Respiratory changes after stereotactic high cervical cord lesions for pain [J]. *Appl Neurophysiol*, 1986, 49: 62.

［21］Mullan S, Harper PV, Hekmatpanah J, et al. Percutaneous interruption of spinal pain tracts by means of a strontium needle [J]. *J Neurosurg*, 1963, 20: 931.

［22］Pedersen JL, Barloese M, Jensen RH. Neurostimulation in cluster headache: a review of current progress [J]. *Cephalalgia*, 2013, 33(14): 1179-1193.

［23］Pena I, Knoepfler ML, Irwin A, et al. Sphenopalatine Ganglion Blocks in the Management of Head and Neck Cancer-Related Pain: A Case Series [J]. *A A Pract*, 2019, 13 (12): 450-453.

［24］Schmidek HH. Operative Neurosurgical Techniques: Indications, Methods, and Results [M]. Philadelphia; Saunders, 1988, 1191.

［25］Song L, He L, Pei Q, et al. CT-guided percutaneous radiofrequency thermocoagulation for glossopharyngeal neuralgia: A retrospective clinical study of 117 cases [J]. *Clinical Neurology & Neurosurgery*, 2019, 178: 42-45.

［26］van Kleef M, Jan SR, Arno L, et al. Thoracic pain [J]. *Pain Pract*, 2010, 10: 327-333.

［27］Viswanathan A, Vedantam A, Hess KR, et al. Minimally Invasive Cordotomy for Refractory Cancer Pain: A Randomized Controlled Trial [J]. *Oncologist*, 2019, 24 (7): e590-e596.

第三章

癌症疼痛内脏神经的毁损术

癌症内脏痛（Visceral cancer pain，VCP）在临床上极为常见。随着肺癌、肝癌、胰腺癌、结肠癌、前列腺癌、子宫内膜癌等恶性肿瘤的发病率逐年上升，癌症患者内脏痛的发生逐年增加。而癌症内脏痛的程度往往比较剧烈，患者通常表现为定位模糊不清的膨胀样疼痛、牵扯样疼痛，常常伴有恶心、呕吐、食欲不振等不良症状。由于癌症内脏痛具有病程长、疼痛剧烈，以及治疗困难的特点，因此学者们研究了包括神经阻滞、神经毁损、鞘内注射吗啡等在内的各种微创介入技术治疗癌症内脏痛，其中交感神经阻滞或毁损在治疗癌症内脏痛时具有重要作用，并取得较好的效果，尽管其机制还不十分清楚，但是内脏大小神经、腹腔神经丛、上腹下神经丛、奇神经节等的阻滞和毁损技术是治疗癌症内脏痛的重要手段。

癌症内脏痛是肿瘤压迫、牵拉导致空腔脏器缺血、痉挛、实质脏器被膜膨胀，以及肿瘤本身或周围炎症所导致的疼痛。内脏痛的初级传入纤维是由交感神经传入纤维和部分副交感神经纤维传导，为 C 纤维和 Aδ 纤维，占整个传入纤维的 10% 左右，其在内脏分布稀疏，神经元在脊背根神经节内。内脏感觉的传入途径分散，即一个脏器的感觉纤维可经几个节段的脊神经进入中枢，而每一条脊神经干可接受不同相邻脏器的传入纤维，并且在脊髓背角与躯体伤害性感觉传入纤维、交感和副交感神经脊髓低级中枢神经元之间通过中间神经元形成广泛突触链接，这也与内脏痛定位模糊、体表出现牵涉痛和痛觉过敏以及自主神经反射亢进或减弱相关。由于交感神经在解剖学上与脊神经相互耦联，因此，针对交感神经的阻断可消除内脏疼痛传导。

交感神经阻滞及毁损治疗是目前临床上最广泛应用的慢性疼痛的诊疗方法。毁损性腹腔神经丛阻滞一般用于胰腺癌的疼痛、腹膜后肿瘤的疼痛、转移癌痛或慢性腹痛应用常规方法无效的患者。卡皮斯（Kappis）最先将椎前交感神经节阻滞用于严重疼痛和内脏疼痛的治疗。曼德尔（Mandl）在 20 世纪早期首次介绍了经皮交感神经干的阻滞方法，这也成为了下肢缺血性疾病的主要治疗方法。对于交感神经节阻滞反应良好的疼痛，接下来可以进行反复阻滞或者采用手术、化学毁损性药物，如乙醇、苯酚或射频等方法行交感毁损术，目的是通过阻断内脏痛觉向中枢传导进而缓解疼痛。研究表明，交感神经毁损性阻滞不论是在镇痛效果，还是在提高患者生活质量方面，均明显优于口服用药或保守治疗。

第一节　内脏大小神经阻滞及毁损术

一、交感及内脏大小神经解剖

脊髓侧角内的交感神经元，发出交感神经节前纤维，随脊髓神经根出脊髓，经过白交通支，首先到达位于脊柱两侧靠近前外缘的交感神经节（椎旁神经节）。有些纤维会终止于此，并交换神经元；有些纤维会在椎旁神经节之间的交感干中，向上或者向下走行一段距离，再到相应节段的椎旁神经节换元（图 3-1-1）。椎旁神经节位于脊柱椎体两侧，颈部为 2～3 个，胸部为 10～12 个，腰部为 4～5 个，骶部为 2～3 个，在尾骨部则为单独 1 个（奇神经节）。

还有一些纤维，则会穿过椎旁神经节，继续走行至更远的神经节（椎前神经节）。椎前神经节位于脊柱椎体前侧，具体来讲是位于主动脉前方，包括成对的腹腔神经节

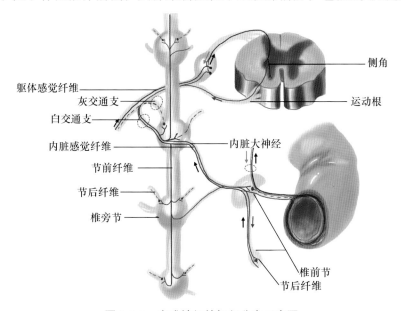

图 3-1-1　交感神经的解剖分布示意图

和主动脉肾神经节，单独的肠系膜上神经节和肠系膜下神经节。椎前节之间发出神经纤维交织成网，组成多个交感神经丛。内脏大小神经即来源于这一类节前纤维。

内脏大神经多为经过 T_5（或 T_6）～T_9（或 T_{10}）交感神经节（椎旁神经节）的节前纤维汇聚形成，向前向下穿过膈脚，进入腹腔神经节（椎前神经节）。

内脏小神经为经过 T_9（或 T_{10}）或者 T_{10}（或 T_{11}）交感神经节（椎旁神经节）的节前纤维汇聚形成，向前向下穿过膈脚，进入主动脉肾神经节（椎前神经节，图 3-1-2）。

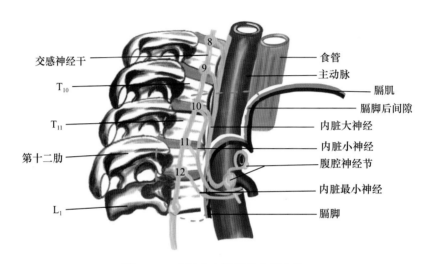

图 3-1-2　内脏大小神经的空间定位

两者再汇合迷走神经纤维，参与形成腹腔丛，支配大部分腹腔脏器，包括肝、脾、胰、肾及结肠左曲以上的消化道。

内脏大小神经也常合称为内脏神经，对其阻滞可以特异性阻断腹腔丛的交感传入，而不会阻滞腹部的副交感神经。穿刺针的最终位置位于膈肌的上方，其目的是在内脏大神经及内脏小神经穿过膈肌进入腹腔前将其阻滞。同腹腔丛阻滞相比，由于副交感神经（其在腹腔神经节水平加入内脏神经）失去了交感神经的拮抗，故可以改善胃肠道的活动性。

二、适应证及禁忌证

1. 适应证

适用于上腹部肿瘤，腹腔内转移性肿瘤，特别是胰腺癌所致疼痛，尤其是当阿片类药物剂量过大，导致镇静和便秘等不良反应时，适合进行该治疗；也可用于良性疾病，如急性和慢性胰腺炎；还可作为鉴别诊断内脏和腹部疼痛的诊断性阻滞，以及腹部外科手术的辅助麻醉。

2．禁忌证

①全身或局部感染性疾病；②凝血功能异常；③解剖扭曲或手术改变；④精神障碍或者严重心理疾病；⑤严重心，肺，脑等重要器官疾病及功能不全。

三、手术操作方法

不同于腹腔丛的前侧入路和后侧入路。内脏神经多采用后侧入路法。因内脏神经穿过膈脚后即汇入各自椎前节，故穿刺的深度需控制在膈脚后侧，保持药物注射位于椎体和膈脚之间（图 3-1-3）。选择 T_{11} 下部及 T_{12} 上部之间进行穿刺。此节段内脏神经比较固定，并向前向下沿椎体外侧缘走行，在此行射频或药物注射，可对内脏大小神经起效。

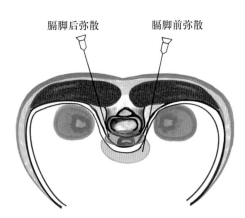

膈脚后弥散　　膈脚前弥散

图 3-1-3　内脏神经穿刺示意图
膈脚后侧穿刺为内脏神经的穿刺终点，膈脚前侧
穿刺为腹腔丛的穿刺终点。

由于该操作在胸段进行，有穿刺到肺部组织的风险，既往通常采用 CT 引导下穿刺。近年来，随着超声引导下穿刺技术的发展，在超声引导下穿刺后经 X 线验证的方式也在临床上得到了越来越多的应用。

四、手术操作流程

1．术前准备

手术前预处理静脉生理盐水水化（500～1000ml），以减少低血压的风险。术前禁食用药适度镇静。在手术过程中，通过自动无创血压仪、心电图和脉搏血氧仪持续监测生命体征。腹腔神经丛神经无水乙醇注射术，是将无水乙醇注射在腹腔干、主动脉、下腔静脉共同围成的腹腔神经丛的周围的位置（图 3-2-3，图 3-2-4）。准备一根充满生理盐水溶液的 19G 或 22G 穿刺针。

2．穿刺点选择

不同于腹腔神经丛的前侧入路和后侧入路。内脏神经多采用后侧入路法。因内脏神经穿过膈脚后即汇入各自椎前神经节，故穿刺的深度需控制在膈脚后侧，保持药物注射位于椎体和膈脚之间。选择 T_{11} 下部及 T_{12} 上部之间进行穿刺。此节段内脏神经比较固定，并行向前向下，沿椎体外侧缘走行，再次行射频或药物注射，可对内脏大小神经起效。

3. 引导方式选择

由于该操作在胸段进行，有穿刺到肺部组织的风险，既往通常采用 CT 引导下穿刺。近年来，随着超声引导下穿刺技术的发展，超声引导下穿刺后经 C 形臂验证的方式也在临床上得到了越来越多的应用。

（1）CT 引导下穿刺：患者俯卧于 CT 检查床上，正位扫查透视下，在 T_{12}/L_1 的椎间盘所在平面，做体表标志，消毒铺巾后，穿刺点皮肤和皮下组织局部浸润麻醉，使用 15cm 射频针进行穿刺，靶点穿刺方法：穿刺针同水平面形呈 70° 夹角，进针部位近于中线旁开 4～5cm，在同侧穿刺进入膈脚，并使穿刺针尖保持于膈脚后侧，侧位视图下确认其在椎体前中 1/3 位点（图 3-1-4，图 3-1-5）。回抽，无血液、脑脊液及淋巴液后，注入 1ml 造影剂。正位视图下可见造影剂沿着椎体侧表面，侧位可见造影剂向上下椎体均匀扩散。

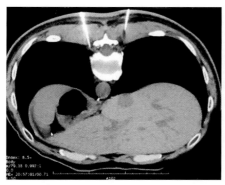 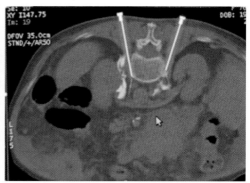

图 3-1-4　CT 引导下内脏大神经穿刺　　　图 3-1-5　CT 引导下内脏神经穿刺
　　　　靶点造影图　　　　　　　　　　　　　　靶点示意图

（2）B 超辅助 C 形臂引导下穿刺方法：患者俯卧或侧卧于介入治疗床上（图 3-1-6），消毒铺巾，B 超下定位 T_{11} 肋横突关节，缓慢向足侧移动探头，至 T_{11} 横突消失，此时椎板边缘可见；椎旁间隙呈"三角形"低回声区，深部为椎体侧面（图 3-1-7）。

采用弯针法，先将射频针裸露端稍弯曲，再进针。

穿刺点为中线旁开 3～4cm，采用平面内穿刺，穿刺针朝向椎体侧面方向，穿刺过程中如出现神经放射痛，则向足侧调整穿刺方向。

穿刺针尖通过椎间孔并触及骨质后，行 X 线正位透视，可见针尖紧靠椎体外缘；

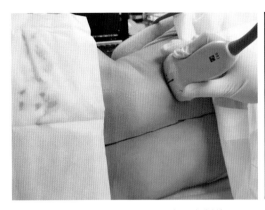

图 3-1-6 超声引导下交感神经穿刺体位
示意图

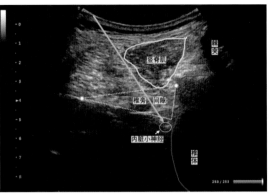

图 3-1-7 超声引导下显示椎体及椎旁结构
白色三角区域为椎旁间隙

X 线侧位引导下进针，保持针尖紧贴椎体骨质，推进困难时可稍旋转射频针，但避免入肺，向腹侧缓慢进针。

最终针尖到达椎体侧缘前中 1/3 处，注入 1ml 造影剂。正位透视下可见造影剂沿着椎体前外缘分布（图 3-1-8）。侧位视图下，可见造影沿着椎体前缘上下扩散（图 3-1-9）。

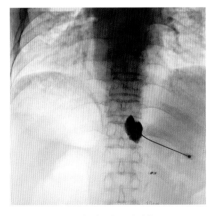

图 3-1-8 超声引导穿刺正位图
造影 X 线显示造影剂位于椎体前外侧。

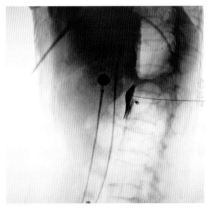

图 3-1-9 超声引导穿刺侧位图
造影 X 线显示造影剂沿椎体前缘条柱状显影。

注入无水乙醇 3～5ml，保持俯卧位 20 分钟，注意复测血压，避免出现低血压情况。

（3）C 形臂引导下穿刺：俯卧位，下腹部垫枕，使腰部脊柱前弯消失，棘突间隙增大。X 线球管向患侧倾斜约 35°，使棘突投射于对侧关节突关节上，注意横突尖的位置，如果其正位于椎体前缘中点处，则将球管略向尾端倾斜，使横突尖向上翘，露出椎体前缘中点，向外 1mm 为穿刺靶点，用定位笔在体表做好标记图示为 L_2（图 3-1-10）。

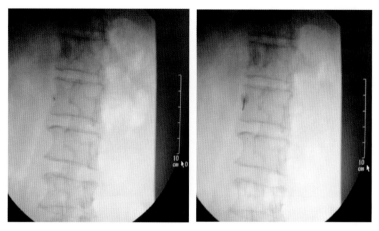

图 3-1-10　斜位 C 形臂引导下管状位穿刺横突尖下方 1mm 处的交感神经节

常规皮肤消毒铺巾后，用 0.67% 利多卡因＋0.33% 罗哌卡因局麻，在 X 线引导下，自进针点进行穿刺，间断使用侧位透视了解进针深度。当针尖到达椎间孔前缘水平，小心、缓慢进针。如出现放射痛或异感，穿刺针则向头端方向做相应进针，继续向前进针至针尖达椎体前侧缘，即椎体前 1/3 至椎体前 1/4。位置不超过椎体前缘，前后位透视针尖接近小关节柱水平（图 3-1-11）。

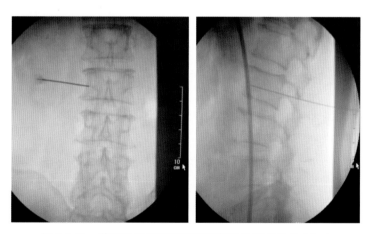

图 3-1-11　前后位及侧位下显示穿刺针的靶点位点（L_2）

4. 推注造影剂

固定针头，回抽无血或液体后注入 0.3～0.5ml 造影剂，在正位和侧位上，造影剂应沿椎体的前外侧缘上下弥散呈气状影，血管内不应出现造影剂（图 3-1-12）。

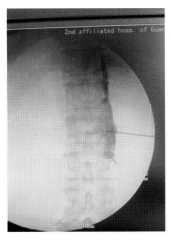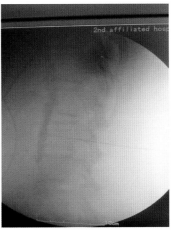

图 3-1-12 前后位及侧位下造影显示交感神经节位点（L₂）

5．射频热凝毁损

确认穿刺针到位后，给予 2Hz、2V 的电压刺激，无腹部及背肌肉抽动，50Hz、1V 的电压刺激，无下腹部及背部疼痛；然后，注入 0.67%～1% 利多卡因 2ml，然后以 70℃、80℃、90℃各 60s 进行射频热凝毁损。

6．乙醇注射

射频热凝完毕，经穿刺针注入 95% 无水乙醇 2～3ml，退针，局部压迫 2 分钟。

五、不良反应及并发症

1．操作相关并发症

①躯体神经损伤，出现麻痹或功能受损；②穿刺针太靠后而误入椎间孔，可能造成硬膜损伤、硬膜外注射，甚至截瘫；③大血管的损伤，导致药物血管内注射，血管壁损伤，还可导致血管栓塞或血栓形成；④引起组织坏死，如主动脉 - 十二指肠道瘘；⑤针刺损伤，包括椎间盘内注射、肾损伤（特别是左侧穿刺时）、胸膜损伤、甚至闭合性气胸、腹膜后血肿。

2．生理相关并发症

常见直立性低血压（特别是联合腹腔丛热凝毁损术时）、排尿异常、性功能异常、腹泻（副交感神经反向激活）。

3．其他

原有疼痛无缓解、局部疼痛、背痛、乙醇中毒、意识丧失、感染、脓肿形成、腹膜炎等。

六、处理原则及注意事项

大部分不良反应患者可以耐受，或者通过对症处理即可缓解，但是某些特殊的症状，需要引起操作者的注意。

患者出现胸痛，呼吸困难且进行性加重，需考虑气胸，通过胸部 X 线检查了解气胸程度。少量气胸时，可暂行观察，或者间歇抽气即可。如果改善不明显，必须施行胸腔闭式引流。避免气胸的最好办法，要求穿刺过程中，始终保持针尖紧贴椎体骨面。

神经损伤的患者会出现感觉减退，随后数日出现疼痛和感觉异常，多数神经痛可在 2～3 周内自行缓解，少数持续 1～2 个月。必要时可给予神经营养药物和神经病理性疼痛的常规药物，如普瑞巴林、加巴喷丁等。穿刺过程中应确保进针路径在神经根与肋间神经之间，靠近下关节突外缘。透视和缓慢进针可以减少神经损伤。

（刘东阳 万 丽）

第二节 腹腔神经丛阻滞及毁损术

一、腹腔神经丛解剖

腹腔神经丛起自脊髓前外侧角，发自 T_5～T_{12} 的节前神经纤维，内脏大、小、最小神经为腹腔神经丛的主要节前纤维，与前根一起出脊髓并汇入白交通支，再进入交感链，通过膈肌进入腹腔神经节（图 3-2-1）。腹腔神经节数目 1～5，大小 0.7～4.5cm，位于腹主动脉上段和 T_{12}、L_1 椎体的前方和侧方，腹腔神经节发出节后纤维支配胃、十二指肠、小肠、升结肠及横结肠、肾上腺、胰腺、脾、肝及胆道系统（图 3-2-2）。

上消化道恶性肿瘤，包括胰腺癌、胆囊癌、肝癌等，主要表现在慢性腹部和背部疼痛，通常需要服用非甾体抗炎药和（或）阿片类药物。2018 年 WHO 推荐癌症疼痛遵循三阶梯止痛药的疼痛管理策略，使用止痛药物可部分减轻患者的疼痛；然而，药物方法往往对患者疼痛控制不足，甚至出现药物相关的口干、便秘、恶心、呕吐和药物依赖等不良反应，因此，作为晚期上腹部肿瘤疼痛控制的姑息治疗手段，腹腔神经丛毁损治疗是较好的选择。NCCN 指南（2017 年，第 3 版）建议使用超声内镜下腹腔神经丛治疗与癌症相关的严重疼痛。

上腹部肿瘤相关的腹痛是由癌细胞侵袭胃肠、肝胆、胰内及胰外神经所致。传递疼痛信号的复杂神经通路出现在上述脏器，并通过胸内脏神经到达中枢神经系统的更高中心。如来自胰腺的传入神经元连接到腹腔神经丛；疼痛信号随后通过脊髓 T_{12}～ L_2 背根神经节传递。

腹腔神经丛是自主神经系统中最大的神经丛，由交感神经、副交感神经和内脏感觉

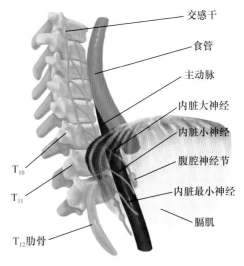

图 3-2-1　内脏神经示意图

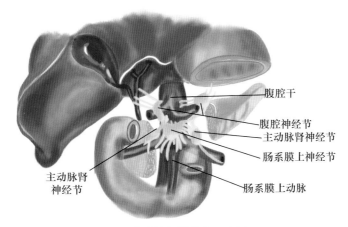

图 3-2-2　腹腔神经丛分布示意图

纤维环绕腹腔干的神经节组成，从腹腔动脉的起源一直延伸到肠系膜上动脉的起源。腹腔神经丛由左右腹腔神经节组成，位于主动脉前，稍偏左，在 T_{12}～L_2 水平位于腹腔干的头侧，在左肾上腺的内侧。肠系膜上丛和肠系膜下丛分别位于主动脉的外侧和前方，位于肠系膜上动脉和肠系膜下动脉的起源地之间。腹腔神经丛、肠系膜上丛和肠系膜下丛由交感神经和副交感神经纤维组成。这些神经丛被认为在上腹部胃、十二指肠、升结肠及横结肠、肾上腺、胰腺癌、肝胆患者的痛觉中，起着不可或缺的作用。

二、适应证及禁忌证

1. 适应证

①适用于上腹部肿瘤，如胃、十二指肠、肝、胆、结肠等肿瘤及腹腔内转移性肿瘤，特别是胰腺癌所致疼痛，尤其是当阿片类药物剂量过大，导致镇静和便秘等副作用时，适合进行本治疗；②也可用于良性疾病，如急性和慢性胰腺炎；③还可作为鉴别诊断内脏和腹部疼痛的诊断性阻滞，以及腹部外科手术的辅助麻醉。

2. 禁忌证

（1）出血倾向：凝血酶原时间国际标准比率 1.5，血小板计数低于 20×10^9/L；

（2）心肺功能不稳定，不能充分镇静；

（3）解剖扭曲或手术改变，解剖标志（如腹腔干或腹腔神经节）在超声引导下难以清晰可见；

（4）肿瘤直接侵犯或腹腔或肠系膜上动脉的先天性解剖畸形。

三、手术操作流程

1. 术前准备

手术前预处理静脉生理盐水水化（500～1000ml），以减少低血压的风险。术前禁食，用药适度镇静。在手术过程中，通过自动无创血压仪、心电图和脉搏血氧仪持续监测生命体征。腹腔神经丛神经无水乙醇注射术是将无水乙醇注射在腹腔干、主动脉、下腔静脉共同围成的腹腔神经丛的周围的位置（图 3-2-3，图 3-2-4）。需准备一根充满生理盐水溶液的 19G 或 22G 穿刺针。

2. 引导方式选择

目前对于腹腔丛穿刺的引导方式应根据入路的不同，采用不同的引导方式，包括超声和 X 线引导两种方式。

（1）B 超引导下穿刺：患者仰卧位，双臂自然置于身体两侧，选择凸阵低频探头，平面内技术。低频探头横向置于剑突下上腹部正中线右侧，识别主动脉，然后探头向尾侧移动找到腹腔干（形似号角），可见腹腔神经丛位于主动脉、下腔静脉和腹腔干之间（图 3-2-3～图 3-2-4 虚线内）。采用平面内技术沿超声探头侧缘由外向内进针，直至针尖到达腹腔干的头侧，注射少量生理盐水，再次确认针尖的位置。

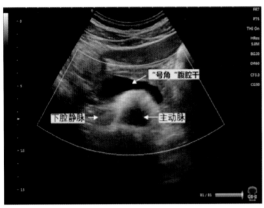 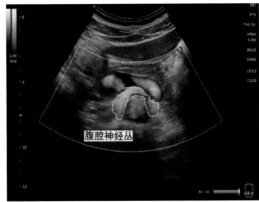

图 3-2-3 超声示腹腔神经丛（白色）位于腹腔干、 图 3-2-4 超声引导下显示腹腔神经丛（虚线内）
下腔静脉及主动脉三者之间 及周围血管结构

（2）X 线引导下穿刺：患者采取俯卧位，根据穿刺路径的不同，包括以下两种穿刺方法。

1）Ischia 主动脉穿透法：穿刺点位于 L_1 水平左侧，沿椎体侧缘逐渐刺入主动脉后壁，回抽有血后向前穿过主动脉前壁，注射造影剂，观察造影剂的扩散范围；造影剂显示正位 L_1 椎体前侧方片状，侧位 L_1 椎体前缘团片状或长柱状造影剂显影（图 3-2-5）；下肢驱血带缠绕驱血，注射局麻药 1% 利多卡因 20ml，20min 后注射 95% 乙醇 20ml；

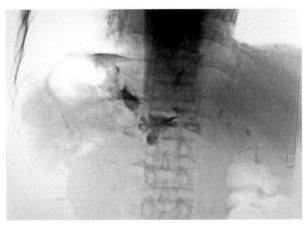 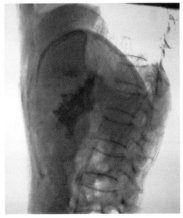

图 3-2-5 正侧位显示的经主动脉穿刺的腹腔神经丛造影

2）Splanchnic 和 Boas 技术：于第 11 肋间旁开中线 6cm 进针，针尖尖端至 T_{11} 椎体前外侧，造影剂注射显示椎体前缘长柱状显影（图 3-2-6）；注射局麻药 1% 利多卡因

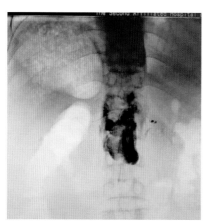
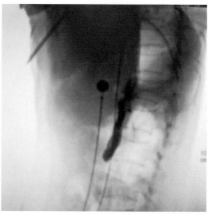

图 3-2-6　Splanchnic 和 Boas 技术穿刺显影的腹腔神经丛造影

4ml，2 分钟后注射乙醇 5～6ml。

（3）CT 引导下穿刺：患者俯卧于 CT 检查床上，正位透视下，在 T_{12}/L_1 的椎间盘所在平面，做体表标志，消毒铺巾后，穿刺点皮肤和皮下组织局部浸润麻醉，使用硬膜外穿刺针进行穿刺，穿刺针同水平面呈 70°～80° 角，进针部位近于中线旁开

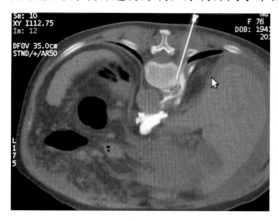

图 3-2-7　CT 引导下腹腔神经丛穿刺置管，可见造影剂包绕于主动脉表面

4～5cm，在同侧穿刺进入椎体侧缘保持针尖位于膈脚后侧，确认其在椎体前中 1/2～1/3 位点，回抽，无血液、脑脊液及淋巴液后，注入 1ml 造影剂，可见造影剂在椎体前侧缘显影。然后经硬膜外穿刺针植入硬膜外导管至主动脉侧缘中点处，再次注射造影剂 2ml，可见包绕主动脉的造影剂显影，留置硬膜外导管备用并妥善固定于皮肤上，备回病房后注射无水乙醇（图 3-2-7）。

四、不良反应及并发症

常见并发症是由副交感反应引起的腹泻（18%）和低血压（20%）。严重的并发症并不常见，其中，可致命的缺血性或出血性并发症被认为是最严重的不良事件。另有少量病例出现急性截瘫或永久性截瘫。超声引导下神经毁损术引起的截瘫被认为是由于神经根前动脉（Adamkiewicz 动脉）损伤引起的急性脊髓缺血，或注射神经溶解剂

引起的血管痉挛。

五、处理原则及注意事项

（1）严格把控禁忌证，可以规避多数不良反应。功能性腹泻可以随着时间逐渐恢复，一般对症处理即可。

（2）低血压情况需要术前做好充分水化，并在神经阻滞及损毁过程中做好驱血准备，避免危及生命的低血压情况，术后血压可以逐渐恢复。

（3）感染情况需使用抗生素进行抗感染治疗。

（4）一旦发生脊髓缺血的情况，往往比较严重，所以穿刺过程中一定要缓慢，并且造影验证明确后，方可注入乙醇及进行射频热凝治疗，尽量规避风险。如果发生，需多学科共同救治，原则上对症处理，以营养神经及改善循环为主。

（刘东阳　万　丽）

第三节　上腹下神经丛毁损阻滞治疗盆腔癌症疼痛

盆腔恶性肿瘤晚期常引起较为复杂的顽固性疼痛，因盆腔特殊的神经解剖等原因导致盆腔肿瘤的癌痛治疗面临诸多难题。盆腔晚期癌性疼痛导致复杂疼痛的病因大致包括肿瘤局部浸润破坏或压迫盆腔的腰丛、骶丛及骶骨前交感神经丛所致疼痛癌症治疗引起的继发性疼痛，手术后的瘢痕组织对局部神经的卡压、化疗及放疗引起的神经损伤引起的疼痛以及放疗所致局部炎症、组织纤维化、坏死及放射性的肠炎均可引起复杂的疼痛。肿瘤并发感染、褥疮、骨组织的破坏、胃肠道功能的严重影响等相关因素均可引起或加重疼痛。

根据 WHO 癌痛的"三阶梯"治疗理念，药物治疗是治疗的基础和首选。有报道，70%～90% 的癌症患者可通过规范的口服药物治疗使疼痛缓解，但仍有部分顽固性癌痛的患者难以缓解疼痛程度，其表现为阿片类药物治疗效果不佳，并伴有严重的药物不良反应（如恶心呕吐、瘙痒、尿潴留、便秘、头晕、嗜睡及呼吸抑制等），严重影响患者的治疗效果且难以坚持用药。对于按癌痛的"三阶梯"药物治疗效果不佳的顽固性癌痛，或伴有严重的药物治疗副作用而不能坚持治疗的患者，可采用微创的神经介入治疗（如神经阻滞、神经毁损、椎管内药物输注系统植入等方法），以不同程度缓解或完全控制癌痛，改善患者生存质量，延长生存时间。

据国内外文献报道，通过对腹腔神经丛和上腹下丛的交感神经阻滞可分别缓解腹部及盆腔的内脏疼痛。于1986年开始国外就有报道，采用上腹下神经切断术治疗慢性盆腔疼痛，但由于开腹手术具有较大的创伤和风险较难推广。1990年，普兰卡特（Plancarte）等首次报道经皮上腹下神经丛阻滞治疗盆腔慢性疼痛及癌性疼痛。根据惠更斯（Huygen）等报道称上腹下神经阻滞的循证证据是2C+，在观察研究中已证明疗效。交感神经阻滞对于缓解内脏痛有效、安全、操作简便，且可重复治疗。因此上腹下丛阻滞不仅可以使癌痛得到控制，同时降低镇痛药物剂量，减少药物的不良反应，从而有效改善患者生存质量，具有良好的临床使用价值。

一、上腹下神经丛解剖基础

上腹下丛形态及位置相对比较规则和固定，约腰5椎体下1/3和骶1椎体上1/3，呈扁平带状，上腹下丛位于腹主动脉分叉处前面，腹主动脉末端及两髂总动脉之间，是腹主动脉丛向下的延续部分，其发出分支至双侧输尿管丛、精索丛、膀胱丛、直肠丛及髂丛（图3-3-1）。紧贴于骶骨岬下方1~2cm处分为左、右腹下神经。有文献指出左右两分支夹角89°~101°，总体走行于输尿管和髂总动脉内侧约2cm处。上腹下

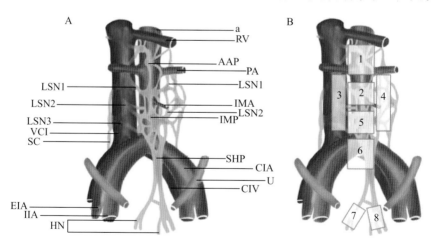

图3-3-1　上腹下神经丛及其周围组织解剖示意图

A　a：腹主动脉；RV：肾静脉；AAP：腹主动脉丛；PA：肾动脉；LSN：腰内脏神经；IMA：肠系膜下动脉；IMP：肠系膜下丛；VCI：下腔静脉；SC：交感神经；SHP：上腹下神经丛；CIA：髂总动脉；CIV：髂总静脉；U：输尿管；HN：腹下神经；EIA：髂外动脉；IIA：髂内动脉；B显示解剖过程中多个片段；1代表腹主动脉丛；2表示肠系膜下丛；3和4代表腰内脏神经；5和6代表上腹下神经丛的上部分和下部分；7和8代表腹下神经。

神经丛起源于 T_{10}~L_3 旁的腹主动脉旁交感神经干，在肠系膜下动脉根部，与肠系膜下丛组成上腹下神经丛。佩特罗斯（Petros）等研究指出上腹下丛的成分并非单一的神经纤维，既含有交感神经、副交感神经，同时也包括了感觉神经。其中交感神经部分为主动脉丛的移行及脊髓 $L_{3~4}$ 节段发出的腰内脏神经，而副交感神经成分则为部分盆内脏神经。盆腔内脏疼痛刺激经下腹下丛、上腹下丛和交感干分别进入 T_{10}~L_1 主要是 T_{11}~T_{12} 交感神经和 S_2~S_4 副交感神经传到中枢，产生痛体验和痛反应。上腹下神经丛和主动脉丛构成交感神经进入盆腔的主要通道。

二、上腹下神经丛毁损阻滞的适应证及禁忌证

1. 适应证

上腹下神经丛毁损阻滞（superior hypogastric neurolytic block，SHNB）的主要适应证为盆腔器官恶性疾病继发的盆腔内脏痛，最常见的是卵巢、子宫、子宫颈、膀胱、直肠或前列腺的恶性肿瘤。

2. 禁忌证

①局部或全身感染；②凝血功能障碍；③显著的解剖结构异常。

三、上腹下神经丛毁损的操作方法

早在 1986 年，李（Lee）等人就较早报道称采用骶前神经切断术治疗盆腔慢性疼痛，其有效率在 72%~83%，但由于开腹手术的难度和创伤限制了它的使用。1990 年普兰卡特（Plancarte）等人采用 X 线引导下 $L_{4~5}$ 椎间隙穿刺法行上腹下神经丛阻滞治疗盆腔癌性疼痛。由于穿刺径路受髂骨峭及 L_5 横突的影响，使这一方法存在一定的技术难题。之后，又有学者报道称采用了经血管进路法、经阴道法和前入路法。卡里亚蒂（Cariati）等使用前入法进行上腹下神经丛阻滞治疗 10 例盆腔癌痛患者，认为有效率达 90%。但是该方法可能损伤脏器如肠管、膀胱和髂总动脉，并且当穿透肠管时可能存在引起感染的危险。1992 年，艾娜（Ina）等人最早报道采用了经椎间盘法成功地进行上腹下丛阻滞。塞尔达·埃尔丁（Serdar Erdine）等人报道在 X 线透视下经椎间盘行上腹下丛阻滞，显效率达 60%，认为该方法简便，损伤器官和血管的危险性小。有研究采用 CT 引导下经腰椎间盘行上腹下神经丛阻滞。CT 引导较透视等方法定位更准确，能显示后盆腔的解剖结构以及造影剂的弥散情况。

由于晚期肿瘤的组织浸润是器质性的破坏，局麻药的短暂作用不能达到长期止痛的目的。因此，更多学者探讨使用化学试剂破坏神经组织。目前最常用的神经破坏药是 5%～10% 苯酚甘油和 95%～99% 乙醇。应用乙醇或苯酚甘油进行永久性、半永久性的神经阻滞，选择性地破坏相应的神经，从而阻断癌变区的疼痛向中枢的传导通路，可达到长时间的疼痛缓解，对于晚期癌肿的顽固性疼痛，是一种十分有效的止痛方法。乙醇对神经细胞及周围神经纤维的破坏作用表现为神经元核仁和尼氏小体减少和消失，有髓神经纤维脱髓鞘，神经元和神经纤维变性，散失正常传导功能。关于乙醇的浓度和用量，各学者报道不一。卡里亚蒂（Cariati）等分别采用了 10ml、15ml 或 20ml 无水乙醇加 4ml 盐酸丁哌卡因及 2ml 造影进行阻滞，发现乙醇用量越大，阻滞效果越好。

1. X 线引导穿刺

（1）椎旁路径穿刺：开放静脉通路，连接常规监护仪。将患者俯卧在手术床上。采用 C 形臂进行透视定位，将其向患者的右侧倾斜，直到看到 L_5 的横突位于 L_5 椎体的侧边。在体表定位后施行局部麻醉，使用 10cm、22G 的穿刺针在 X 线球管的同轴位进行穿刺。它沿着椎体边界前进，直到到达椎体的前部，在斜位平面及侧位片面确定针尖到达靶点。负向抽吸后，注入 2ml 左右造影剂，显示造影剂在椎前扩散。再使用 10ml 的 1% 利多卡因进行诊断性阻断，确认靶点正确后，注入神经毁损溶剂或者行射频热凝术（图 3-3-2），椎旁路径穿刺通常采用双侧穿刺方法。

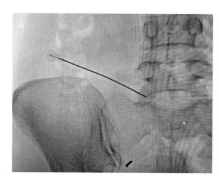
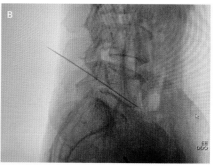

图 3-3-2　前后片（A）和侧位片（B）上腹下神经丛神经阻滞或毁损术椎旁穿刺路径影像学图片

（2）经椎间盘入路：术前准备和定位与椎旁入路相似（图 3-3-3）。术前给患者静脉注射克林霉素。在前-后位 X 线引导下，将球管进行头侧倾斜来识别 L_5S_1 椎间盘。然后，将 C 形臂左右倾斜移动 35°～30°，可见右 L_5S_1 椎间盘的后侧面。局部皮肤局麻后，将 10cm、22G 穿刺针穿入到 L_5S_1 椎间盘中。一旦针头进入椎间盘，继续进针至 L_5S_1 椎间盘的前缘和椎前间隙。前-后位透视显示针头位于椎间盘前缘中线。回抽无

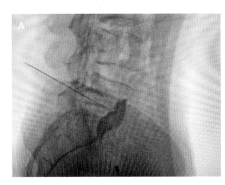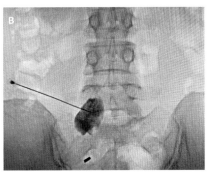

图 3-3-3 侧位片（A）和前后位片（B）上腹下神经丛神经阻滞或毁损术椎间盘穿刺
路径影像学图片

血后注入造影剂，造影剂分布在骶骨岬。注射入 1% 利多卡因 10ml 后，再注入神经毁损溶剂。

2. 超声引导穿刺

超声引导下穿刺需采用经腹部前入路途径，有以下步骤。

（1）手术前请患者排空膀胱。

（2）施用预防性抗生素。

（3）将患者仰卧，并伴以轻微的头低体位，以使肠道尽量远离下腹部穿刺路径。

（4）使用曲线型低频超声换能器。

（5）首先采用长轴扫描以找出 L_5S_1 椎间盘。

（6）一旦识别出 L_5S_1 椎间盘，将传感器旋转到短轴。将针朝向 L_5S_1 椎间盘前表面进行穿刺，确保严格将针尖放在椎间盘前缘的中线。

（7）注射 10ml 的止痛药或神经毁损制剂。实时观察注射液，以确保双边扩散。如果识别出单侧扩散，则应调整针尖以确保双侧扩散，注射完毕后抽出针头并用黏合剂敷料覆盖注射部位。

3. CT 引导穿刺

患者取俯卧位，腹下垫一垫子以使椎间隙拉开，螺旋 CT 对下腹部进行横断面扫描，确认腹主动脉分叉的位置，然后在引导下用穿刺针沿椎间盘纤维环边缘进针。穿刺针抵达 L_5S_1 交界处前方，感阻力消失，回吸无血液、气体及脑脊液流出，注入经生理盐水稀释的造影剂欧奈派克 10ml，确认针尖的位置准确无误，并观察造影剂的扩散范围（图 3-3-6）。随后，注入利多卡因 8～10ml，观察疼痛缓解情况及有无其他异常反应，半小时后注入无水乙醇。退针的同时注入生理盐水，防止无水乙醇向后溢出损伤椎旁腰神经。

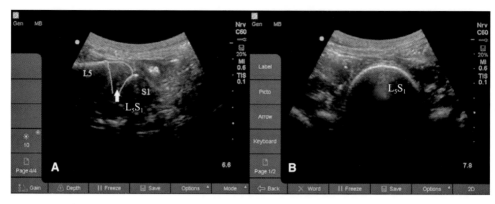

图 3-3-4　L_5S_1 椎间盘超声图像

A. 中线长轴图像；B. 短轴图像

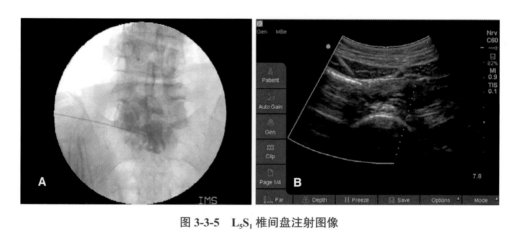

图 3-3-5　L_5S_1 椎间盘注射图像

A. X 线确认下穿刺针位于中位线的穿刺位置及 L_5S_1 椎体前造影剂扩散；B. 相应的超声短轴图像

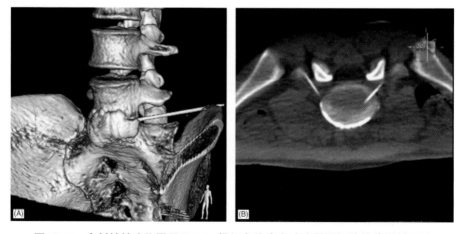

图 3-3-6　穿刺针针头位置显示 L_5S_1 椎间盘外腹主动脉周围间隙的造影剂显影

四、并发症

上腹下神经丛阻滞的常见并发症有穿破周围血管形成血肿、损伤神经根、脏器损伤、感染、椎间盘炎、药物误入腹腔等。

五、处理原则及注意事项

上腹下神经丛穿刺过程中，位置太偏向内可能损伤硬膜囊，过于向外易穿入腹主动脉左或右分支，而穿刺过深可能损伤后腹膜组织及腹腔内脏器，造成腹膜后血肿、腹腔内出血、腹膜炎等急腹症。由于髂部血管动脉和静脉接近进针径路，所以在注射无水乙醇及苯酚等药物时尤其要避免血管内注射。穿刺过程中出现腰或骶部体神经损伤或子宫内穿刺相对较少。鉴于上述因素，穿刺宜在 X 线或 CT 引导下进行。另外，有少部分患者在上腹下丛阻滞后出现肠和膀胱功能改变及性功能改变。故应严格选择适应证，将潜在的并发症要向患者交代清楚，充分做好术前准备，全程严格按引导穿刺，严格无菌操作。对于感染，可预防性使用抗生素，埃尔丁（Erdine）等人推荐在针退到椎间盘时注入 50mg 头孢唑啉以预防椎间盘炎。

采用超声引导下穿刺有助于实时辨别血管，可减少血管损伤及血管内注射的风险，同时减少射线的暴露。而采用 X 线及 CT 定位引导穿刺则准确、操作简便等优势，结合上述不同引导方法可扬长避短发挥优势。通常若穿刺针尖位于腹主动脉分叉、髂总动静脉之间注射无水乙醇等毁损物质后弥散较好，则效果好。盆腔癌性疼痛的性质包括躯体性疼痛、内脏性疼痛和神经病理性疼痛，多数盆腔癌痛在治疗中很难将它们的性质明显地区分开来，因而行上腹下神经丛阻滞后，部分患者镇痛效果欠佳，仍需使用阿片类药物维持镇痛，这可能与盆腔脏器神经分布复杂，自主神经、躯体神经相互交错，即使同一器官的不同部位也由不同性质的神经支配，而上腹下神经丛阻滞仅能消除内脏神经传导的疼痛有关。因此在治疗的过程中，要考虑不同性质疼痛的因素，联合使用不同作用机制的药物、微创介入等综合手段控制盆腔癌痛。

（张建波 万 丽）

第四节　奇神经节神经阻滞和毁损术

一、奇神经节的解剖

奇神经节（anglion impar），又称 Impar 神经节、尾神经节，是位于腹膜后的孤立神经节。由脊柱两侧的交感链汇聚形成，交感链自腰椎开始逐渐向椎体前侧走行，在骶尾关节处最终形成单一的神经节（图 3-4-1），标志着成对的椎旁神经节到此为止。

奇神经节在盆腔内位置相对固定，位于直肠后方，骶尾关节的前方（图 3-4-2），接受腰骶部的交感神经和副交感神经纤维，是腰交感神经链的终端结合点，主要支配会阴、远端直肠、肛周、远端尿道、阴户/阴囊以及远端 1/3 阴道的痛觉及交感纤维。

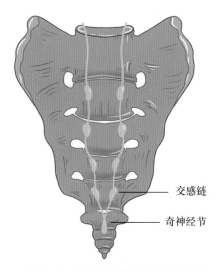

图 3-4-1　奇神经节解剖正面示意图
黑色线条所指奇神经节，位于直肠后方，骶尾前纵韧带前方。

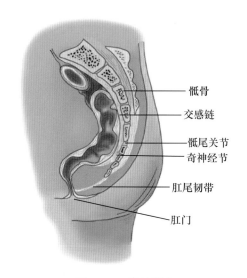

图 3-4-2　奇神经节
位于交感链汇聚的底端，位于直肠后侧、骶尾关节盘前缘。

二、适应证及禁忌证

（一）适应证

奇神经节阻滞（毁损）术常用于治疗及评估交感神经维持的下腹部、会阴部、直肠肛门区及生殖器的疼痛；奇神经节阻滞（毁损）术对非癌性、癌性疼痛均适用。

1．非癌性疼痛

各种慢性盆腔疼痛综合征、痛经、带状疱疹神经痛、继发于子宫内膜异位症的疼痛、反射性交感神经营养不良性疼痛、外伤或术后肛门区或会阴区顽固性疼痛、放射性肠炎、痔切除术后持续疼痛等；还可以在解剖学基础上评估下腹部及会阴部疼痛，以及提供神经节毁损术的预后信息。

2．癌性疼痛

保守治疗无效的癌性疼痛，如结直肠癌、宫颈癌及卵巢癌等盆腔内浸润、压迫神经引发的疼痛。

（二）禁忌证

（1）凝血功能障碍。

（2）重度贫血。

（3）局部组织感染。

（4）骨髓抑制。

（5）重度心功能不全。

（6）呼吸功能严重下降。

三、手术操作方法

1．术前准备

手术前要求患者保持排便通畅，尽量排空肠道，避免积气积粪，形成肠道过度充盈，必要时给患者适度镇静。在手术过程中，通过自动无创血压仪、心电图和脉搏血氧仪持续监测生命体征。

2．穿刺方式选择

对于奇神经节的穿刺可以采用肛尾韧带穿刺法、经骶尾关节穿刺法，或者骶尾关节旁穿刺法。

（1）肛尾韧带穿刺：患者采用折刀位，术者需使用特殊的弯针，在尾骨尖下方皮肤进针，采用弧形进针，使针尖到达骶尾关节处（图3-4-3），

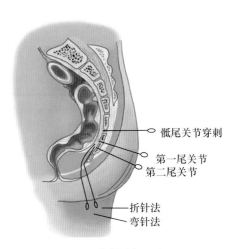

骶尾关节穿刺
第一尾关节
第二尾关节
折针法
弯针法

图 3-4-3　穿刺路径示意图

但是该方法发生直肠穿孔的概率较大，目前较少采用。

（2）经骶尾关节内入路或关节旁入路，可以减少直肠穿孔的风险，当骶尾关节出现钙化，导致穿刺困难时，可选择关节旁入路（图3-4-4）。

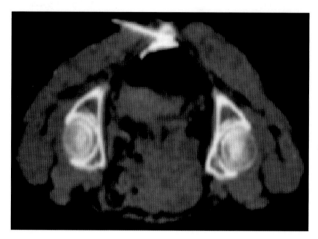

图 3-4-4　CT 引导下侧方入路

3．引导方式选择

穿刺可采用比较新兴的超声辅助 X 线穿刺技术，也可以采用传统的单纯 X 线或 CT 引导。

（1）B 超辅助 X 线引导下穿刺：患者采取俯卧位，可于骨盆下方垫枕，使骶尾部向后上抬高。B 超引导定位骶尾关节，探头沿长轴放置于骶尾关节中线处，垂直骶骨面（图3-4-5A），获得骶尾关节声影后，将其置于视野中央（图3-4-5B）。

选择平面外进针，在骶尾关节的水平面内进针，在关节盘中逐渐推进，连接注射

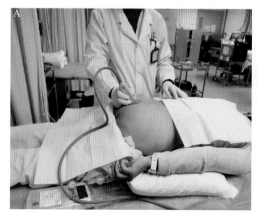
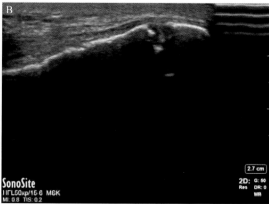

图 3-4-5　超声引导下探头放置方法及骶尾关节部的凹陷显影

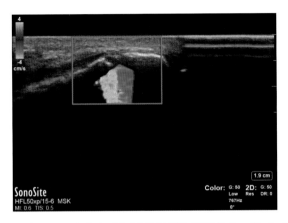

图 3-4-6　超声引导下彩色血流图及普通显像骶尾关节，呈 "V" 形凹陷

器，进针过程中持续用注射器阻力测试，当阻力消失时，证明针尖穿过关节盘，到达后腹膜位置，X 线侧位可见针尖刚好穿过骶尾关节前缘；注入造影剂 1ml，X 线下验证位置：造影剂显影正位下位于中线左右，侧位下位于骶骨前面；此时可注入利多卡因，行神经阻滞治疗。

（2）X 线引导：X 线引导下的穿刺又可分为骶尾关节内和骶尾关节旁入路。

1）关节内穿刺：正位透视下，可调整球管至骶尾关节上下终板平行，选择中点处进针，保持针道位于骶尾关节内。侧位透视下，逐渐进针，透照定位深度，当针尖突破骶尾关节及前纵韧带，此时会有突破感，随后注入造影剂，理想显影为正位透视下，造影剂分布于骶尾关节上下，侧位透视下造影剂位骶尾关节前侧，沿着骶骨表面分布，无血管影，无穿刺入直肠影（图 3-4-7）。

2）关节旁穿刺：正位透视下，可调整球管至骶尾关节上下终板平行，选择关节旁

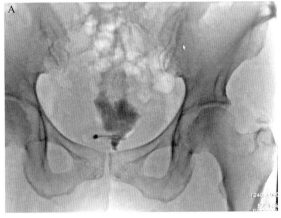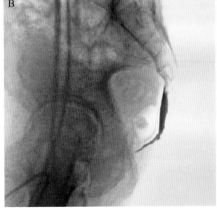

图 3-4-7　DSA 设备引导下的骶尾关节穿刺正位（A）及侧位（B）显影

进针，紧靠关节旁侧下针，朝向中线侧进针，侧位透视定位深度，注入造影剂，影像显影同关节内穿刺。

4．神经毁损

位置明确后，可行局部射频热凝治疗，测试排除周围骶尾神经，阶梯射频热凝毁损，随后注射无水乙醇 3ml 行化学毁损。

四、不良反应及并发症

可能的情况包括直肠穿孔、感染，瘘管形成，原有疼痛加重，局部血肿，腹膜后血肿，骶尾关节疼痛，短时间大小便功能改变。

五、处理原则及注意事项

（1）严格把控禁忌证，可以规避多数不良反应。凝血功能无异常的患者，血肿可自行吸收。

（2）感染情况，需使用抗生素进行抗感染治疗。

（3）直肠穿孔的情况比较棘手，所以穿刺过程中一定要缓慢，并且造影验证明确后方可注入乙醇及射频热凝治疗。

（4）骶尾关节疼痛，大小便功能性暂时改变都可以随着时间逐渐恢复，一般对症处理即可。

（刘东阳　万　丽）

参 考 文 献

［1］郑汉光，汪国香，陶凡，等．腹腔神经节（丛）乙醇阻滞治疗癌性腹痛的临床和实验动物组织学的初步观察 [J]. 河北医学，1999, 5(1): 12-15.

［2］Abram SE, Boas RA. Sympathetic and visceral nerve blocks. In: Benumot JL, ed. *Clinical Procedures in Anesthesia and Intensive Care* [M]. Philadelphia, PA: Lippincott, 1992, 787-805.

［3］Agarwal-Kozlowski Kamayni, Lorke Dietrich E, Habermann Christian R, et al. CT-guided blocks and neuroablation of the ganglion impar (Walther) in perineal pain: anatomy, technique, safety, and efficacy [J]. *Clin J Pain*, 2009, 25: 570-576.

［4］Alter CL. Palliative and supportive care of patients with pancreatic cancer [J]. *Semin Oncol*, 1996, 23:

229-240.

[5] Bret MB, Michael AE. Celiac plexus block and neurolysis for pancreatic cancer [J]. *Curr Pain Headache Rep*, 2013, 17: 310.

[6] Caraceni A, Portenoy RK. Pain management in patients with pancreatic carcinoma [J]. *Cancer*, 1996, 78: 639-653.

[7] Cariati M, De Martini G, Pretolesi F, et al. CT-guided superiorhypogastric plexus block [J]. *J Comput Assist Tomogr*, 2002, 26: 428-431.

[8] Christo Paul J, Mazloomdoost Danesh. Interventional pain treatments for cancer pain [J]. *Ann N Y Acad Sci*, 2008, 1138: 299-328.

[9] Daniels I R, Woodward S, Taylor F G, et al. Female urogenital dysfunction following total mesorectal excision for rectal cancer [J]. *World Journal of Surgical Oncology*, 2006, 4(1): 6.

[10] De Leon-Casasola OA, Plancarte-Sanchez R, et al. Superior hypogastric plexus block using a single needle and computed tomograp guidance [J]. *Reg Anesth*, 1993, 18: 63.

[11] Dooley J, Beadles C, Ho KY, et al. Computed tomography-guided bilateral transdiscal superior hypogastric plexus neurolysis [J]. *Pain medicine (Malden, Mass)*, 2008, 9(3): 345-347.

[12] Elkhashab Yasmin, Ng Andrew. A Review of Current Treatment Options for Coccygodynia [J]. *Curr Pain Headache Rep*, 2018, 22: 28.

[13] Erdine S, Yucel A, Celik M, et al. Transdiscal approach for hypogastric plexus block [J]. *Reg Anesth Pain Med*, 2003, 28(4): 304-308.

[14] Foye Patrick M, Patel Shounuck I. Paracoccygeal corkscrew approach to ganglion impar injections for tailbone pain [J]. *Pain Pract*, 2009, 9: 317-321.

[15] Gofeld M, Lee CW. Ultrasound-Guided Superior Hypogastric Plexus Block: A Cadaveric Feasibility Study with Fluoroscopic Confirmation [J]. *Pain practice: the official journal of World Institute of Pain*, 2017, 17(2): 192-196.

[16] Havenga K, Maas CP, Deruiter MC, et al. Avoiding long-term disturbance to bladder and sexual function in pelvic surgery, particularly with rectal cancer [J]. *Seminars in Surgical Oncology*, 2000, 18(3): 235.

[17] Hirata K, Higa K, Shono S, et al. Splanchnic neurolysis using carbon dioxide as the contrast agent [J]. *Reg Anesth Pain Med*, 2003, 28: 68-69.

[18] Hirata K, Higa K, Shono S, et al. Splanchnic neurolysis using carbon dioxide as the contrast agent [J]. *Reg Anesth Pain Med*, 2003, 28: 68-69.

[19] Hou S, Novy D, Felice F, et al. Efficacy of Superior Hypogastric Plexus Neurolysis for the Treatment of Cancer-Related Pelvic Pain [J]. *Pain medicine (Malden, Mass)*, 2020, 21(6): 1255-1262.

[20] Huygen F, Kallewaard JW, van Tulder M, et al. "Evidence-Based Interventional Pain Medicine According to Clinical Diagnoses": Update 2018 [J]. *Pain Pract*, 2019, 19(6): 664-675.

[21] Ina H, Kobayashi M, Imai S, et al., A new approach to superior hypogastric plexus block: Traps-intervertebral disc(L5-S1disc) technique [J]. *Reg Anesth*, 1992, 17: 123-125.

［22］Kraima AC, van Schaik J, Susan S, et al. New insights in the neuroanatomy of the human adult superior hypogastric plexus and hypogastric nerves [J]. *Autonomic neuroscience: basic & clinical*, 2015, 189: 60-67.

［23］Lee RB, Stone K, Magelssen D, et al. Presacral neurectomy for chronic pelvic pain [J]. *Obstet Gynecol*, 1986, 68(4): 517-521.

［24］Lillemoe KD, Cameron JL, Kaufman HS, et al., Chemical splanchnicectomy in patients with unresectable pancreatic cancer. A prospective randomized trial [J]. *Ann Surg*, 1993, 217: 447-455.

［25］Lu S, Xu Y Q, Chang S, et al. Clinical anatomy study of autonomic nerve with respective to the anterior approach lumbar surgery [J]. *Surgical & Radiologic Anatomy*, 2009, 31(6): 425-430.

［26］Masuda R. Anatomical study to determine optimal needle placement for preventing ischemic injury to the spinal cord during celiac plexus and splanchnic nerve blocks in retrocrural approach [J]. *Reg Anesth Pain Med*, 2003, 28: 64a.

［27］McDonald JS. Management of chronic pelvic pain [J]. *Obstet Gynecol Clin North Am*, 1993, 20: 817-838.

［28］Mirilas P, Skandalakis J E. Surgical anatomy of the retroperitoneal spaces, Part IV: retroperitoneal nerves [J]. *American Surgeon*, 2010, 76(3): 253-262.

［29］Mohamed Sahar Abd-Elbaky, Ahmed Doaa Gomaa, Mohamad Mohamad Farouk. Chemical neurolysis of the inferior hypogastric plexus for the treatment of cancer-related pelvic and perineal pain [J]. *Pain Res Manag*, 2013, 18: 249-252.

［30］Patt RB, Reddy SK, Black RG. Neural blockade for abdominopelvic pain of oncologic origin [J]. *Int Anesthesiol Clin*, 1998, 36 (3): 87-104.

［31］Plancarte R, et al. Management of chronic upper abdominal pain in cancer: transdiscal blockade of the splanchnic nerves [J]. *Reg Anesth Pain Med*, 2010, 35(6): 500-506.

［32］Plancarte R, Amescua C, Patt RB, et al. Superior hypogastric plexus block for pelvic cancer pain [J]. *Anesthesiology*, 1990, 73(2): 236-239.

［33］Plancarte R. Management of chronic upper abdominal pain in cancer: transdiscal blockade of the splanchnic nerves [J]. *Reg Anesth Pain Med*, 2010, 35(6): 500-506.

［34］Raj P. Celiac plexus/splanchnic nerve blocks [J]. *Tech Reg Anesth Pain Manag*, 2001, 5: 10-115.

［35］Ricardo P, Jorge GR, David RC, et al. Management of chronic pper Abdominal pain in cancer transdiscal blockade of the splanchnic nerves [J]. *Regional Anesthesia and Pain Medicine*, 2010, 35(6): 500-506.

［36］Rigor BM Sr. Pelvic. pain [J]. *J Surg Oncol*, 2000, 75(4): 280-300.

［37］Scott-Warren Julian Trevor, Hill Victoria, Rajasekaran Anand. Ganglion impar blockade: a review [J]. *Curr Pain Headache Rep*, 2013, 17: 306.

［38］Takeda F. Results of field-testing in Japan of WHO Draft Interim Guidelines on Relief of Cancer Pain [J]. *Pain Clin*, 1986, 1: 83-89.

［ 39 ］Toshniwal Gokul R, Dureja GP, Prashanth SM. Transsacrococcygeal approach to ganglion impar block for management of chronic perineal pain: a prospective observational study [J]. *Pain Physician*, 2007, 10: 661-666.

［ 40 ］Tverskoy M, Cozacov C, Ayache M. Postoperative pain after inguinal herniorrhaphy with different types of anesthesia [J]. *Anesth Analog*, 1990, 70: 29-35.

［ 41 ］Usmani Hammad, Dureja GP, Andleeb Roshan, et al. Conventional Radiofrequency Thermocoagulation vs Pulsed Radiofrequency Neuromodulation of Ganglion Impar in Chronic Perineal Pain of Nononcological Origin [J]. *Pain Med*, 2018, 19: 2348-2356.

［ 42 ］Usmani Hammad, Dureja GP, Andleeb Roshan, et al. Conventional Radiofrequency Thermocoagulation vs Pulsed Radiofrequency Neuromodulation of Ganglion Impar in Chronic Perineal Pain of Nononcological Origin [J]. *Pain Med*, 2018, 19: 2348-2356.

［ 43 ］Ventafridda V, Tamburini M, Caraceni A, et al. A validation study of the WHO method for cancer pain relief [J]. *Cancer*, 1987, 59: 851-856.

［ 44 ］Vorenkamp, KE, Dahle NA. Diagnostic celiac plexus block and outcome with neurolysis [J]. *Techniques in Regional Anesthesia and Pain Management*, 2011, 15: 28-32.

［ 45 ］Walters Andrew, Muhleman Mitchel, Osiro Stephen, et al. One is the loneliest number: a review of the ganglion impar and its relation to pelvic pain syndromes [J]. *Clinic Anat*, 2013, 26: 855-861.

［ 46 ］Wechsler RJ, Maurer PM, Halpern EJ, et al. Superior hypogastric plexus block for chronic pelvic pain in the presence of endometriosis: CT techniques and results [J]. *Radiology*, 1995, 196: 103-106.

［ 47 ］Wong GY, et al. Effect of neurolytic celiac plexus block on pain relief, quality of life, and survival in patients with unresectable pancreatic cancer: a randomized control trial [J]. *JAMA*, 2004, 291: 1092-1099.

［ 48 ］Wong GY. Effect of neurolytic celiac plexus block on pain relief, quality of life, and survival in patients with unresectable pancreatic cancer: a randomized control trial [J]. *JAMA*, 2004, 291: 1092-1099.

［ 49 ］Wyse JM, Carone M, Paquin SC, et al. Randomized, double-blind, controlled trial of early endoscopic ultrasound-guided celiac plexus neurolysis to prevent pain progression in patients with newly diagnosed, painful, inoperable pancreatic cancer [J]. *J Clin Oncol*, 2011, 29(26): 3541-3546.

［ 50 ］Yang HJ, Gil YC, Lee WJ, et al. Anatomy of thoracic splanchnic nerves for surgical resection [J]. *Clin Anat*, 2008, 21: 171-177.

［ 51 ］Zhong W, Yu Z, Zeng JX, et al. Celiac plexus block for treatment of pain associated with pancreatic cancer: a meta-analysis [J]. *Pain Pract*, 2014, 14(1): 43-51.

第四章

癌症疼痛椎体成形术

第一节 引 言

脊柱是恶性肿瘤转移最常见的部位，30%～70%的恶性肿瘤患者会出现脊柱转移，其中5%～10%的患者会发生脊髓压迫。脊柱转移瘤可导致局部疼痛、高钙血症、脊柱不稳、椎体病理性骨折、脊髓及神经根压迫症状，进而引起神经功能障碍甚至瘫痪，严重影响患者生存质量，加速死亡进程。脊柱转移瘤的治疗方式很多，其中外科治疗的目的在于缓解疼痛、重建脊柱稳定性、改善神经功能、控制局部肿瘤病灶，提高患者生存质量，为患者接受放疗、化疗以及免疫治疗等其他治疗手段提供条件，甚至延长生命。外科治疗技术，包括全脊椎切除、肿瘤分离手术、微创治疗等手术方式。常用的微创治疗手段包括射频消融、选择性动脉栓塞、微波治疗、激光间质热疗、腔镜治疗、经皮椎体成形术等。

经皮椎体成形术是在影像引导下，经皮经椎弓根或其他进路插入特制套管针至病变椎体内，加压注入骨水泥以增加椎体稳定性、达到止痛目的的微创治疗方法。此技术源自1988年，由法国医师德拉蒙德（Deramond）首先应用此方法成功治疗了1例长期疼痛的C_2椎体血管瘤患者。因其具有创伤小、止痛作用好的优点，并能够在一定程度上预防椎体塌陷，已广泛应用于骨质疏松、恶性肿瘤等溶骨性病变、脊椎血管瘤等椎体压缩骨折的镇痛治疗。多数患者在术后即刻至72h内起效，其中转移性肿瘤和骨髓瘤的疼痛缓解率为72%～85%。对椎体转移性肿瘤行骨水泥椎体成形术治疗3～4周后辅助以化疗或放疗，可进一步控制肿瘤而延长患者生存期和提高患者生活质量。

脊椎转移瘤骨水泥椎体成形术治疗的可能机制：骨水泥椎体成形术对于转移瘤引起的椎体压缩性骨折患者，可以增加脊柱稳定性，增加椎体强度和固定椎体微骨折、改善椎体应力的作用；骨水泥可以通过细胞毒效应、热效应及骨水泥固化阻断肿瘤的血供等产生抗肿瘤作用；热效应可以导致椎体内神经纤维变性坏死，对疼痛的敏感性降低或消失，同时骨水泥还可以为肿瘤侵犯脊柱导致的病理性骨折的椎体提供结构性支撑作用，从而达到镇痛和抗局部肿瘤的作用。

本章将介绍经皮椎体成形术（percutaneous vertebroplasty，PVP）和经皮椎体后凸成形术（percutaneous kyphoplasty，PKP）两种微创手术方法在脊柱肿瘤治疗中的应用。

第二节　癌症疼痛椎体成形术的适应证与禁忌证

一、适应证

主要适应证包括：

（1）溶骨性椎体转移瘤。

（2）多发性骨髓瘤。

（3）脊椎骨血管瘤。

（4）放射治疗后复发的脊椎嗜酸性肉芽肿、淋巴瘤等。

（5）癌症患者并发原发性骨质疏松所致的新鲜椎体压缩性骨折或椎体微骨折患者。

二、禁忌证

（1）椎体后缘骨质破坏者或椎体塌陷严重（压缩＞75%）时，PVP操作有一定困难，而且发生渗漏的概率较大。

（2）硬膜囊受压。

（3）严重的凝血功能障碍。

（4）伴发全身感染者。

（5）已知对骨水泥成分（聚甲基丙烯酸甲酯，polymethyl methacrylate，PMMA）或造影剂过敏者。

（6）一般情况差，或预期生存期＜3个月者。

（7）成骨性或实体性转移瘤。

（8）并发椎体局部炎症、脊柱非特异性感染、结核。

（9）交流、沟通障碍者。

（10）没有急诊椎管减压相关技术、条件和经验的医院要谨慎开展此项技术。

第三节　手术操作技术方法

一、经皮椎体成形术

经皮椎体成形术（Percutaneous Vertebroplasty，PVP）是在影像引导下（常在 C 形臂透视引导下），经皮经椎弓根或其他进路插入特制套管针至压缩骨折椎体中线前缘，加压注入骨水泥以增加椎体稳定性，达到止痛目的的方法。经皮椎体成形术治疗具体操作过程如下。

（一）术前准备

1. 患者准备

术前检查应包括完善各项实验室检查，如术前血常规、出凝血时间、肝肾功能、电解质、超敏 C 反应蛋白等。

拍摄脊椎 MRI、CT 及正侧位 X 线平片。MRI 可全面、清晰地显示肿瘤转移椎体的数目、部位、椎体破坏、压缩程度和硬膜囊是否受压，骨折急性期或肿瘤浸润时，MRI 矢状面 T1 加权像可见骨髓信号减弱，T2 加权像信号增强；MRI 也可比较清晰地观察局部软组织是否被侵犯、转移；CT 检查可了解责任椎体边缘骨皮质是否完整，椎管内是否有游离骨碎片，可判断椎体转移肿瘤的类型（溶骨型、成骨型或混合型），判断椎弓根是否完整、椎弓根被侵犯程度、椎体后壁皮质是否破坏或骨折、是否有骨块或肿瘤所致的硬膜外或椎间孔狭窄，并可观察穿刺途径的解剖结构等；X 线可见椎体压缩塌陷形态，椎弓根是否被侵犯破坏；骨扫描可见病变椎体放射性核素活性增加。MRI 和 CT 是 PVP 术前必须进行的影像检查方法。

对患者建立静脉通路，术前半小时可用镇静剂。对疼痛剧烈、难以翻身俯卧的患者，术前 10～20min 可进行镇痛治疗，或联系麻醉科医师帮助术中止痛，以便于安全完成 PVP 手术。

2. 器械与设备准备

（1）影像引导设备：C 形臂 X 线机为必备的影像设备，以保障术中双向定位。

（2）穿刺针：为带芯骨穿针，胸、腰椎用 11～13G、颈椎用 14～15G，均为一次性使用。

（3）注射器：目前常用的骨水泥注射器均为一次性使用。

（4）外科不锈钢锤：外科锤敲击推进穿刺针容易控制进针方向、用力大小和进针深度，安全性好。

（5）常用介入无菌手术包。

3.灌注剂

常用加入显影增强剂包括钽粉、钨粉或钡剂，还有其他类型的灌注剂（如自固化磷酸三钙（CPC）、复合成骨因子的生物材料等）。一般通常选用低黏稠度骨水泥，由于骨水泥粉液调和后在较短时间内发生聚合、凝固，因此手术医师必须熟悉骨水泥的理化特性。

4.术者准备

术者根据影像检查明确所治疗的椎体，以便判定进针侧。并完成术前谈话、签署知情同意书。谈话内容包括：①一般并发症：骨水泥过敏性反应；术中诱发心、脑血管病变死亡；麻醉意外；术中需俯卧位，由此导致胸腹部受压可引起致窒息死亡；②与PVP手术相关的并发症：椎体穿刺损伤血管致大出血死亡；穿刺损伤神经或骨水泥渗漏压迫神经导致相应神经放射痛甚至瘫痪，需外科手术；骨水泥渗漏入椎管致硬膜囊受压引起大小便失禁或尿潴留；肺动脉栓塞；其他椎体再发骨折；椎体及椎间盘感染；气胸；手术失败、疗效欠佳；其他难以预料的意外等。

（二）手术操作穿刺方法

手术穿刺途径包括以下几种：椎弓根途径、椎弓根外途径、后外侧途径（仅用于腰椎）及前外侧途径（仅用于颈椎，图4-3-1）。多数椎体成形术的经典途径是椎弓根途径，适用于$T_8 \sim L_5$节段，但溶骨性病变累及椎弓根或椎弓根显影不清时不宜采用。椎弓根外途径，在胸椎椎体，对于椎弓根较小者或中部胸椎椎体，椎弓根外侧入路可供选择；后外侧途径，对于椎弓根较窄的腰椎椎体可采用侧后方入路；在颈椎多采用

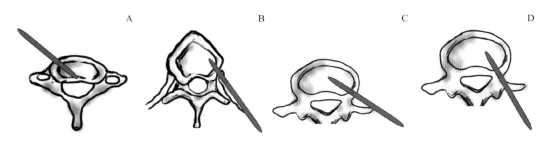

图 4-3-1 手术的穿刺途径
A. 经前外侧途径；B. 经肋骨头与椎体间隙外侧途径；C. 经后外侧途径；D. 经椎弓根途径

前外侧途径。

（三）胸、腰椎经椎弓根入路椎体成形术

1．定位标记

患者取俯卧体位，胸腹前垫枕，使胸、腰背部较平坦，开放静脉通道，全程监护生命体征（图4-3-2）。

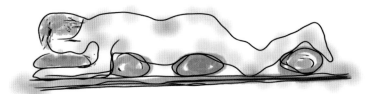

图 4-3-2　手术体位

2．引导

在X线透视下，定位责任椎体（病变椎体）和该椎体拟穿刺侧的椎弓根位置，调节X线球管，使该椎弓根投影在相对较大位置，并作标记。

3．工作通道

穿刺进针、建立工作通道，常规消毒、铺无菌巾，在标记点用2%利多卡因作局部逐层浸润，麻醉至椎体椎板、横突、关节突关节根部（注意局部麻醉药用量不能超过中毒剂量）。用专用穿刺针在X线透视监视下，经椎弓根后外侧（相当于10点或2点钟位置）穿刺进入椎体。注意监视穿刺过程中，穿刺针始终在椎弓根内，切勿误伤脊神经（根）和进入椎管伤及脊髓、神经；胸椎穿刺时，切勿穿破胸膜，预防气胸。穿刺针入椎体后针尖位置确定：于侧位透视下，针尖在椎体前后1/3处，正位透视下，针尖在过中线达对侧少许（图4-3-3）。

4．调和骨水泥

将骨水泥置入一干净容器进行调和，等待至骨水泥呈牙膏状时，进入下一步骤操作。

5．骨水泥注入

将预先装好的骨水泥专用推杆通过工作通道，在X线连续监视下推注入至椎体，推注骨水泥同时，缓慢后退推杆，使骨水泥均匀分布在椎体并过椎体中线。注意推注压力和速度，切忌骨水泥进入血管和通过椎体后缘进入椎管、椎间孔等处。骨水泥用量一般为2～6ml，椎体可恢复到病变前的硬度和强度。

6．填充完毕

先置入针芯将残留在穿刺针套管内的骨水泥推入椎体内，旋转穿刺针向后退出，穿刺点局部压迫 3～5min 后包扎术毕。

7．拔除工作通道

拔除工作通道后，常规检查患者双下肢活动情况，包括肌力、肌张力等。

起始位置   到达椎体后壁   最终位置

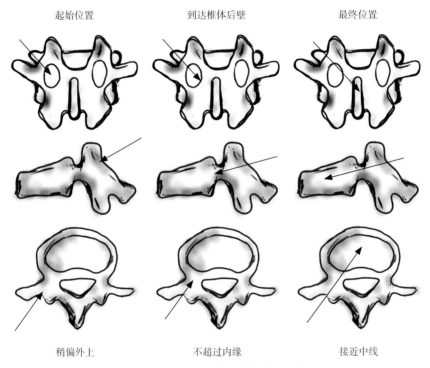

稍偏外上   不超过内缘   接近中线

图 4-3-3 胸、腰椎经椎弓根入路

8．操作注意事项

（1）胸椎穿刺点应选择在椎弓根体表投影偏外侧 1～2cm，不宜太远，否则可能穿入胸膜腔造成气胸；如采用胸肋关节穿刺，操作更应轻缓，避免造成肋骨折断而出现新的疼痛。

（2）经椎弓根穿刺应避免损伤椎弓根内侧骨皮质，以防损伤神经根。

（3）椎体穿刺成功后是否需行椎体静脉造影尚存争议，不少医师认为椎体静脉造影无助于预防骨水泥渗漏，反而增加费用及辐射时间。

（4）穿刺不当多可在穿刺针进入椎弓根约中后 1/3 处时得出判断，此时可以拔出穿刺针再次穿刺，且注射时穿刺针头端多在椎体前中 1/3 处，骨水泥向后沿第 1 个皮质穿刺孔漏出的可能性极小。为防止渗漏必须在骨水泥处于黏稠中期时再注射。

（5）骨水泥注入量：为获得确切疗效，一般用量为胸椎 3～5ml，腰椎 4～6ml。60%～65% 的患者仅从单侧注射就可将对侧充盈，一侧注射不满意者，可行双侧注射。

（四）颈椎椎体成形术

由于椎弓根短而细，横突起自椎体侧后方与椎弓根连接处，中央的横突孔有椎动脉与椎静脉通过，故颈部进行 PVP 时一般不采用经椎弓侧后方入路。C_3 椎体以下经侧前入路，C_1 和 C_2 椎体经口等途径进行穿刺进针。具体操作过程为：

（1）患者仰卧于手术台，颈肩部垫高，头颈后伸并向对侧偏转，头部放置悬空布架。

（2）常规颈部消毒、铺巾。

（3）透视下确定所要穿刺的颈椎椎体，触摸颈动脉，在其内侧与气管之间确定穿点，用 1%～2% 利多卡因对准椎体经穿刺路径对软组织全层浸润麻醉。

（4）用穿刺针沿颈动脉与气管间隙对准靶椎体穿刺，穿入椎体，正侧位透视并摄片证实穿刺针头端位于椎体中央或前中 1/3 交界处。

（5）骨水泥调配、注射骨水泥操作和撤出穿刺针方法同胸腰椎体成形术。

（6）骨水泥注入量：颈椎一般用量为 1～2ml。一侧注射不满意者，可行双侧注射。

操作特别注意事项：颈椎 PVP 操作前应熟悉颈部的安全穿刺通道解剖，由于颈动脉和颈静脉容易移位，术中应触摸颈动脉并向外推压，穿刺成功前不能松开。

（五）胸腰椎椎体成形术操作实例

胸腰椎椎体成形术操作见图 4-3-4～图 4-3-7。

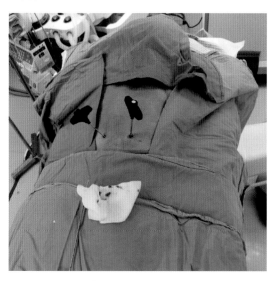

图 4-3-4 常用的手术体位（俯卧体位）

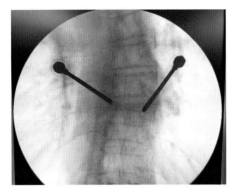
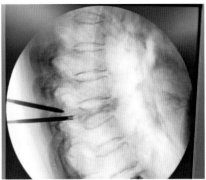

图 4-3-5 经椎弓根行椎体穿刺

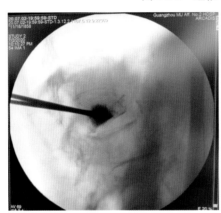
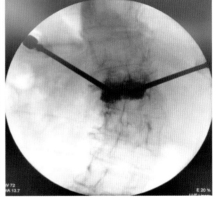

图 4-3-6 在透视下椎体内注入骨水泥

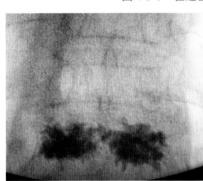
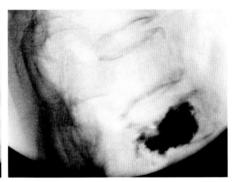

图 4-3-7 骨水泥注入后拔出穿刺针

二、经皮椎体后凸成形术

PVP 技术虽已广泛用于治疗症状性椎体血管瘤、多发性转移瘤和骨质疏松性椎体压缩性骨折等疾病，但此技术在恢复椎体高度和矫正后凸畸形的效果有限，骨水泥渗漏发生率较高，可造成神经损伤、椎管狭窄，甚至也有肺、脑栓塞死亡的报道，可能发生迟发性相邻椎体骨折等缺点。

经皮椎体后凸成形术（percutaneous kyphoplasty，PKP）是在影像引导下经皮穿刺置入球囊、扩张球囊后将骨水泥注入病变椎体内，以达到矫正后凸畸形、增强椎体强度、消除椎体内病变（如血管瘤，椎体转移瘤）等目的，恢复其负重功能，缓解患者疼痛，改善生活质量。虽然 PKP 手术疗效令人满意，但其手术的高风险性仍不容忽视。骨水泥渗漏、肺动脉栓塞等并发症仍可能发生。PKP 技术的适应证与 PVP 技术相同。但对于成骨性或实体性转移瘤也一般不是 PKP 的适应证。PKP 时气囊扩张挤压周围结构，有使骨块或肿块移位从而导致或加重压迫的危险，应从严掌握适应证。

PKP 手术操作过程同 PVP 手术大致相似。

（一）术前准备

术前准备除准备 PKP 穿刺套件及球囊扩张装置外，其他准备同 PVP。

（二）手术操作穿刺方法

手术的穿刺途径，同 PVP 技术。

（三）胸、腰椎弓根入路 PKP 操作方法

1. 定位标记

患者取俯卧体位，胸、腹前垫枕，使胸腰背部较平坦。在 X 线透视下，定位责任椎体（病变椎体）和该椎体拟穿刺侧的椎弓根位置（对于有椎弓根肿瘤侵犯、破坏者，选择其他穿刺入路），调节 X 线球管，使该椎弓根投影在相对较大位置，并做标记。

2. 穿刺进针、建立工作通道

常规消毒铺无菌巾，在标记点用 2% 利多卡因做局部逐层浸润麻醉至椎体椎板、横突、关节突关节根部后。用专用穿刺针在 X 线透视监视下，经椎弓根后外侧（相当于 10 点或 2 点钟位置）穿刺进入椎体，注意监视穿刺过程中，穿刺针始终在椎弓根内，切勿误伤脊神经（根）和进入椎管伤及脊髓、神经；胸椎穿刺时，切勿穿破胸膜，预防气胸。穿刺针入椎体后针尖位置确定：于侧位透视下，针尖在椎体前后 1/3 处，正位透视下，在过中线达对侧少许。

3. 扩大工作通道

取出穿刺针针芯，穿刺针外套管留在体内，用平滑钻子通过穿刺针外套管，对椎

体的骨性通道进行平滑。

4．置入球囊扩张、复位

经穿刺针外套管置入球囊，使球囊前端两个标记点的最后那个标记点越过穿刺针外套管前端，球囊连接三通开关，通过三通开关注入造影剂进行逐步扩张球囊，每次增加注入照影剂 0.5ml，随时检查球囊内压，一般控制球囊系统压力在 2.1MPa（300psi）。球囊扩张至手术要求后停止扩张。回抽造影剂、退出球囊。必要时同样方法进行对侧穿刺、球囊扩张的操作。

5．骨水泥调配

将骨水泥置入一干净容器进行调配，调和后预先装好在骨水泥专用推杆。

6．骨水泥注入

等待至骨水泥在黏稠期呈牙膏状时，将预先装好的骨水泥专用推杆通过工作通道，在 X 线连续监视下推注入椎体，推注骨水泥同时，缓慢后退推杆。骨水泥用量不要超过扩张球囊照影剂的量。注意推注压力和速度，不要使骨水泥进入血管和通过椎体后缘进入椎管。

填充完毕，拔除工作通道。常规检查患者双下肢活动情况，肌力、肌张力等。

7．操作注意事项

平滑工作通道要注意深度，扩张球囊注意压力外，其他注意事项同 PVP 手术（图 4-3-8）。

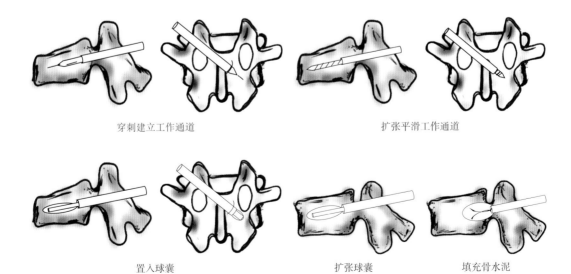

穿刺建立工作通道　　　　　　　　　扩张平滑工作通道

置入球囊　　　　　扩张球囊　　　　　填充骨水泥

图 4-3-8　PKP 操作示意图

（四）胸、腰椎弓根入路 PKP 操作实例

胸、腰椎弓根入路 PKP 操作实例示意图见图 4-3-9～图 4-3-14。

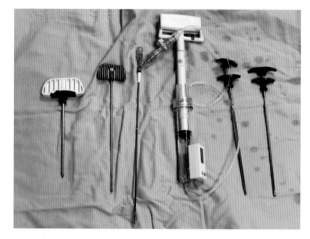

图 4-3-9　PKP 手术器械

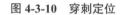

图 4-3-10　穿刺定位

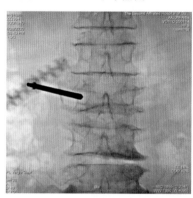

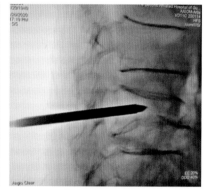

图 4-3-11　透视下经椎弓根行椎体穿刺

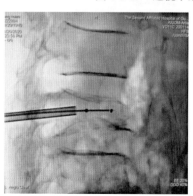

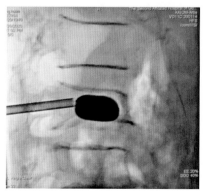

图 4-3-12　置入并扩张球囊

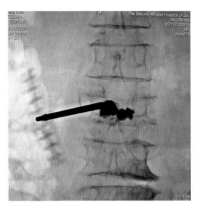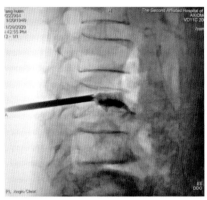

图 4-3-13　透视下注入骨水泥

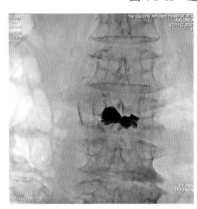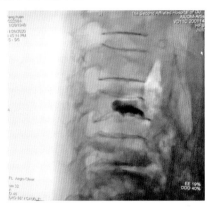

图 4-3-14　骨水泥注入后拔出穿刺针

第四节　骨水泥椎体成形术并发症

骨水泥椎体成形术可能发生的并发症有：

（1）穿刺时损伤脊神经（根）、脊髓。

（2）穿刺时血管损伤：损伤胸、腹主动脉，腔静脉。

（3）胸椎成形术穿刺时损伤胸膜，导致气胸。

（4）椎管内血肿。

（5）骨水泥渗漏导致，如肺栓塞、血管栓塞、心脏异物及椎管内、椎间孔骨水泥渗漏等。

（6）肋骨骨折。

（7）骨水泥或造影剂过敏反应。

（8）感染。

（9）其他：椎体成形术造成患者死亡的报道极少，死亡原因主要包括腰椎旁侧穿刺损伤腰动脉导致大出血以及1次手术中行3节以上椎体及骨水泥大量渗漏栓塞肺动脉等。另外，脊柱转移瘤行椎体成形术后是否会增加邻近椎体新发椎体骨折的概率尚无报道。

第五节　并发症预防及处理原则

一、脊神经（根）、脊髓损伤预防

要在X线监视下操作，穿刺过程穿刺针始终在椎弓根内。在局部麻醉下操作，确保患者保持清醒，能随时交流、沟通。

二、胸膜、血管损伤预防

穿刺针入椎体后针尖位置于侧位透视下，针尖在椎体前中1/3处，正位透视下，针尖超过中线达对侧少许即可。避免损伤胸、腹主动脉，腔静脉。行胸椎成形术时要避免在穿刺时损伤胸膜，避免气胸。

三、骨水泥注射相关的并发症

常见的骨水泥渗漏部位有椎管内硬膜囊外、神经根管、椎旁软组织、相邻椎间盘内及椎旁静脉丛，大多数无临床严重后果。渗漏发生率差异较大，早期PVP治疗椎体转移肿瘤的渗漏率较高。

1. 骨水泥沿针道渗漏

骨水泥偶尔可沿针道倒流渗漏入椎体周围软组织内，多无临床症状。当针道渗漏至皮下引起疼痛较剧者，需切开取出渗漏的骨水泥。

2. 骨水泥渗漏入椎旁组织

骨水泥可通过椎体骨皮质骨折缝隙或肿瘤溶骨性破坏区，外渗入椎体周围软组织内，多无症状，无需特殊处理。

3．骨水泥渗漏入椎管和椎间孔

椎体后缘骨皮质破坏范围较广者易发生此类情况。若骨水泥较多地渗漏入椎管内则有导致椎管急性受压阻塞的危险。发生椎管及椎间孔渗漏后常见的临床症状有：

（1）神经根痛：由骨水泥渗漏入椎间孔静脉或椎间孔内所致，主要发生在PVP治疗椎体恶性肿瘤发生率较高的情况。通常采用口服非类固醇类抗炎药等治疗后，即可得到缓解，极少部分患者神经根疼痛会十分顽固，用药物治疗难以缓解，而需要外科手术摘除漏入神经孔内的已聚合变硬的骨水泥才能治愈。

（2）椎管受压：骨水泥渗漏入椎管可压迫脊髓或马尾神经导致瘫痪，发生率较低。当椎管内渗漏出现明显脊髓受压症状时，需尽早外科手术摘除椎管内已聚合变硬的骨水泥才能避免瘫痪的发生。

4．骨水泥渗漏入相邻椎间盘

在PVP术中骨水泥扩散渗漏入椎间盘内的发生率高达5%～25%，绝大多数椎间盘渗漏者无临床症状，但有增加邻近椎体新发骨折的风险。

5．骨水泥渗漏入椎旁静脉

骨水泥渗漏入椎旁静脉发生率在5.0%～16.6%，少量渗漏多无临床严重后果，但较多渗漏，可造成肺栓塞或局部疼痛加剧。

6．肺栓塞

注入骨水泥稀薄且量较大，未能及时发现骨水泥大量渗漏入椎旁静脉而回流至肺动脉分支内，而造成肺栓塞。少量肺动脉栓塞无临床症状，多在术后行胸部CT检查时发现。大量肺动脉栓塞则可出现休克、血氧饱和度降低和肺动脉高压等典型肺栓塞症状，甚至发生死亡，但临床发生率极低。

7．预防骨水泥渗漏并发症的主要措施

（1）对于椎体骨折尤其是后壁有明显破损者，以及椎体压缩性严重患者（压缩＞75%）慎用。

（2）把握好穿刺部位、进针角度及深度。

（3）使用快速凝固的PMMA和相对较小的注入剂量（2～8ml）。

（4）术中严密监测，发现骨水泥渗漏或达到椎体后1/3时，应停止注入骨水泥；骨水泥的注入量与症状缓解情况不呈正相关，而加压充填必然会导致骨水泥渗漏。

（5）可以通过激光或球囊加压的方法预防骨水泥渗漏的发生。PKP技术可以降低骨水泥渗漏的发生率。

（6）骨水泥必须在黏稠期注射。

（7）透视实时监视下注射，一旦发现椎旁存在较多渗漏，应立即停止注射。

（8）注射初期，注射速度应缓慢，随着骨水泥进一步变黏稠，再加快注射速度。

8．椎管内血肿

不常见，多由使用较粗穿刺针撕裂硬脊膜或硬脊膜内静脉丛导致了椎管内血肿，甚至可引起急性进行性脊髓或硬膜囊受压，需行急诊外科手术减压。临床表现为术后出现神经根受压进行性加重，甚至脊髓受压平面以下感觉及肌力进行减退，行 MRI 检查可较早发现椎管内血肿。

9．椎弓根断裂

不常见。椎弓根断裂可增加椎管内血肿及骨水泥渗漏入椎管的危险。

10．肋骨骨折

胸椎椎体成形治疗时，穿刺操作时可能发生肋骨骨折。理论上采用外科锤敲击推进穿刺针可预防肋骨骨折的发生。

11．脊柱感染

肿瘤患者通常抵抗力低下，因此椎体成形手术操作时，有可能发生椎体及周围组织感染。感染重在预防，主要措施包括：

（1）多数癌痛患者身体健康状况差或免疫功能低下，建议术前可预防性使用抗生素。

（2）并发糖尿病患者应将血糖控制在正常范围内，且术后应坚持控制血糖。

（3）免疫功能抑制者，可以在骨水泥中添加抗生素。

（4）手术器械、手术室需做充分的消毒准备，术中必须严格遵守无菌操作。

第六节　术后管理与注意事项

术后处理：术后患者仰卧 2～6h。在此期间应每隔 15min 检查一次患者生命体征，同时，检查患者感觉和运动功能，如出现感觉改变或疼痛持续加重应早期检查，包括对手术区域行 CT 扫描以观察有无骨水泥的渗漏，如发现有骨水泥渗漏入椎管，应积极对症处理，必要时手术治疗。如果术后 2h 内没有出现不适，患者可坐起。避免负重或弯腰捡拾地上的物体，下地行走时佩戴腰围保护。另外，可在医师指导下进行腰背肌锻炼（如仰卧挺腹等）。术后观察 1～3 天可出院。

虽然骨水泥椎体成形术对椎体转移瘤和其他脊柱肿瘤有优良的镇痛效果，对提高患者的生存质量也有良好的帮助，但仍然只是病变的局部治疗方法，并有引起严重并发症的可能。因此，应结合具体情况，强调对原发肿瘤的综合治疗。对于并发非肿瘤侵入椎体所致的椎体压缩性骨折的肿瘤患者，虽其手术操作基本一致，但同样要强调原发疾病的治疗。

（陈金生）

参 考 文 献

［1］中华医学会放射学分会介入学组. 经皮椎体成形术操作技术专家共识[J]. 中华放射学杂志, 2014, 48 (1): 6-8.

［2］Kyriakou. The role of cement augmentation with percutaneous vertebroplasty and balloon kyphoplasty for the treatment of vertebral compression fractures in multiple myeloma: a consensus statement from the International Myeloma Working Group [J]. *Blood Cancer Journal*, 2019, 9: 27.

［3］中华医学会骨科学分会骨肿瘤学组. 脊柱转移瘤外科治疗指南 [J]. 中华骨科杂志, 2019, 39 (12): 717-726.

［4］刘尚礼, 叶伟, 李春海. 经皮椎体成形术的研究进展[J]. 脊柱外科杂志, 2008, 6 (1): 58-61.

［5］杨惠林, 刘强, 唐海. 经皮椎体后凸成形术的规范化操作及相关问题的专家共识 [J]. 中华医学杂志, 2018, 98 (11): 808-812.

第五章

癌症疼痛自控镇痛

第一节 引 言

疼痛是癌症患者最大且最难以忍受的痛苦，严重影响癌症患者的生活质量。有数据显示，初诊癌症患者的疼痛发生率约为 25%，而晚期癌症患者的疼痛发生率可达 60%～80%，其中 1/3 的患者为重度疼痛。因此在癌症治疗过程中，镇痛具有重要作用和意义。但癌痛患者门诊治疗难度大，口服镇痛药物往往不能控制。多数患者需反复辗转于各个医院住院，不仅费用高昂，还会占用大量医疗资源。为满足患者个体化用药的需求，维持最低有效镇痛药物浓度，提高镇痛效果，减少药物不良反应，降低医护人员工作强度和医疗成本，患者自控镇痛（patient-controlled analgesia，PCA）被广泛地应用于癌痛，尤其是难治性癌痛和暴发痛患者的治疗。

患者自控镇痛需要使用 PCA 泵给药，由医护人员根据患者疼痛程度和身体情况，预先设置镇痛药物的剂量参数，再交由患者"自我管理"的一种疼痛处理技术。由于个体间对疼痛的反应及其对各种镇痛药物的敏感程度不同，不同患者对阿片类药物剂量需求存在着很大的个体差异，PCA 是在患者感觉疼痛时按压启动键，通过计算机控制的微量泵向体内注射定量的药物。其特点是在医师设置的范围内，患者自己按需要调控注射药物的时机和剂量，满足不同患者、不同时间、不同疼痛强度下的镇痛需要。PCA 技术简化了镇痛的给药途径，增加了患者的主动参与感，提高镇痛治疗的敏感性和临床效果。在个体化癌痛治疗中，PCA 镇痛主要应用于口服困难的患者、口服大剂量镇痛药效果不佳或不良反应大的患者，PCA 镇痛具有起效快，血药浓度平稳，镇痛效果好，不良反应小、携带方便、价格经济等优点，已经被医护工作者广泛接受，成为了麻醉和疼痛常用的一种镇痛方法。

根据 PCA 给药途径和参数设置的不同，PCA 可分为患者自控静脉镇痛、患者自控硬膜外或蛛网膜下隙镇痛、患者自控皮下镇痛、患者自控神经丛镇痛等，下面我们将对每类 PCA 的适应证、禁忌证、操作方法、不良反应及并发症和处理原则进行详细描述。

第二节　患者自控静脉镇痛

患者自控静脉镇痛（patient controlled intravenous analgesia，PCIA）是应用最广泛、最主要的给药途径，可以方便地使用于外周静脉和中心静脉。PCIA 可以滴定出最低有效镇痛药物剂量，达到满意镇痛目标后，再转换为口服或其他给药途径。PCIA 主要应用阿片类药物，也可联合应用辅助药（如氟哌啶等）。PCIA 操作简单，起效快，效果可靠，适用范围较广。但 PCIA 药物作用的选择性不强，全身的影响较大，用药量大，并发症发生率较高，一般用于短期疼痛的治疗。

一、适应证

（1）全身有两处以上疼痛，现有的镇痛方法不能有效地缓解疼痛的患者。

（2）胃肠道功能紊乱已不能口服镇痛药物的患者。

（3）生存期较短的晚期癌症疼痛患者。

（4）癌症患者的急性疼痛，需紧急控制疼痛，可以通过静脉给药途径快速滴定镇痛，然后进行自控镇痛。

二、禁忌证

不愿接受 PCA 治疗的患者，年龄过大或者过小而缺乏沟通评估能力者，精神异常者，活动受限无法控制按钮为相对禁忌证，必要时可由家属或医护人员代为操作。对于既往有阿片类药物过敏、严重的血容量不足、低氧血症、严重的呼吸道梗阻、严重的凝血功能紊乱、菌血症、全身情况危重多器官衰竭等患者禁忌使用。

三、操作方法

（一）术前阿片类药物计算

计算术前患者阿片类药物用量，转换为吗啡当量（morphine milligram equivalents，

MME），而口服用量与静脉持续输注给药用量换算比例为 3∶1。盐酸羟考酮缓释片与硫酸吗啡缓释片的换算比为（1.5～2）∶1。芬太尼透皮贴剂目前常用剂型有 4.2mg（25μg/h）和 8.4mg（50μg/h），常用阿片类药物间的等效换算为：芬太尼透皮贴剂 4.2mg（25μg/h）＝吗啡 60mg/d＝盐酸羟考酮缓释片 30mg/d，氢吗啡酮的镇痛强度为吗啡的 5 倍，即 2mg 氢吗啡酮＝10mg 吗啡。

计算患者静脉镇痛泵的具体药物每日剂量、药物浓度、单次给药量（Bolus）、负荷量（Loading Dose）、持续输注量（Continuous Infusion）、单位时间最大量（Maximal Dose）和锁定时间（Lockout Time）（图 5-2-1）。

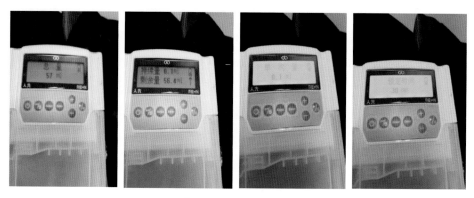

图 5-2-1　静脉 PCA 镇痛泵设置界面图示

（二）放置静脉留置针或中心静脉导管

一般患者可在上肢如手背、前臂等部位放置静脉留置针（图 5-2-2）。对于长期行化疗补液的恶性肿瘤患者，可留置中心静脉（锁骨下静脉、颈内静脉和股静脉）导管。

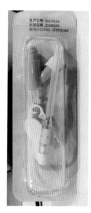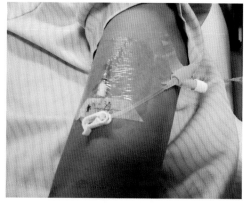

图 5-2-2　静脉留置针

（三）术后管理

（1）根据术前计算的药物用量配制好泵内药物，连接电子镇痛泵，设置好泵参数，双人核对药物及镇痛泵参数，注意连接管道排出气体，检查镇痛泵的运作是否正常。根据患者疼痛缓解情况，定时评估镇痛泵参数是否需要调整，指导患者及家属如何进行自控镇痛。

（2）密切观察患者术后情况，避免阿片类药物过量；若出现嗜睡、谵妄等表现，生命体征稳定的情况下可暂停镇痛泵；若患者出现明显呼吸抑制或生命体征不稳定时，予纳洛酮拮抗及生命支持治疗。

（3）术后视患者疼痛情况调整电子镇痛泵参数：VAS$\geq$7 分，加量 50%～100%；3 分＜VAS＜7 分，加量 25%～50%；VAS$\leq$3 分，可维持原药量或加量 25% 以下。1 小时后再次评估或调整剂量，直至效果满意，尽量争取 24 小时内 VAS 评分稳定至 3 分以下。原则上，硬膜外持续输注镇痛药物治疗癌症疼痛的最大剂量无上限，但输注吗啡量过大时应当考虑更换药物，增加辅助镇痛药物，或改为其他非胃肠途径（硬膜外、鞘内）给药。

（4）做好术口管理：因患者多为恶液质，营养状态差，留置针管术口易感染，需加强护理，也应做好宣教，做好营养支持治疗，嘱患者及家属避免留置针处沾水或过度活动，导致针口敷料皱褶脱落。

四、不良反应及并发症

（一）不良反应

1. 阿片类药物的常见不良反应

当药物过量和中毒时，可产生呼吸抑制，常见不良反应主要包括：

（1）恶心、呕吐。

（2）便秘。

（3）神经系统不良反应如嗜睡、精神错乱和神经毒性等。

（4）尿潴留。

（5）锥体外系症状。

（6）皮肤瘙痒。

2．戒断反应

3．与 PCA 装置有关的不良反应

（二）并发症

1．静脉留置针穿刺点感染

因静脉留置针可能长时间压迫皮肤，造成局部破溃、感染等可能；或因穿刺操作或镇痛泵加药违反无菌操作原则，使细菌直接进入血液系统。

2．中心静脉导管感染

感染的途径主要是皮肤污染，微生物可以从患者皮肤沿着导管外表面移行，主要表现为发热、寒颤或置管部位红肿、硬结或有脓液渗出等。导管接头在镇痛泵反复加药，连接导管时，如不注意无菌操作，可引起感染；其他治疗、输液或注射药物时，导管接头也会与外界交通引起感染。

五、处理原则

（一）留置针口处感染

若出现留置针口处感染，处理原则为抗感染。立即停用静脉镇痛泵，并进行血液细菌培养，需根据临床及药敏试验，使用足量、足疗程的抗生素积极抗感染治疗。

（二）中心静脉导管感染

1．中心静脉导管感染的预防

（1）置管时确保无菌操作和置管后管理，是预防导管感染的重要措施。术前准备必须仔细消毒皮肤，同时避免皮肤划伤损伤。置管时要求戴无菌手套、帽子和口罩，减少穿刺后感染的机会。随着中心静脉导管（central venous catheter，CVC）使用时间的延长，感染概率明显增加，通过正确的护理和及时处理，降低感染发生率，应定期使用清洁干燥的密闭性敷料，干纱布包裹导管。尽量避免不必要的导管暴露，包括采血注射输注、肠外营养等。

（2）推荐在 CVC 插入前用乙醇或 2% 葡萄糖酸氯己定清洁皮肤（Grade A）。

（3）一项荟萃分析表明，使用 2% 葡萄糖酸氯己定溶液进行局部消毒比使用聚维酮碘溶液，减少约 49% 的住院患者导管相关性血行感染的风险（Grade A）。

（4）更换敷料时需要用乙醇溶液或 2% 葡萄糖酸氯己定清洁导管穿刺点，并保持干燥（Grade A）。

（5）最好使用 0.9% 无菌氯化钠注射液冲洗和封管（Grade B）。

（6）一篇随机对照试验的荟萃分析评价了肝素对导管通畅时间的影响和对预防静脉和动脉导管相关并发症的效果，认为 10U/ml 肝素间歇冲洗并不优于用生理盐水冲洗（Grade A）。

（7）若非紧急情况，应避免股静脉置管。一篇系统评价发现锁骨下中心静脉通路优于股静脉通路，因为无论长期还是短期置管，其发生感染、血栓等并发症的风险均较低。锁骨下静脉和颈内静脉长时间置管，发生导管相关血流感染的风险是相似的（Grade A）。

（8）如果患者出汗过多，或插入部位有出血或渗血，最好采用透明、半渗透性敷料。纱布敷料应尽早更换为透明辅料（Grade B）。

（9）正常情况，连续使用 CVC 时的装置更换频率不必高于 72h/ 次，除非导管断开或怀疑、证实有导管相关性感染（Grade A）。

（10）CVC 插入 24h 后需更换敷料，然后每周换一次，除非有特殊需更换的指征（如有渗出）（Grade B）。

（11）没有证据显示口服或胃肠外使用抗生素或抗真菌药物可减少成人相关性血行感染的发病率（Grade A）。

2．中心静脉导管感染处理

若置管部位有明显的炎症表现，特别是当患者同时伴有发热或严重全身性感染等临床表现时，应考虑导管相关血行感染是由金黄色葡萄球菌或革兰阴性杆菌引起的。在缺少实验室检查依据时，具有血行感染临床表现的患者，若拔除可疑导管后，体温恢复正常，可作为导管相关血行感染的间接证据。在怀疑导管相关感染时，应根据导管标本培养和血培养结果，选择敏感的抗生素，积极抗感染。

第三节　患者自控硬膜外／蛛网膜下隙镇痛

患者自控硬膜外镇痛（patient controlled epidural analgesia，PCEA）或鞘内 PCA

PCEA 是利用 PCA 装置将药物用于硬膜外腔，适用于头面部以外的癌痛患者，镇痛效果确切、节段性好，但硬膜外导管不易保留或不能长时间保留是其不足之处。特别需要指出的是，经全身应用阿片类药物镇痛不满意者，改用 PCEA 后仍有 76.2% 的患者可获得满意的镇痛效果。

PCEA 除应用阿片类药物外，还常应用低浓度局麻药（如丁哌卡因、罗哌卡因、利多卡因、α_2 受体激动剂可乐定、NMDA 受体拮抗剂氯胺酮、辅助药氟哌啶等）。硬膜外间隙用药兼具节段作用和全身作用，这也使 PCEA 药物的选择余地大大增加，尤其是上述药物的联合应用可明显增强镇痛效能，降低各药物的剂量，减少药物过量的不良反应，延缓药物耐受的发生。由于其作用机制类似于鞘内 PCA，应用药物种类也类似，但药物用量更大，不良反应也更高，因此在癌症疼痛患者镇痛时已逐渐被鞘内 PCA 取代，仅在不适合鞘内镇痛的癌痛患者中（如截瘫患者）或在术后镇痛时应用。

鞘内 PCA 是将鞘内药物输注系统（intrathecal drug delivery systems，IDDS）植入蛛网膜下隙，通过 IDDS 系统将药物输注到椎管内，作用于脊髓相应位点，阻断疼痛信号通过脊髓向大脑传递，使疼痛信号无法到达大脑皮层，从而达到控制疼痛的目的。因其具有镇痛效果确切、不良反应相对较少的特点，在癌痛治疗上得到越来越广泛的应用。阿片类药物在鞘内应用可直接与大脑及脊髓的阿片受体结合，通过阻止阿片受体与 P 物质结合而阻断伤害性信号的传导，达到高效镇痛的效果，因其可直接与阿片受体结合，阿片类药物用药量较少（理论上仅为口服吗啡剂量的 1/300，即可达到相同镇痛效果），所以会大幅减少不良反应的发生。本节将主要介绍临时的简易自控硬膜外/蛛网膜下隙镇痛技术，常用的 IDDS 装置分为全植入式鞘内药物输注系统和半植入式鞘内药物输注系统，具体内容详见第六章和第七章。

一、适应证

（1）头面部以外的癌痛患者。

（2）全身阿片类药物镇痛效果不满意，或需要大剂量阿片类药物才能达到镇痛效果的癌痛患者。

（3）全身应用阿片类药物后，难以耐受不良反应的癌痛患者。

二、禁忌证

（1）患者不愿意接受。

（2）感染（穿刺部位、败血症等）。

（3）凝血功能异常。

（4）脑脊液循环不良者、椎管内转移等为相对禁忌证。

三、操作方法

（一）术前阿片类药物计算

计算术前患者阿片类药物用量，转换为吗啡当量（morphine milligram equivalents, MME），而口服用量与硬膜外持续输注给药用量换算比例为30∶1。盐酸羟考酮缓释片与硫酸吗啡缓释片的换算比为1∶（1.5～2）。芬太尼透皮贴剂目前常用剂型有4.2mg（25μg/h）和8.4mg（50μg/h），常用阿片类药物间的等效换算为：芬太尼透皮贴剂4.2mg＝吗啡60mg/d＝盐酸羟考酮缓释片30mg/d，氢吗啡酮的镇痛强度为吗啡的5倍，即2mg氢吗啡酮＝10mg吗啡。

计算好患者电子静脉镇痛泵的具体药物、单次给药量（Bolus）、锁定时间（Lockout Time）、负荷量（Loading Dose）、持续输注量（Continuous Infusion）、单位时间最大量（Maximal Dose）和药物浓度。

（二）硬膜外穿刺置管方法

1. 术前准备

患者入手术室后，常规心电监护、血氧饱和度监测，建立静脉通路。

2. 体位

取侧卧胸膝位（双手抱膝），头尽量向胸部弯曲，背部向后弓成弧形，使棘突间隙增大。患者背与床面尽量垂直。采用X线透视定位穿刺椎间隙并做标记，穿刺位置为 L_{3-4} 或 L_{2-3} 间隙。

3. 旁正中位穿刺

透视定位穿刺点 L_{3-4} 或 L_{2-3} 的间隙，常规进行消毒铺单，应用1%利多卡因进行局部浸润麻醉，C形臂侧位透视下穿刺，穿刺针尖端朝头侧，穿刺点位于椎弓根的内侧缘，距正中线1～1.5cm，针尖目标是上一个或一个半椎体的棘突中点。针尖到位后反复进行注射器阻力试验，在突破黄韧带时会有落空感，阻力消失，拔出穿刺针的针芯后，抽吸无回血或脑脊液回流，推注空气无阻力，证实针头已到达硬膜外腔。也可在穿破黄韧带之前，拔掉针芯，在针尾上滴一滴生理盐水，当针尖刺破黄韧带时，悬滴就被吸入，此法也称为悬滴法。穿刺成功后，即可置入硬膜外导管。注意置管时应动作轻柔，否则易导致导管弯曲、打结等。

4．固定硬膜外导管

利用硬膜外包中的针头穿过无菌敷料贴的中央，将硬膜外导管从针眼中导出，小心将敷料贴从导管滑至穿刺部位，粘在皮肤上，然后将一张 7cm×11cm 大小的透明无菌薄膜粘在敷料贴和硬膜外导管外面，最后用约 3cm 宽的长胶布将硬膜外导管贴敷固定于患者背部，将导管另一端连接电子镇痛泵。

5．操作注意事项

硬膜外腔穿刺时要缓慢进针，仔细体会针尖的阻力变化，大多情况下在突破黄韧带时会产生"落空感"，即感觉阻力突然明显减弱或消失。但要注意的是，有时在进针穿破黄韧带时，并无明显的落空感，这时可借助气阻力消失、悬滴法以及置管试验，反复试探并确定针尖是否进入了硬膜外腔。

注意不要完全依赖落空感来确定，否则有损伤脊髓或脊神经的可能。此外，穿刺时还要注意不要刺入骨质，避免发生骨髓炎。拔出针芯时，要注意观察有无脑脊液或血液流出，若有脑脊液流出，应及时用针芯插回穿刺针内，防止过多丢失脑脊液，同时要及时退出穿刺针。出现血液时，说明刺破了硬膜外腔的静脉丛，尤其是置入导管，当导管进入硬膜外腔的外侧静脉丛集中的地方时，应及时将针头或导管退出 1cm 左右，并注入生理盐水冲洗针头或导管，防止淤血阻塞管道或针头。出血较多时，可用 1:40 万的肾上腺素盐水注射 1～2ml，方法同上。

在置管前应调整针口转向头侧或尾侧，以利于导管的置入。硬膜外导管在硬膜外腔一般留置 2～3cm，不宜过长，否则易发生扭折、穿入椎间孔等情况。置入硬膜外导管时要缓慢送入，若导管穿过穿刺针头后出现阻力，需将导管退出重新置入时，必须将穿刺针与导管一并拔出，切忌只拔导管，否则针头的斜面容易将导管切断。留置导管并拔针时，应一手拔针，一手固定硬膜外腔导管，防止将导管带出。持续保留硬膜外导管时，为防止感染，应每隔 2～3 天消毒穿刺点皮肤一次，并更换固定敷料。

（三）术后管理

（1）根据术前计算的药物用量配制好泵内药物，连接电子镇痛泵，设置好泵参数，双人核对药物及镇痛泵参数，注意连接管道排出气体，检查镇痛泵的运作是否正常。根据患者疼痛缓解情况，定时评估镇痛泵参数是否需要调整，指导患者及家属如何进行自控镇痛。

（2）密切观察患者术后情况，避免阿片类药物过量，若出现嗜睡、谵妄等表现及生命体征稳定的情况下，可暂停镇痛泵；若患者出现明显呼吸抑制或生命体征不稳定时，予以纳洛酮拮抗及生命支持治疗。

（3）术后视患者疼痛情况调整电子镇痛泵参数：VAS≥7分，加量50%～100%；3分<VAS<7分，加量25%～50%；VAS≤3分，可维持原药量或加量25%以下。每2～4小时再次评估或调整剂量，直至效果满意。原则上硬膜外持续输注镇痛药物治疗癌性疼痛，最大剂量无上限，但输注阿片类药物量过大时，应当考虑更换药物，增加辅助镇痛药物，或改为其他非胃肠途径（鞘内）给药。

（4）做好术口管理：因患者多为恶液质，营养状态差，留置针管术口易感染，需加强护理，也应做好宣教，做好营养支持治疗，嘱患者及家属避免留置针处沾水或过度活动，导致针口敷料皱褶脱落。

四、不良反应及并发症

（一）不良反应

（1）阿片类药物的常见不良反应：

1）恶心、呕吐。

2）便秘。

3）神经系统不良反应（如嗜睡、精神错乱和神经毒性等）。

4）尿潴留。

5）锥体外系症状。

6）皮肤瘙痒。

（2）当药物过量和中毒时，可产生呼吸抑制。

（3）戒断反应。

（4）与PCA装置有关的不良反应。

（二）并发症

主要为穿刺点感染，导管堵塞或脱落。

五、处理原则

（一）处理阿片类药物的常见不良反应

1. 恶心呕吐

为最常见的不良反应，严重者甚至难以继续 PCA 用药。恶心、呕吐的症状会随着用药时间延长而逐渐改善。PCA 中常用的止吐药有甲氧氯普胺、氟哌利多以及地塞米松等。氟哌利多因其良好的镇静、镇吐和麻醉协同作用，常用于临床麻醉和术后镇痛，但也有锥体外系反应的报道。甲氧氯普胺可抑制延髓呕吐化学感受区多巴胺受体，反射性地抑制呕吐中枢，而中枢其他部位抑制作用轻微，故产生较强的镇吐作用而很少引起催眠作用；同时甲氧氯普胺能促进肠蠕动，促进患者尽快恢复胃肠功能。

2. 便秘

便秘与阿片类药物剂量有一定的相关性，并且不会随着服药时间的延长而改善。轻者多食水果、青菜，增加食物中纤维素含量，重者可服用番泻叶、乳果糖和芦荟胶囊等药物治疗。

3. 神经系统不良反应

如嗜睡、精神错乱和神经毒性等。可适当减少阿片类药物用量，如同时联合使用其他影响神经系统的药物，应注意药物配伍禁忌。

4. 尿潴留

较常见的阿片类药物不良反应，尤其好发于老年男性患者。由于腰骶部副交感神经阻滞，阿片类药物可增加输尿管张力，并使膀胱括约肌收缩，从而尿潴留发生率高。通常可采用阿片受体拮抗剂、抗胆碱酯酶药、拟胆碱药、α 受体阻滞剂等药物，热敷或按摩膀胱区、听流水声、针灸等治疗，若上述治疗仍无效，可进行导尿。

5. 锥体外系症状

可能是因为氟哌利多进入脑脊液，经过循环在中枢神经系统的浓度大大提高，阻断黑质 - 纹状体通路的多巴胺受体，使纹状体中乙酰胆碱占优，引起锥体外系症状。处理原则：①停用含氟哌利多的镇痛液；②应用中枢抗乙酰胆碱药（如东莨菪碱、苯巴比妥钠），可快速逆转锥体外系症状。

6. 皮肤瘙痒

比较多见，主要由吗啡引起。其发生具有剂量依赖型特点，即剂量越大，发生率越高。轻症瘙痒者，可采用抗组胺药治疗；重者需减量或停药并更换其他镇痛药物。

六、药物中毒

当药物过量和中毒时，可产生呼吸抑制，且多在夜间睡眠时发生。阿片类药物引起的呼吸抑制表现为呼吸频率降低，而局麻药引起的呼吸抑制表现为潮气量减少，呼吸表浅。呼吸抑制应重在预防。阿片类药物有效血药浓度的个体差异很大，应根据患者的疼痛程度和原用药情况进行 PCA 参数的设定，尤其是背景输注剂量，要从根据疼痛程度所计算出的镇痛药剂量的小剂量开始，镇痛不佳需调整剂量时，增幅以原有剂量的 10%～20% 为宜。一旦发生呼吸抑制，应立即终止阿片类药物，输氧并应用小剂量纳洛酮拮抗。上述由阿片类药物引起的不良反应均可用纳洛酮拮抗，但值得注意的是，需谨慎使用纳洛酮拮抗，因为突然逆转往往会导致恶心、呕吐、出汗、心动过速、血压升高、颤抖和癫痫发作，同时患者可因疼痛明显加重而躁动不安，严重者可致肺水肿、心律失常和心脏骤停，给下一步的处理带来困难。因此，呼吸抑制重在预防，剂量应从由疼痛程度计算出的小剂量开始，避免严重不良反应的发生和拮抗剂的应用。必要时行气管插管、机械通气。

需监测患者基本生命体征，包括血压、心率、体温、呼吸频率、血氧饱和度等。根据患者的疼痛程度，应用镇痛药物的剂量来确定监测时间，量化、定时、动态和全面评估镇痛效果，尤其在应用初期和剂量调整时，需要密切监测与评估，患者自控镇痛剂量滴定期间需住院治疗。

七、戒断反应

因患者长期口服大剂量阿片类药物，突然转换成静脉用药（尤其是芬太尼类等人工合成阿片类药物）可能会出现类似戒断反应的表现。表现为头痛、腹痛、肌肉疼痛或抽筋、胃肠痉挛、恶心、呕吐、出汗、发冷寒战、心动过速、睡眠不安等，严重时可出现血压下降、虚脱、休克。

八、效果不佳

按照疼痛机制进行综合治疗，如果有神经病理性疼痛、内脏疼痛或交感神经参与或维持的疼痛，或混合机制的疼痛，则需要增加相应的治疗药物。如果总剂量过大、效果不佳或出现不良反应时，应及时更换其他给药途径，联合其他治疗方法，给予多模式镇痛以及多学科联合镇痛，而非单纯增加阿片类药物的剂量。

九、药物选择

除吗啡外，在输注氢吗啡酮、丁哌卡因、舒芬太尼、巴氯芬、曲马多时均可能导致肉芽肿，因此需谨慎选择用药。

十、感染

若出现穿刺点感染，处理原则为抗感染。立即停用镇痛泵，并进行血液细菌培养，需根据临床及药敏试验，使用足量、足疗程的抗生素，积极抗感染治疗。

十一、操作不当

在 PCA 使用过程中出现的问题多是由于使用不当或操作错误所造成的。因此，已掌握 PCA 技术的医务工作者，在操作过程中要认真进行各项参数的选择、计算和设置，反复核对所选药物及剂量，仔细检查 PCA 装置的工作状态、认真进行各项参数的选择、计算和设置，电脑程序系统和管道连接顺序，密切观察 PCA 应用中患者的反应，及时调整不合适的参数或排除故障。

PCA 机械泵均设有报警装置，当遇有管道内有气泡时，PCA 泵会发出警报，输注会自动停止，当故障排除、警报取消后，输注又重新启动。

第四节　患者自控皮下镇痛

患者自控皮下镇痛（patient controlled subcutaneously analgesia，PCSA）多用于需长期胃肠道外给药的癌痛患者，其管理较静脉给药途径简便，并发症也较静脉途径少。PCSA 药物的生物利用度是静脉给药的 80%，临床上多通过静脉给药，控制疼痛后，改用皮下给药途径。但应注意使用 PCSA 时应定期（每 7～10 天）更换皮下针头的放置部位，以免吸收不良造成镇痛不足。此外，对皮下组织有刺激的镇痛药物（如哌替啶）不能用于 PCSA。

PCSA 皮下穿刺操作简单，可供穿刺的部位广泛，胸、腹壁及四肢均可，固定牢靠且不妨碍患者活动。由于穿刺部位浅，感染等并发症易于早期发现和处理，故适用于硬膜外和静脉穿刺受限的疼痛患者，如创伤或烧伤后疼痛患者以及在家治疗的癌痛患者或其他长期治疗的慢性疼痛患者。PCSA 用药以吗啡最为多见。

一、适应证

（1）不能口服或不适宜胃肠道给药的癌痛患者（如消化道出血、肠梗阻、吞咽困难、鼻饲饮食、胃肠道造瘘、胃肠道功能障碍等）。

（2）大剂量阿片类药物口服或透皮贴剂（等效吗啡量 ≥ 300mg/d）镇痛效果不佳或不能耐受药物不良反应的癌痛患者。

（3）频繁发作的暴发痛。

（4）控释、缓释阿片类药物剂量快速滴定或重新滴定。

二、禁忌证

意识不清、全身水肿、末梢和皮下循环不良的患者为绝对禁忌证；恶病质、颅内压增高、脏器功能衰竭的患者为相对禁忌证。

三、操作方法

（一）术前阿片类药物计算

计算术前患者阿片类药物用量，转换为吗啡当量（morphine milligram equivalents，MME），而口服用量与皮下持续输注给药用量换算比例为 2∶1。盐酸羟考酮缓释片与硫酸吗啡缓释片的换算比为 1∶（1.5～2）。芬太尼透皮贴剂目前常用剂型有 4.2mg（25μg/h）和 8.4mg（50μg/h），常用阿片类药物间的等效换算为：芬太尼透皮贴剂 4.2mg（25μg/h）＝吗啡 60mg/d＝盐酸羟考酮缓释片 30mg/d，氢吗啡酮的镇痛强度为吗啡的 5 倍，即 2mg 氢吗啡酮＝10mg 吗啡。

计算好患者电子镇痛泵的具体药物、单次给药量（Bolus）、锁定时间（Lockout Time）、负荷量（Loading Dose）、持续输注量（Continuous Infusion）、单位时间最大量（Maximal Dose）和药物浓度。

（二）在皮下放置静脉留置针

1．穿刺方法

使用静脉留置针，一般 20～26G 均可。严格无菌操作，消毒皮肤，留置针皮下穿刺角度小于 30°，以免刺入肌肉层。消瘦的患者，可捏起局部皮肤穿刺。妥善固定留置针和输注导管，最好使用透明敷料贴，以便观察，同时记录留置时间。

2．穿刺部位

全身多个部位皮肤均适宜穿刺，以局部循环良好，不影响患者的活动、睡眠等部位为佳，常用部位为上臂三角肌下缘，卧床或活动受限患者还可选择大腿的内侧或外侧。需要避开局部感染、皮下水肿、皮肤破损、皮肤皱褶、乳腺以及关节周围皮肤、经过放射治疗的皮肤等部位。

（三）术后管理

（1）根据术前计算的药物用量配制好泵内药物，连接电子镇痛泵，设置好泵参数，双人核对药物及镇痛泵参数，注意连接管道排出气体，检查镇痛泵的运作是否正常。根据患者疼痛缓解情况，定时评估镇痛泵参数是否需要调整。指导患者及家属如何进行自控镇痛。

（2）密切观察患者术后情况，避免阿片类药物过量，若出现嗜睡、谵妄等表现，生命体征稳定的情况下可暂停镇痛泵；若患者出现明显呼吸抑制或生命体征不稳定时，予纳洛酮拮抗及生命支持治疗。

（3）术后视患者疼痛情况调整电子镇痛泵参数：VAS≥7 分，加量 50%～100%；3 分＜VAS＜7 分，加量 25%～50%；VAS≤3 分，可维持原药量或加量 25% 以下。2～4 小时再次评估或调整剂量，直至效果满意。背景剂量一般不超过 2ml/h，否则容易造成局部皮肤吸收不良。原则上皮下持续输注镇痛药物最大剂量无上限，但皮下输注吗啡量超过 300mg/24h，应当考虑更换药物，增加辅助镇痛药物，或改为其他非胃肠途径（静脉、硬膜外或鞘内）给药。

（4）做好伤口管理：因患者多为恶液质，营养状态差，留置针管伤口易感染，需加强护理，也应做好宣教，做好营养支持治疗，嘱患者及家属避免留置针处沾水或过度活动，导致针口敷料皱褶脱落。

四、不良反应及并发症

与硬膜外患者自控镇痛的不良反应及并发症相似，多数肿瘤患者自控皮下镇痛的不良反应都相对轻微，主要需观察局部皮肤是否有硬结、发红和水肿等。

五、处理原则

（1）至少每2~4小时检查一次皮肤情况，如皮肤出现硬结、发红和水肿等，应停用皮下自控镇痛，局部热敷，促进局部炎症和液体的吸收。

（2）医师开具医嘱后，护士要双人核对医嘱，记录开始时间、输注部位、给药时间、输注药物及剂量（以 mg 或 μg 计算）、药物容量或体积（以 ml 计算）。检查输注管道是否通畅，有无扭曲和打折；留置针有无脱落等。出现异常情况应及时更换穿刺部位。

（3）其余与硬膜外患者自控镇痛相似。

第五节　患者自控神经丛镇痛

患者自控神经丛镇痛（patient controlled neuroplex analgesia，PCNA）是指通过神经丛鞘或神经根鞘给药的 PCA 方法，主要应用局麻药、糖皮质激素及维生素类药。进行 PCNA 治疗时，穿刺针的固定很重要，固定不好，直接影响治疗效果或损伤神经。局麻药的浓度不宜过高，以便及时发现神经损伤的征兆。

一、适应证

适用于治疗顽固性的、疼痛剧烈的神经源性疼痛，如经臂丛神经鞘行 PCNA 治疗上肢癌痛，可取得满意的疼痛效果，且该法阻滞交感神经，扩张上肢血管，可增加上肢神经营养，加速炎症消除。

二、禁忌证

（1）患者不愿意接受。

（2）感染（穿刺部位、败血症等）。

（3）凝血功能异常。

三、操作方法

（一）术前阿片类药物计算

计算术前患者阿片类药物用量，转换为吗啡当量（morphine milligram equivalents，MME），而口服用量与静脉持续输注给药用量换算比例为3∶1。盐酸羟考酮缓释片与硫酸吗啡缓释片的换算比为1∶（1.5～2）。芬太尼透皮贴剂目前常用剂型有4.2mg（25μg/h）和8.4mg（50μg/h），常用阿片类药物间的等效换算为：芬太尼透皮贴剂4.2mg（25μg/h）＝吗啡60mg/d＝盐酸羟考酮缓释片40mg/d，氢吗啡酮的镇痛强度为吗啡的5倍，即2mg氢吗啡酮＝10mg吗啡。

计算好患者电子镇痛泵的具体药物、单次给药量（Bolus）、锁定时间（Lockout Time）、负荷量（Loading Dose）、持续输注量（Continuous Infusion）、单位时间最大量（Maximal Dose）和药物浓度。

（二）穿刺置管（以臂丛神经置管为例）

超声引导下行臂丛神经置管。术前准备：心电监护，开通静脉通道，吸氧，穿刺部位消毒，铺巾。用1%利多卡因皮肤浸润。

1. 肌间沟入路

（1）适应证：肩部、锁骨远端、肱骨、上臂、前臂桡侧部位手术的麻醉和镇痛。

（2）体位：仰卧头转向对侧，肩下可垫小枕。

（3）超声探头：高频线阵探头（图5-5-1）。

（4）超声技术：常采用平面内技术由外侧进针至肌间沟内（图5-5-2）。

2. 锁骨上入路

（1）适应证：肱骨、肘部、前臂和手的外科手术麻醉和镇痛。

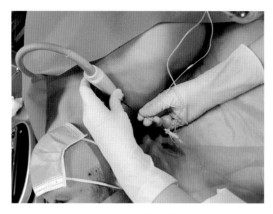

图 5-5-1　超声探头

初始置于锁骨上约 3cm 的颈外静脉上，或从锁骨上窝开始向头侧扫查。

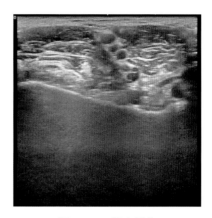

图 5-5-2　超声图像

前中斜角肌之间数个斜行线性排列的圆形低回声结构即为臂丛神经根或神经干，向头侧追踪至颈椎横突沟可辨别神经根或神经干的来源。

（2）体位：仰卧或半坐位头转向对侧，肩下可垫小枕。

（3）超声探头：高频线阵探头（图 5-5-3）。

（4）超声技术：常采用平面内技术由外侧向内侧进针至臂丛神经鞘内（图 5-5-4）。

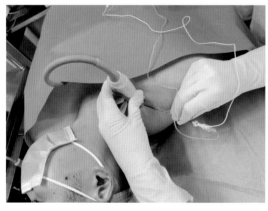

图 5-5-3　超声探头

初始置于锁骨上窝，并向尾侧倾斜。

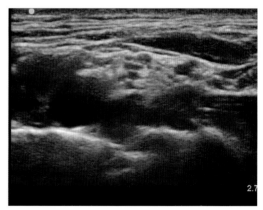

图 5-5-4　超声图

锁骨下动脉上外侧蜂窝状结构即为集结的臂丛神经。

3．腋路

（1）适应证：前臂和手的外科手术麻醉和镇痛。

（2）体位：仰卧，上臂外展，肘部屈曲。

（3）超声探头：高频线阵探头（图 5-5-5）。

（4）超声技术：常采用平面内技术由外侧进针，也可采用平面外技术。进针置管至腋动脉的浅部和内侧（图 5-5-6）。

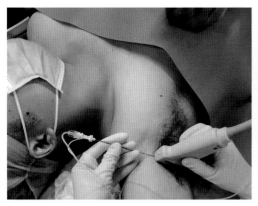

图 5-5-5　超声探头
与肱骨垂直放置于腋窝胸肌和肱二头肌交叉处。

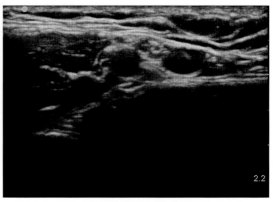

图 5-5-6　超声图
正中神经、尺神经和桡神经在腋鞘内分散在腋动脉周围，肌皮神经在喙肱肌内。

　　注意事项：①肌间沟法可出现霍纳综合征，喉返神经和膈神经阻滞等意外及其并发症；②肌间沟法、锁骨上法阻滞有发生气胸的可能；③肌间沟法有误入蛛网膜下隙和硬膜外间隙的可能性，可能造成神经主干损伤或者血管损伤，会出现皮下血肿出血或者肢体麻木无力等症状。

（三）术后管理

　　（1）根据术前计算的药物用量配制好泵内药物，连接电子镇痛泵，设置好泵参数，双人核对药物及镇痛泵参数，注意连接管道排出气体，检查镇痛泵的运作是否正常。根据患者疼痛缓解情况，定时评估镇痛泵参数是否需要调整。指导患者及家属如何进行自控镇痛。

　　（2）密切观察患者术后情况，避免阿片类药物过量，若出现嗜睡、谵妄等表现，生命体征稳定的情况下可暂停镇痛泵；若患者出现明显呼吸抑制或生命体征不稳定时，予小剂量纳洛酮拮抗及生命支持治疗。

　　（3）术后视患者疼痛情况调整电子镇痛泵参数：VAS≥7分，加量50%～100%；3分<VAS<7分，加量25%～50%；VAS ≤ 3分，可维持原药量或加量25% 以下。12～24小时再次评估或调整剂量，直至效果满意。输注阿片类药物量过大时，应当考虑更换药物，增加辅助镇痛药物，或改为其他非胃肠途径（硬膜外、鞘内）给药。

　　（4）做好术口管理：因患者多为恶液质，营养状态差，留置针管术口易感染，需加强护理，也应做好宣教，做好营养支持治疗，嘱患者及家属避免留置针处沾水或过度活动，导致针口敷料皱褶脱落。

四、不良反应及并发症

（一）不良反应

（1）阿片类药物的常见不良反应。

①恶心、呕吐；②便秘；③神经系统不良反应如嗜睡、精神错乱和神经毒性等；④尿潴留；⑤锥体外系症状；⑥皮肤瘙痒。

（2）当药物过量或中毒时，可产生呼吸抑制。

（3）戒断反应。

（4）与 PCA 装置有关的不良反应。

（二）并发症

（1）穿刺点感染。

（2）穿刺置管时损伤神经血管。

五、处理原则

1. 恶心、呕吐

最常见的不良反应，严重者甚至难以继续 PCA 用药。恶心、呕吐随着用药时间延长而逐渐改善。PCA 中常用的止吐药有甲氧氯普胺、氟哌利多以及地塞米松等。氟哌利多因其具有良好的镇静、镇吐和麻醉协同作用，常用于临床麻醉和术后镇痛，但有锥体外系反应报道。甲氧氯普胺可抑制延髓呕吐化学感受区多巴胺受体，反射性地抑制呕吐中枢而对中枢其他部位抑制作用轻微，故产生较强的镇吐作用而很少引起催眠作用；同时甲氧氯普胺能促进肠蠕动，促进患者尽快恢复胃肠功能。

2. 便秘

便秘与阿片类药物剂量有一定相关性，并且不会随着服药时间的延长而改善。轻者可多食水果、青菜，增加食物中粗纤维含量，重者可服用番泻叶、乳果糖和芦荟胶囊等药物治疗。

3. 神经系统不良反应

如嗜睡、精神错乱和神经毒性等。可适当减少阿片类药物用量，如同时联合使用其他影响神经系统的药物，应注意药物配伍禁忌。

4. 尿潴留

这是较为常见的阿片类药物不良反应，尤其好发于老年男性患者。由于腰骶部副交感神经阻滞，阿片类药物可增加输尿管张力，并使膀胱括约肌收缩，从而尿潴留发生率高。通常可采用阿片受体拮抗剂、抗胆碱酯酶药、拟胆碱药、α 受体阻滞剂等药物，热敷或按摩膀胱区、听流水声、针灸等治疗，若上述治疗仍无效，可予导尿。

5. 锥体外系症状

可能因为氟哌利多进入脑脊液，经过循环在中枢神经系统的浓度大幅提高，阻断黑质 - 纹状体通路的多巴胺受体，使纹状体中乙酰胆碱占优，引起锥体外系症状。处理：停用含氟哌利多的镇痛液；应用中枢抗乙酰胆碱药（如东莨菪碱、苯巴比妥钠）可快速逆转锥体外系症状。

6. 皮肤瘙痒

比较多见，主要由吗啡引起。其发生是剂量依赖型，即剂量越大，发生率越高。轻症瘙痒者，可用抗组胺药治疗；重者需减量或停药更换其他镇痛药物。

7. 中毒反应

当药物过量或中毒时，可产生呼吸抑制。多在夜间睡眠时发生。阿片类药物引起的呼吸抑制表现为呼吸频率降低，而局麻药引起的呼吸抑制表现为潮气量减少，呼吸表浅。呼吸抑制应重点预防。阿片类药物有效血药浓度的个体差异很大，应根据患者的疼痛程度和原用药情况进行 PCA 参数的设定，尤其是背景输注剂量要从小剂量开始，镇痛不全需调整剂量时增幅以 10%～20% 为宜。一旦发生呼吸抑制，应立即终止阿片类药物，给氧并用纳洛酮对抗。

上述由阿片类药物引起的不良反应均可用纳洛酮拮抗，但值得注意的是，经纳洛酮拮抗后，在不良反应消失的同时，疼痛会明显加重，给下一步的处理带来困难。因此，重点在于预防，从小剂量开始，避免严重不良反应的发生和拮抗剂的应用。必要时行气管插管、机械通气。

需监测患者基本生命体征，包括血压、心率、体温、呼吸频率、血氧饱和度等。根据患者的疼痛程度，应用镇痛药物的剂量来确定监测时间，定时、动态和全面评估镇痛效果，尤其在应用初期和剂量调整时，需要密切监测与评估，建议住院治疗。

8. 戒断反应

因患者长期口服大剂量阿片类药物，突然转换成静脉用药可能会出现类似戒断反应的表现。表现为强烈渴求阿片类药物，流涕流泪、肌肉疼痛或抽筋、胃肠痉挛、恶心、呕吐、腹泻、瞳孔扩大、反复寒颤、心动过速、睡眠不安等，严重时出现血压下降、虚脱、休克。

9．效果不佳

按照疼痛机制进行综合治疗，如果有神经病理性疼痛、内脏疼痛或交感神经参与或维持的疼痛，或混合机制的疼痛，则需要增加相应的治疗药物。如果总剂量过大、效果不佳或出现不良反应时，应及时更换其他给药途径，联合其他治疗方法，多模式镇痛以及多学科联合镇痛，而非单纯增加阿片类药物的剂量。

10．肉芽肿形成

除吗啡外，在输注氢吗啡酮、丁哌卡因、舒芬太尼、巴氯芬、曲马多时均可能导致肉芽肿，因此需谨慎选择药物。

11．感染

若出现穿刺点感染，处理原则为抗感染。立即停用镇痛泵，并进行血液细菌培养，需根据临床及药敏试验，使用足量、足疗程的抗生素积极抗感染治疗。

12．操作过程问题

在 PCA 使用中出现的问题多是由使用不当或操作错误所造成的。因此，已掌握 PCA 技术的医务工作者，在操作过程中要认真进行各项参数的选择、计算和设置，反复核对所选药物及剂量，仔细检查 PCA 装置的工作状态、认真进行各项参数的选择、计算和设置，电脑程序系统和管道连接顺序，密切观察 PCA 应用中患者的反应，及时调整不合适的参数或排除故障。

PCA 机械泵均设有报警装置，当遇有管道内有气泡时，PCA 泵会发出警报，输注会自动停止，当故障排除、警报取消后，输注又可重新启动。有的产品有空气报警取消的设置，这时，不必顾虑管道内的空气输入，可避免患者因报警引起的紧张，也减少了操作者的工作量。

第六节 患者自控镇痛常用药物及其组合

1．吗啡

为首选的最常用的药物，可通过静脉、皮下及硬膜外腔、蛛网膜下隙途径给药。

2．芬太尼

为近年来广泛应用于 PCA 途径的阿片类药物，适用于对吗啡产生耐药的癌痛患者，可经皮下、静脉、硬膜外腔或神经丛给药。

3．罗哌卡因

为最常用的局部麻醉药，可通过硬膜外腔、神经丛给药。

4．吗啡、芬太尼和咪达唑仑合用

适用于烦躁不安，不能入睡的患者。但应注意药量需逐渐增加，达到疗效后维持用药。

5．吗啡和氯胺酮合用

适用于剧烈的顽固性癌症疼痛，尤其是并发神经病理性疼痛的患者。使用时应注意控制氯胺酮的剂量，以免引起交感神经兴奋以及神智改变。

6．阿片类药物与 NSAIDs 合用

如芬太尼和氟比洛芬酯用于 PCIA，两者联用，既可提高镇痛效果，又可减少阿片类药物的用量及其不良反应的发生。

7．阿片类药物与局部麻醉药

如芬太尼和罗哌卡因，主要用于 PCEA 和 PCNA，临床研究表明，阿片类药物能增强局部麻醉药的镇痛作用。

8．阿片类药物与其他辅助药物

如吗啡和止吐药昂丹司琼，可以减轻阿片类药物引起的恶心、呕吐。

第七节　患者自控镇痛的优点及常用术语

一、患者自控镇痛的优点

与传统的口服、皮下或肌内注射镇痛药相比，PCA 因其个体化给药方式，有明显的优点：①不经胃肠道吸收，减少了口服阿片类药物的首过效应；②快速和简单地进行剂量滴定，可迅速控制暴发痛；③个体化制定给药方案，可满足不同类型疼痛的镇痛所需；④在镇痛治疗期间，镇痛药物的血药峰浓度较低，血药浓度波动小，呼吸抑制发生率低，可大幅减少镇痛治疗时过度镇静的不良反应；⑤可提高患者及其家属对治疗的满意度，减少医护人员的工作负担。

二、患者自控镇痛常用术语

1. 负荷量

负荷量（Loading dose，LD）是指 PCA 开始时首次用药的剂量。负荷量的目的是让患者迅速达到镇痛所需的最小有效镇痛浓度，使患者快速消除疼痛。负荷量一般由医护人员给药。负荷量的注射速度需控制，避免注速过快导致一过性血药浓度过高。

2. 单次给药剂量

单次给药剂量（Bolus）即 PCA 剂量或追加量 / 自控剂量，是指患者疼痛未消除或者出现暴发痛时，按压自控按键单次追加的药物剂量。

其目的是维持一定的血药浓度，又不产生过度镇静。Bolus 是 PCA 克服镇痛药物个体差异的主要手段。Bolus 大小是决定 PCA 疼痛治疗效果的重要参数之一。Bolus 剂量过大容易导致血药浓度过高，不良反应发生概率增加；剂量过小会增加患者用药的次数，降低患者对 PCA 的依从性。Bolus 剂量一般为持续量的 100%～130%。

3. 锁定时间

锁定时间（Lockout time，LT）是指 PCA 装置两次有效用药的间隔时间。锁定时间是 PCA 的安全保护方式之一。锁定时间的目的是防止前次单次剂量尚未起效时再次给药，预防药物过量中毒。锁定时间的长短应根据所用药物的性质和施用途径而定，而且与不同途径使用不同药物经过外周组织作用于器官，达到临床最佳止痛效果的时间有关，如硬膜外和蛛网膜下隙患者自控镇痛时，锁定时间多为 20～30 分钟。

4. 持续量

即背景药量，指单位时间内持续输注的药物剂量，目的是维持稳定血药浓度，减少追加剂量。持续量是控制疼痛的基础用药量，可根据患者疼痛的程度，调整持续量。① VAS 评分：7～10 分，增加 50%～100%；② VAS 评分：4～7 分，增加 25%～50%；③ VAS 评分：≤3 分，可不增加或增加 25% 以内。

5. 最大用药量

最大用药量（Maximal dose）是 PCA 的另一安全保护装置。通常有 1 小时剂量限制（1-hour limit），其目的是对超过平均用药量的情况引起注意并加以限制。最大用药量的设置因人而异。

（罗秀英　宫庆娟）

参 考 文 献

［1］Arvaniti K, Lathyris D, Blot S, et al. Cumulative Evidence of Randomized Controlled and Observational Studies on Catheter-Related Infection Risk of Central Venous Catheter Insertion Site in ICU Patients: A Pairwise and Network Meta-Analysis [J]. *Crit Care Med*, 2017, 45 (4): e437-e448.

［2］Bishop L, Dougherty L, Bodenham A, et al. Guidelines on the insertion and management of central venous access devices in adults [J]. *Int J Lab Hematol*, 2007, 29 (4): 261-278.

［3］Ge X, Cavallazzi R, Li C, et al. Central venous access sites for the prevention of venous thrombosis, stenosis and infection [J]. *Cochrane Database Syst Rev*, 2012, (3): 84-88.

［4］Hamilton HC, Foxcroft D. Central venous access sites for the prevention of venous thrombosis, stenosis and infection in patients requiring long-term intravenous therapy [J]. *Cochrane Database Sys Rev*, 2007, (3): 89-93.

［5］Machat S, Eisenhuber E, Pfarl G, et al. Complications of central venous port systems: a pictorial review [J]. *Insights Imaging*, 2019, 10 (1): 86-89.

［6］刘畅, 樊碧发, 谢广伦. 自控镇痛技术在癌痛治疗中的应用 [J]. 中华医学杂志, 2020, 100 (37): 2954-2957.

［7］方存贵. 患者自控镇痛的临床研究进展 [J]. 第十二次长江流域暨华东六省一市麻醉学术会议, 2007.

［8］刘小立, 宛春甫, 史学莲, 等. 皮下持续输注癌痛治疗中国专家共识 (2020 版) [J]. 中华疼痛学杂志, 2020, 16 (2): 85-91.

［9］郭政, 王国年. 疼痛诊疗学 [M]. 3 版. 北京: 人民卫生出版社, 2016, 4.

［10］宋文阁, 王春亭, 傅志俭, 等. 实用临床疼痛学 [M]. 郑州: 河南科学技术出版社, 2008, 10.

［11］谷焰, 黄晓波, 齐国华. 患者自控镇痛在癌性镇痛中的应用进展 [J]. 四川医学, 2002, 23 (2): 203-205.

第六章

鞘内药物输注系统半植入术

第一节 引 言

　　癌痛是临床上最常见、最痛苦的疼痛综合征之一，在 WHO "三阶梯镇痛" 方案及原则指导下，大多数肿瘤患者疼痛情况有所改善，但仍有 15% 的肿瘤患者为难治性癌痛。在《难治性癌痛专家共识（2017 年版）》，难治性癌痛被定义为由肿瘤本身或肿瘤治疗相关因素导致的中、重度疼痛，经过规范化药物治疗 1~2 周，患者疼痛缓解仍不满意和 / 或不良反应不可耐受。这类患者因顽固性中、重度疼痛及不良反应而苦不堪言，严重影响患者的生活质量，同时因反复就医、丧失劳动能力等原因造成个人心理、家庭及社会的负担。尤其在癌痛晚期，需更多的疼痛管理模式更快更好地控制疼痛，众多文献已证实鞘内药物输注系统（IDDS）是治疗晚期癌痛的有效方法。

　　IDDS 是通过植入在患者体内的药物灌注泵，将药物匀速持续注射至患者的蛛网膜下隙。药物通过脑脊液循环与脊髓中的神经受体相结合，从而达到镇痛的目的。常用的 IDDS 装置分为全植入式鞘内药物输注系统和半植入式鞘内药物输注系统，半植入系统是指导管的一端位于蛛网膜下隙，另一端经皮下隧道与输液港连接，输液港常埋植固定于皮下。通过蝶形针穿刺进输液港内，蝶形针另一端连接体外电子镇痛泵，采取患者自控镇痛，使药物均匀输入到蛛网膜下隙中。相对于全植入式系统，半植入式系统创伤较小、药物储存量大、费用较低；但因其感染风险较高，植入后管理难度较大，患者便捷度稍差，故更适宜于预计生存期较短、经济条件较差的癌痛患者。全植入式鞘内药物输注系统的具体内容详见第七章。

第二节 解 剖 基 础

1. 脊柱

脊柱由 33 块椎骨组成，椎骨之间由椎间盘分隔。脊柱可分为颈部、胸部、腰部、骶部、尾部。脊柱协助支撑身体，保持姿势，保护脊髓和脊神经。IDDS 半植入穿刺主要在腰部，腰部椎骨间通过韧带相连接，其中包括棘上韧带、棘间韧带、黄韧带、后纵韧带和前纵韧带。

2. 脊髓

脊髓有三层被膜，包括硬脊膜、蛛网膜和软脊膜，蛛网膜与软脊膜之间是蛛网膜下隙，其内充满脑脊液和丰富的血管（图 6-2-1）。软脊膜是与脊髓紧密相连的血管丰富的薄膜。在脊髓远端约平第 1 腰椎水平处，软脊膜延续形成细长的一丝，称为终丝。脊髓由上至下逐渐变细，最下端为脊髓圆锥，位于第 12 胸椎到第 1 腰椎水平。在脊髓末端，神经根丝继续向下延伸为束状马尾。因此，穿刺时通常选取低位腰椎，以避免损伤神经。

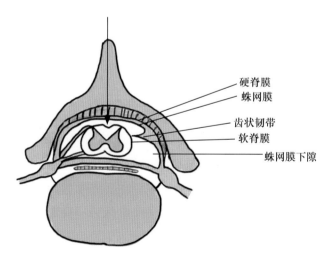

图 6-2-1 脊髓脊膜示意图

由坚韧的结缔组织构成的硬脊膜形成的一个包裹脊髓的密封囊腔称为硬膜囊，其内包含有脊髓间隙和各层膜之间的间隙。硬膜囊壁的厚度大约为 0.35mm，在脊髓的各个水平变化较小。硬膜囊的最外层是硬脊膜，其厚度约为硬膜囊总厚度的

90%。硬脊膜为一种纤维结构的胶状膜，由脑脊膜成纤维细胞形成。硬脊膜的纤维随机地向各个方向分布形成一种屏障，决定了不同分子质量大小化合物的渗透力。硬膜囊剩余的 10% 的内层为蛛网膜，层度大约为 60μm。硬脊膜与蛛网膜之间形成的潜在性腔隙称为硬膜下隙。蛛网膜主要为细胞层，通过特殊的细胞连接使蛛网膜细胞紧密地结合在一起，这种细胞层的厚度为 10～15μm，其对化合物的透过不产生机械性阻力，但蛛网膜层为半渗透性，脂溶性物质更易渗透，而脑脊液中水溶性药物向硬膜外腔的扩散则受到限制，因此脂溶性的药物更容易渗透过硬膜囊进入血液。

蛛网膜小梁自由地包绕着蛛网膜下隙中的脊髓神经管和脉管，形成一种保护壳。一个蛛网膜壳可能包绕一根或多根神经根，但一些神经根也可能无状膜壳包裹。蛛网膜下隙韧带与蛛网膜小梁相似，将硬膜囊与其相连。后方和侧后方韧带从颈椎、胸椎到腰椎水平纵向延伸。后方韧带形成蛛网膜背侧隔，而前部韧带非常薄弱。蛛网膜下隙韧带在硬膜囊是不连续的，因此并不限制脑脊液的自由流动。

在脊髓两侧有齿状韧带，由软膜外层发出三角形隔膜，尖端向外，附着于硬膜外面，将脊髓软膜、蛛网膜和硬膜连在一起。齿状韧带位于上下两神经根之间，上起第 1 颈神经之上，下至胸 12 神经和腰 1 神经间，一般有 21 对。齿状韧带使脊髓固定在蛛网膜下隙内防止脊髓过度旋转。齿状韧带无形中将蛛网膜下隙分割为前、后两个相通的腔隙，导致鞘内注射药物后在脊髓腹侧和背侧的不均匀分布。

软脊膜结构包括细胞层和软膜下空间，细胞层由平坦交错的软膜细胞组成，其细胞连接数量较蛛网膜细胞少很多，因此药物更易通过软脊膜细胞间隙。软脊膜在脊髓周围有 3～5 层细胞，厚度 10～15μm；在神经根周围有 2～3 层细胞，厚度 3～4μm。此外在软膜细胞周围还存在弥漫无序的一些物质，厚度为 0.5～1μm。在脊髓层面，所有的软脊膜细胞层表面均存在齿孔。齿孔的形成可能与不成熟软脊膜在炎症反应时的迁移有关。这些齿孔表现为圆形、卵圆形或椭圆形，其大小不等，长度为 12～15μm，宽度为 4～8μm。在神经根周围也存在类似的齿孔，其尺寸更小，为软膜下空间，位于软脊膜和与神经胶质细胞相连的基膜之间，其在下胸段的厚度为 130～200μm，脊髓圆锥水平为 80～100μm，并向马尾逐渐变薄至 50～60μm，而在神经根周围其厚度只有 10～12μm。软膜下空间包含大量的胶原纤维、弥散的基质、成纤维细胞及少量的巨噬细胞和毛细血管。

3.脑脊液

脑脊液（cerebrospinal fluid，CSF）产生于两个侧脑室、第Ⅲ脑室、第Ⅳ脑室的脉络丛内，经过第四脑室正中孔进入蛛网膜下隙绕大脑循环，最后向下进入脊髓蛛网膜下隙。脑脊液在脊髓蛛网膜下隙内被部分吸收，部分脑脊液沿着从脑干和脊髓穿出的颅神经和脊神经的神经周围鞘被吸收。

脑脊液流动动力来自于心脏收缩、颅内和椎管内动脉的搏动，受到心率、血压和呼吸的影响，目前认为脊髓脑脊液净流动极小，而是以钟摆式方式振动，在一个心动周期，随着血管内压力的变化，先产生由头侧向骶尾侧的短暂的高速流动，随后产生相对低流速的较长时程的反方向流动。不同的节段，脑脊液的流速、流向和流动时程也不相同，由于受呼吸的影响，脑脊液在胸腰段的流速较快。

脑脊液循环主要以脉冲式震荡的方式进行。这种震荡与颅内动脉搏动一致，对鞘内药物的分布有显著的影响。药物在鞘内注射后，在脑脊液的分布会沿着椎管方向呈浓度梯度分布，以钟摆式震荡的方式在椎管内扩散。其中，神经根、韧带、导管、椎间盘突出等可以成为液体扩散的阻碍，使脑脊液在扩散时形成局部涡流，MRI上可显示为部分容积效应。

脑脊液流体动力学对鞘内药物的分布有着重要的影响。鞘内注射药物后注射点药物浓度最高，同时向头侧和骶尾侧呈梯度扩散。但是蛛网膜下隙的微结构阻碍了药物在脑脊液中的扩散，而且体位、呼吸、注射部位、单次注射的容量、持续输注的速度以及药物的脂溶性和浓度等都会影响药物在脑脊液中的分布，因此药物在脊髓内扩散分布是很复杂的。在植入导管时，应使导管末端位于病变神经节段附近，否则药物在作用到相应神经节段之前已被其他神经根、脊髓吸收。

第三节　半植入药物输注系统组成

半植入药物输注系统由植入式输液港（Port）、植入式导管和附属工具组成（图6-3-1）。Port采用生物兼容性较好的聚乙烯材料及20μm孔径的钛滤网，可以阻滞微小颗粒的通过。新型三角外形设计易于插入（外形扁平有缝针孔），并且采用了更细的（19G：外径1.05mm，内径0.6mm；20G：外径0.8mm，内径0.45mm）聚氨酯鞘内植入导管。12mm直径的硅胶隔膜更容易体表标定，使用专用无损伤针头，最大可以耐受800次的穿刺。Port经过无损伤蝶形针与患者自控镇痛PCA泵连接可达到鞘内给药（图6-3-2）。

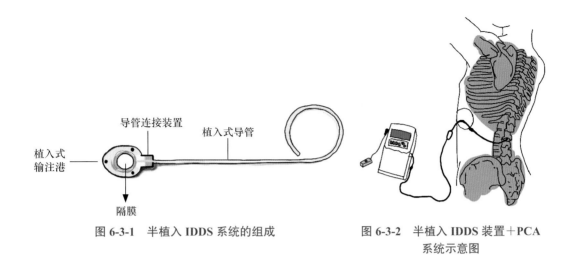

图 6-3-1 半植入 IDDS 系统的组成

图 6-3-2 半植入 IDDS 装置＋PCA 系统示意图

第四节 适应证及禁忌证

一、适应证

（1）口服镇痛药物不能耐受或不良反应限制了剂量的进一步增加，患者寻求其他给药途径，并自愿接受鞘内药物输注系统半植入术。

（2）尽管采取了最优化的全身药物治疗，但仍有中度以上的疼痛。

（3）静息痛和活动痛之间存在显著差异（如病理性骨折、神经丛受累、盆腔癌痛综合征等）。

（4）局部或区域性疼痛，需要大剂量阿片类药物才能达到镇痛效果（如晚期癌症神经根性躯体和肢体痛、下肢缺血痛等）。

（5）对 IDDS 反应良好的情况（如胰腺癌，早、中期肿瘤患者），且患者主动或自愿选择 IDDS 治疗）。

（6）自理能力可或患者家属有良好护理能力，依从性好，能按规定返院进行护理的患者。因本技术为半植入状态，体外需使用蝶形针连接电子镇痛泵，蝶形针穿刺点需做好日常护理，减少局部感染的风险。蝶形针及体外电子镇痛泵需定期返院维护及更换储药装置。

二、禁忌证

（1）患者不愿意接受。

（2）感染（穿刺部位、败血症等）。

（3）凝血功能异常。

（4）脑脊液循环不通畅者、椎管内转移等为相对禁忌证。

第五节 操 作 方 法

一、术前评估

1. 穿刺部位或椎管内占位、脊柱畸形

若穿刺部位肿瘤侵犯或脊柱畸形，影响穿刺者，需谨慎评估患者穿刺点情况。这种情况并非手术的绝对禁忌证，但这种病理状态下的解剖结构对手术者的挑战和压力是可以预见的；患者及其家属对术中风险、术后预期、疾病进展的理解程度也需要手术者在术前进行详细评估。如有远处或邻近椎管内占位，需评估脑脊液循环情况，因药物需在脑脊液中扩散。因此，有必要了解椎管内脑脊液的循环情况。若脑脊液循环受阻，药物扩散受阻，需谨慎评估患者采用本技术能否获得有效镇痛。

2. 全身或穿刺部位感染

肿瘤患者已存在感染，可能因手术应激、免疫力下降、致病菌移行等情况使原有感染加重，且本技术穿刺靶点为蛛网膜下隙，病原体可能沿导管移行，形成可致命的中枢神经系统感染。

3. 凝血功能异常

因蛛网膜下隙、硬膜外腔血运丰富，若穿刺或置管过程损伤血管，有可能出现蛛网膜下隙或硬膜外腔血肿，造成严重的神经损伤。若患者同时并发其他疾病，需使用抗凝血药或抗血小板药物，需病情稳定进行药物洗脱后再进行本治疗。

4. 放疗/化疗

因癌痛患者大多进行积极治疗，可能在放疗/化疗间期进行植入术。若患者血常规、凝血时间、胸部X线等结果无明显感染或出血倾向，内环境稳定，可考虑鞘内药

物输注系统半植入术。若白细胞或粒细胞低于正常范围，血小板低于 $50 \times 10^9/L$，植入的感染风险及出血风险将大大增加。若在 Port 皮袋附近放疗，可能使皮肤损伤形成瘢痕，可能影响伤口愈合甚至崩裂。目前 ^{125}I 放射性粒子治疗也是难治性癌痛的方法之一，但放射性粒子是否会对鞘内药物输注系统造成影响，目前仍缺乏进一步研究。

5. 其他

患者是否为过敏体质，对半植入鞘内药物输注系统、蝶形针的材料是否有过敏史，对鞘内用药是否过敏或曾经有相关药物神经毒性反应的病史，患者及家属是否充分了解治疗方法，有合理的预期，对疾病发展的合理认识，这些均需在术前进行细致评估。

二、术前准备

（一）术前阿片类药物计算

计算术前患者阿片类药物用量，转换为吗啡当量（morphine milligram equivalents，MME，（表 6-5-1），将患者口服阿片类用药转换为鞘内用量（表 6-5-2），计算好患者电子镇痛泵的具体药物、单次给药量（Bolus）、锁定时间（Lockout Time）、负荷量（Loading Dose）、持续输注量（Continuous Infusion）、单位时间最大量（Maximal Dose）和药物浓度。

表 6-5-1　常见阿片药物剂量转换

药物	吗啡片	芬太尼透皮贴	盐酸羟考酮缓释片	舒芬太尼
剂量	60mg/d	4.2mg/3d（25μg/h）	30mg/d	20μg/d

表 6-5-2　吗啡给药途径剂量比较

给药途径	蛛网膜下隙	硬膜外腔	静脉 / 皮下	口服
吗啡（mg）	1	10	100	300

（二）药物选择

鞘内给药不再需要穿透血 - 脑屏障，较小的剂量即可达到满意镇痛效果。鞘内药物达到脊髓背角的作用靶点，需要透过软脊膜和脊髓白质。白质主要由有髓鞘的轴突组成，表现为疏水性，灰质则为亲水性。药物透过白质需要达到一定的脑脊液药物浓度并逐级扩散，最终到达灰质。

难治性癌痛患者鞘内用药一般为阿片类药物或局麻药。阿片类药物的药代动力学十分复杂，与药物的化学性质、脑脊液流体力学、导管顶端的位置、注射量、注药方式（单次或持续输注）等密切相关，这些决定了阿片类药物在脑脊液中的分布、扩散和吸收。阿片类药物的亲醇/水分配系数决定了其在鞘内的扩散。系数越高，药物的脂溶性越强，越易透过软脊膜作用于脊髓，同时大部分药物透过蛛网膜和硬脊膜扩散到硬膜外腔被吸收入血，因此脊髓和脑脊液药物浓度下降快，在鞘内扩散的距离短（如芬太尼、舒芬太尼等），镇痛作用具有节段性。水溶性阿片类药物（如吗啡）则相反，起效相对较慢，由于其很难透过蛛网膜和硬脊膜，脑脊液内药物浓度下降慢，镇痛维持时间相对较长，如果持续给药，可以随着脑脊液循环而作用于脊髓上的阿片受体，并发挥全身镇痛作用。因此，鞘内注射阿片类药物常首选水溶性药物吗啡。

药物容量与给药速率对鞘内阿片类药物分布也会造成显著的影响。容量越大、给药速率越快，药物在鞘内的浓度峰值越高，扩散的距离也越远。

鞘内单用或联合使用局麻药也可获得满意的镇痛效果，并能降低阿片类药物的用量。局麻药可通过阻断神经元细胞膜上的电压门控 Na^+ 通道，阻断脊髓神经的前后根，以及交感神经、感觉神经和运动神经纤维传导。低浓度时优先作用于较细的感觉纤维并阻断痛觉的传导，对运动神经影响较小。

1. 丁哌卡因

为酰胺类长效局部麻醉药，是目前临床上最常用于鞘内输注的局部麻醉药。丁哌卡因的阻滞作用时间较长，与其他酰胺类局部麻醉药相比，警惕超剂量后的心脏毒性。

2. 罗哌卡因

为左旋酰胺类长效局部麻醉药，与相同浓度的丁哌卡因相比，对运动功能的影响更小，其镇痛效果可达丁哌卡因的 75%～85%。罗哌卡因对中枢神经系统和心脏的毒性低于丁哌卡因。

多学科镇痛共识会议（the Polyanalgesic Consensus Conference，PACC）推荐丁哌卡因与吗啡或芬太尼联用作为一线用药治疗神经病理性疼痛，与吗啡、氢吗啡酮或芬太尼合用作为二线用药治疗伤害感受性疼痛。按照最新的 PACC 共识去选择鞘内药物的使用，由于可供鞘内输注药物的稀缺，在国内也是困难重重。因此，基于国内实情和 PACC 推荐，及最新的随机对照实验证据，中国抗癌协会癌症康复与姑息治疗专业委员会专家达成了一致意见（表 6-5-3）。一般来说，丁哌卡因和罗哌卡因从低浓度开始，可考虑 0.10%～0.12%。虽然低浓度局麻药可能对运动功能影响不大，但需评估好患者对运动功能的需求。若患者导管位置过低，持续量过大，可能影响双下肢或会阴部，需仔细观察患者大小便情况，鉴别尿潴留、便秘与阿片类药物、局麻药的关系。

表 6-5-3　CRPC 难治性癌痛 IDDS 药物推荐

	药物选择	适用状况
一线	吗啡或氢吗啡酮	全身痛患者
二线	吗啡或氢吗啡酮＋（丁哌卡因 / 罗哌卡因）[a]	全身痛伴剧烈节段性疼痛患者
三线	芬太尼 / 舒芬太尼＋/（丁哌卡因 / 罗哌卡因）[a]	吗啡耐受患者
四线	阿片类药物＋右美托咪定[b]	阿片类药物耐受患者
五线	阿片类药物＋（氯胺酮、新斯的明、咪达唑仑）[b]	癌性神经病理性疼痛、阿片类药物耐受患者

注：CRPC. 中国抗癌协会癌症康复与姑息治疗专业委员会；IDDS. 鞘内药物输注系统；a. 未被批准用于植入式鞘内药物输注系统；b. 超说明书用药，需经伦理委员会批准方可使用。

（三）导管头端的确定

可根据患者疼痛部位的神经分布区来确定导管的位置，持续低流量鞘内输注后，药物的扩散仅局限于导管尖端数厘米内，而并非沿着脊髓广泛分布。因此导管末端在疼痛部位的神经分布区附近，可选用的药物种类更多，镇痛效果更确切。操作时需注意导管位于前腔还是后腔。因齿状韧带将蛛网膜下隙分为前腔和后腔，尽管彼此相通，但鞘内导管在前后腔位置，对脊髓药物浓度有明显影响。因药物靶点大多位于脊髓后腔，故导管位于后腔，镇痛效果更佳。

三、手术操作

（一）入室准备

患者进入手术室后，常规心电监护、建立静脉通路，根据麻醉方式进行镇痛处理。核对手术物品是否齐全，进行三方核查，并在术前预防性使用抗生素。

（二）体位

患者取侧卧位，标记囊袋位置。囊袋应避开既往手术伤口或造瘘口，同时避免选择腋前线以后、系腰带的位置、肌肉较少的地方，选择离会阴部较远、毛发较少的地方，尽量减少患者伤口污染、愈合不良的风险，同时减少患者日后生活不便的情况。确定囊袋位置后，标记处皮下隧道的大致路径及确定穿刺点。嘱患者尽可能保持膝胸位，使腰部屈曲，尽量使椎间隙打开。

（三）穿刺

透视定位穿刺点 L_{3-4} 或 L_{2-3} 间隙，常规进行消毒铺巾处理，局部浸润麻醉后，在 C 形臂侧位透视下穿刺，针尖穿刺到棘间韧带处，需反复进行注射器阻力试验，在突破黄韧带时有落空感，阻力消失，证明针尖进入了硬膜外腔。此时需小心进针，直至突破硬脊膜，见脑脊液流出（图 6-5-1）。

若导管向头端置入，穿刺针尖端朝向头侧。而逆行置管，针尖端朝向尾侧。

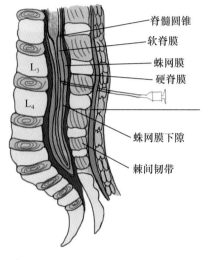

脊髓圆锥
软脊膜
蛛网膜
硬脊膜

蛛网膜下隙
棘间韧带

图 6-5-1 IDDS 半植入穿刺示意图

（四）置管

在透视下置入导管，如果导管置入困难，可调整针的深度和角度。如果需回撤或重新置入导管，必须同时抽出穿刺针及导管，然后在穿刺针里小心取出导管，重新穿刺和再次置管；不得直接向外抽出导管，否则可能损坏导管，甚至使导管断开留在椎管内。

置管过程中应使导管成直线，当导管末端到达靶点后，确认导管深度，小心取出穿刺针，再缓慢地移除导管内的钢丝。如导管扭曲或钢丝卡住，则需停止操作，松弛导管并恢复其原始形状，再缓慢地再次开始。若在撤除导丝后必须重新定位导管，则应先拉直导管并小心插入导丝，避免过度用力，否则容易损伤导管。一旦导管有渗漏必须进行更换。

通过导管回抽脑脊液，判断导管是否顺畅。注入造影剂，确认导管位置，确认其是否位于蛛网膜下隙。2016 年版《PACC 专家共识》强调应根据患者疼痛部位或引起疼痛的病变部位来决定导管顶端位置（表 6-5-4）。

表 6-5-4 导管顶端放置位置

疼痛部位	导管顶端位置	疼痛部位	导管顶端位置
腰、盆腔、下肢	$T_{10} \sim T_{12}$	胸部	$T_2 \sim T_6$
下腹部	$T_8 \sim T_{10}$	颈肩部	$C_4 \sim C_6$
上腹部	$T_4 \sim T_8$		

（五）皮下隧道

局麻后采用隧道针在皮下软组织中穿行，从腰椎穿刺点穿行到皮下囊袋处，使导管引导到皮下囊袋处（图 6-5-2）。

（六）制作囊袋

局麻后在手术前标记处切开，准备皮下囊袋。囊袋应与输液港大小大致相同。先测试导管是否可与输液港连接，并测试导管是否通畅。缝合固定输液港，缝合点不少于 3 个点，防止其反转移位。

彻底冲洗囊袋切口，通过蝶形针穿刺到输液港内，回抽脑脊液顺畅后，分别缝合皮下和皮肤。完成手术缝合皮肤时确认缝针未穿破导管。在覆盖无菌敷料前，再次回抽脑脊液确认导管通畅后（图 6-5-3），连接体外电子镇痛泵。

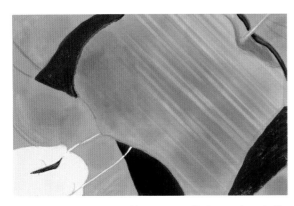 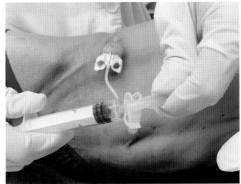

图 6-5-2　引导器将导管经皮下隧道引导至皮下囊袋　　图 6-5-3　手术完成皮肤缝合后，回抽脑脊液确认导管通畅

（七）蝶形针护理

蝶形针经皮穿刺进输液港内，另一端连接电子镇痛泵。根据术前计算的药物用量配制好泵内药物，设置好镇痛泵参数，并指导患者及家属如何进行自控镇痛。

蝶形针是连接 PCA 泵与皮下输液港的关键部件，其前端为无损伤设计，对输液港上硅胶隔膜无穿刺损伤。根据其前端垂直长度（10mm、15mm、20mm）的不同，分为不同型号，应根据皮肤到皮下输液港底部的垂直深度选用适合的型号，否则容易导致蝶形针从输液港中脱出。

为降低感染风险，建议蝶形针可在穿刺点留置 7~14 天；若蝶形针内有渗血，则需每日消毒换药。每次更换蝶形针及固定穿刺点的透明贴膜，更换时需对穿刺点进行消毒，降低感染的发生率。

因蝶形针需反复穿刺，更换蝶形针时应尽可能选择远离原穿刺点的部位进行穿刺。留置蝶形针的蝶翼可能长期轻压皮肤，造成皮肤缺血而溃疡，可考虑在蝶翼与皮肤之间用无菌纱块垫隔，减轻皮肤受压。注意纱块不要遮挡蝶形针穿刺点，患者方能每日观察穿刺点周围情况。

更换蝶形针时需严格无菌操作，穿刺进输液港后，必须用注射器回抽见脑脊液流出，确认蝶形针位置无误。蝶形针的置换建议与一次性储液药盒及输液导管一并更换，且不得重复使用，这样两次药物再灌注期间，一直保持系统的密闭性，可能有效减少感染的概率，前提是药物灌注 / 再灌注时严格执行无菌操作。一旦出现蝶形针或输液导管接头脱落，建议全部更换，切忌重复使用。

（八）术口管理

因患者多为恶液质，营养状态差，术口难愈合，故应做好营养支持治疗及术口换药，建议延长拆线时间，通常术后 3 周采取间断拆线。

因患者术前可能使用较大量阿片类药物，不排除同时联用阿片类药物引起的痛觉过敏。此时患者可能对术口疼痛不能耐受，如无非甾体抗炎药存在禁忌证，可予非甾体抗炎药术后镇痛，或周围神经阻滞治疗减轻术后疼痛。

（九）观察

为了观察患者术后情况，避免阿片药物过量或中毒。应至少 24 小时内监测心电、血氧饱和度，同时密切观察患者意识情况，是否出现嗜睡、谵妄等。若患者同时联合使用局麻药，应密切关注血流动力学情况，避免血压变化过快。关注患者大小便情况，必要时对症处理。

术后是否绝对卧床取决于术中脑脊液丢失情况、是否存在椎管内占位及持续给药流量等因素。若患者术后头痛，可适当加大静脉补液，必要时通过输液港注入生理盐水。

因术前计算的阿片类用药仅仅为理论参考，实际情况仍以患者感受为主，综合考虑患者 VAS/NRS 评分、睡眠、不良反应等来调整患者阿片类药物持续量。若患者疼痛评分 VAS/NRS 小于 3 分，暴发痛次数小于 3 次，但暴发痛时疼痛较重，可适当调整单次给药量，单次给药量可考虑为持续量的 50%～100%。

（十）健康教育

指导患者及家属日常生活，嘱患者减少大幅度弯腰、扭腰等活动，避免导管移位。蝶形针应当每隔 7～14 天返院更换、电子镇痛泵药盒及药物在 2 周～1 个月内更换。因长期留置蝶形针，虽然表面有透明薄膜覆盖，但其防水功能较差，不能淋浴、淋雨，汗出过多时可能使汗液留在透明薄膜内，所以需患者及家属仔细进行伤口周围护理，避免污染，保持全身皮肤清洁，减少表皮菌群感染。发现贴膜卷边、潮湿等怀疑被污染时，应立即重新消毒穿刺点后更换贴膜。

电子镇痛泵为精密仪器，若暴力损坏、跌落、沾水等可能使精度改变，影响治疗效果，甚至可能出现错误泵注，最严重的情况是使大量阿片类药物或局麻药进入蛛网膜下隙，造成阿片类药物过量、全脊麻醉，可造成致命的后果。因此需指导患者及家属爱护精密仪器，定期联系设备厂家检测仪器情况。此外，磁共振强大的电磁干扰可能损坏电子镇痛泵，影响精度，非紧急情况时，应移除蝶形针及电子镇痛泵后，再进行磁共振检查；紧急情况时，先关闭电子镇痛泵；待紧急情况解除后，检查原电子镇痛泵精确度或更换新泵。

电子镇痛泵一般使用电池供电，应指导患者及家属更换电池及重新开机的方法。告知患者及家属切勿自行改变电子镇痛泵参数。

向患者及家属告知阿片药物的不良反应，包括尿潴留、便秘等，一旦出现呼吸抑制、嗜睡、昏迷等情况，需即刻返院治疗。若出现植入部位开裂、渗液、红肿、穿刺针移位或脱落，电子镇痛泵反复异常报警，出现发热、颈项强直、喷射性呕吐、神志改变时，应立即返院就诊。

（十一）出院随访

应建立专业的随访团队，如建立微信群、QQ 群、微信公众号等方式，其中应包含医师及护士，可利用网络平台进行健康知识、疾病护理等宣教，方便患者及家属返院就诊。

按规定建立"麻醉药品、第一类精神药品专用病历"，同时建立半植入系统专用病历，详细记录患者的基本信息，如姓名、住院号/门诊号、联系方式、原发病、切口情况、蝶形针更换时间、配泵时间、药物配方、电子镇痛泵参数、VAS 评分等。目前已有无线电子镇痛系统，可通过网络将患者数据传送到医师工作站，使医师更方便快捷了解患者情况。

第六节 不良反应、并发症及处理原则

一、药物不良反应及处理原则

1．胃肠道反应

最常见的不良反应为胃肠道反应，恶心、呕吐症状可随着服药时间延长逐渐改善。处理以止吐为主，可予甲氧氯普胺、昂丹司琼等药物。若患者同时进行抗肿瘤治疗，或患者原发病可引起恶心、呕吐，这时需判断症状是否由阿片类药物引起。

便秘是最常见的胃肠道反应，与剂量有轻度相关，并且不会随着服药时间的延长而改善。处理时可予患者多饮水、高纤维饮食指导，给予缓泻剂（如乳果糖、麻仁丸等），必要时予灌肠处理。

2．神经系统不良反应

神经系统不良反应，包括嗜睡、精神错乱和神经毒性等。可适当减少阿片类药物用量，如同时联合使用其他影响神经系统的药物，应注意药物配伍禁忌，并调整用药。需注意鉴别其他可能引起神经系统的疾病（如急性脑卒中、代谢性脑病、肺性脑病、肝性脑病、颅内转移压迫等）。

3．尿潴留

尿潴留是较为常见的阿片类药物不良反应，若导管顶端位于腰骶部且联合使用局麻药，尿潴留可能更容易出现。通常可采用阿片受体拮抗剂、抗胆碱酯酶药、拟胆碱药、α受体阻滞剂等药物，热敷膀胱区、听流水声等治疗，若上述治疗仍无效，可进行导尿。

4．呼吸抑制

当药物过量或中毒时，可产生呼吸抑制。此时应使用阿片受体拮抗剂纳洛酮，必要时行气管插管、机械通气。

5．戒断反应

因患者长期口服大剂量阿片类药物，突然转换成鞘内用药可能会出现类似戒断反应的表现，表现为强烈渴求阿片类药物，流涕流泪、肌肉疼痛或抽筋、胃肠痉挛、恶心、呕吐、腹泻、瞳孔扩大、反复寒颤、心动过速、睡眠不安等，严重时出现血压下降、虚

脱甚至休克。因此术前应评估患者是否可能会出现相关反应，此时电子镇痛泵先以低浓度、低流量阿片类药物，术后先减少 50% 口服用量，之后每日降低口服药 10% 用量，同时每日增加电子镇痛泵的持续输注量，直至停用或仅使用少量口服阿片药物。

二、手术操作相关并发症及处理原则

手术操作相关并发症主要包括低颅压性头痛、出血和（或）血肿、手术部位及蛛网膜下隙感染、脑脊液漏等。

1. 低颅压性头痛

脑脊液丢失导致的低颅压性头痛在半植入系统中较少发生，因为电子镇痛泵持续泵注量较全植入系统多数倍到数十倍，可补偿部分丢失的脑脊液。若出现低颅压头痛，可表现为体位性头痛，如患者坐起后发生，平卧头痛即缓解。术中应尽量一次穿刺到位，避免多次穿刺。术后去枕平卧 24 小时，加强补液（每日补液量达 3000mL），可给予非甾体消炎镇痛药对症治疗。严重患者可通过蝶形针注入 0.9% 氯化钠注射液，注意无菌操作。

2. 感染

术后感染包括切口部位浅层组织感染、切口深层感染和椎管内感染。肿瘤患者接受放疗、化疗或靶向治疗会增加感染发生的概率。一旦出现局部软组织感染或穿刺点可疑红肿，应立即拔除蝶形针，若有渗出液，可行细菌培养及鉴定和药敏实验，先经验性使用抗生素治疗，待有药敏结果后调整抗生素使用，局部消毒及理疗加快炎症吸收。如蝶形针周围或 Port 植入处皮肤处红肿甚至浑浊渗液，应考虑局部感染，必须与局部皮肤过敏、植入物反应、Port 囊袋渗液（清亮）相鉴别。严密观察、早期处理（局部或全身抗生素治疗），严重者需拆除鞘内导管和 Port，待感染控制后可重新植入，并更换 Port 的植入位置（建议放置对侧）。蛛网膜下隙等椎管内感染是最为严重的并发症，主要的病原体为葡萄球菌，包括金黄色葡萄球菌和表皮葡萄球菌。临床表现包括头痛、呕吐、发热、颈项强直等。其可能的原因包括：①肿瘤患者免疫力低下；②无菌操作不严格导致的污染（包括手术、器械、系统本身和 PCA 药盒配液、置换等）；③系统管道接头松动或脱落、蝶形针从 Port 中脱出等。蛛网膜下隙感染早期临床症状往往不典型，所以及早预防、及早发现是减少和避免蛛网膜下隙感染的重要措施。一旦怀疑蛛网膜下隙感染，在使用抗生素前进行血和脑脊液细菌培养，行脑脊液常规及生化检验，可经验性使用那些无论脑膜是否有炎症均易透过血脑屏障的抗生素，待有药敏结果后选用敏感性的抗菌药物。尽快手术取出植入物。一旦怀疑脓肿，应行磁共振成像检查和神经外科处理以预防严重的神经系统并发症。

3. 出血和血肿

术前仔细评估凝血功能，术中操作轻柔，减少术后出血等不良反应。服用抗血小板药或抗凝血药物，应进行药物洗脱。

输液港植入部位出血多采用压迫止血、冰敷，或用弹力绷带或沙袋压迫包扎；若形成血肿，多数自行吸收，若排除植入部位周围转移灶，可行局部理疗加快血肿吸收。

蛛网膜下隙或硬膜外腔出血发生概率较低，一旦出现需尽快外科手术治疗。因椎管内血肿的症状容易与感染混淆，一旦出现神经系统异常，应行磁共振检查鉴别诊断。

4. 脑脊液漏

可表现为伤口顽固性渗液，可能的原因是脑脊液沿蛛网膜下隙植入通道渗出至伤口处。脑脊液一般呈无色透明状，多数情况下持续 1 周左右可自行终止。如果脑脊液漏持续时间较长，切口敷料始终处于潮湿状态，可在切口放置引流管处理。引流管放置一段时间后，无渗液流出 24 小时以上可拔出引流管。顽固性渗漏患者可考虑使用硬膜外血补丁的方法。一般采用 20ml 自体血在硬膜破口所在节段注射，必要时可重复注射。术后延迟性体位性头痛排除其他原因后常提示脑脊液漏，可在 X 线引导下经由输液港注入造影剂寻找原因。因患者大多为恶液质状态，可根据血白蛋白水平适当补充人血白蛋白，促进伤口生长。

5. 神经损伤

神经损伤可在手术穿刺时出现，或患者因鞘内药物致神经脱髓鞘甚至坏死。若产生神经损伤，处理原则为保护神经功能。尽早行磁共振检查及肌电图检查，明确神经损伤的原因及程度。需尽早使用糖皮质激素及甘露醇减轻神经水肿情况，生命体征稳定的情况下尽早康复治疗。

三、长期使用并发症及处理原则

1. 输液港 / 导管移位、扭转、翻转

可能因患者体位的迅速变化使输液港 / 导管发生移位、扭转甚至翻转，需重新打开囊袋并调整输液港的位置。若导管扭转严重影响药物泵入，可能需重新置管。

2. 植入处皮肤破损

本文已提及蝶形针护理的注意事项。因输液港植入处皮肤需反复穿刺，且长时间

受蝶形针压迫，故皮肤容易破损，且患者大多为恶液质状态，应指导患者高蛋白饮食。

3. 导管尖端炎性肉芽肿

少见的严重并发症。炎性肉芽肿发生的高危因素包括：鞘内使用高浓度的阿片类药物，剂量快速增加，药物泵注速度过低，长期用药。胸段椎管狭窄，较其他节段更易产生炎性肉芽肿。炎性肉芽肿发生后可根据程度分级处理，因半植入系统的持续泵注量较大，药物浓度较低，因此发生率极低。

若出现炎性肉芽肿，当症状较轻、肉芽肿较小时，停止鞘内药物治疗或者改用输注生理盐水，肉芽肿大多会自行吸收。若症状严重，压迫脊髓、神经功能缺失，则需外科手术治疗。因此植入前记录患者的基础神经功能，应用尽可能小的剂量和浓度的阿片类药物。间断给药，而非持续给药使用。联合其他药物治疗，可选用一些不会导致肉芽肿形成的药物，如齐考诺肽、芬太尼等。

（林楚妍　宫庆娟）

参 考 文 献

［1］Deer TR, Pope JE, Hayek SM, et al. The Polyanalgesic Consensus Conference (PACC): Recommendations on Intrathecal Drug Infusion Systems Best Practices and Guidelines [J]. *Neuromodulation*, 2017, 20 (2): 96-132; 20 (4): 405-406.

［2］Deer TR, Pope JE, Hayek SM, et al. The Polyanalgesic Consensus Conference (PACC): Recommendations for Intrathecal Drug Delivery: Guidance for Improving Safety and Mitigating Risks [J]. *Neuromodulation*, 2017, 20 (2): 155-176.

［3］Deer TR, Pope JE, Hayek SM, et al. The Polyanalgesic Consensus Conference (PACC): Recommendations for Trialing of Intrathecal Drug Delivery Infusion Therapy [J]. *Neuromodulation*, 2017, 20 (2): 133-154.

［4］Dupoiron D. Intrathecal therapy for pain in cancer patients [J]. *Curr Opin Support Palliat Care*, 2019, 13 (2): 75-80.

［5］Nelson KE, Houle TTEisenach JC. Blood pressure, but not cerebrospinal fluid fentanyl concentration, predicts duration of labor analgesia from spinal fentanyl [J]. *Anesthesiology*, 2010, 112 (1): 174-180.

［6］Wagner JC, Souders GD, Coffman LK, et al. Management of chronic cancer pain using a computerized ambulatory patient-controlled analgesia pump [J]. *Hosp Pharm*, 1989, 24 (8): 639-640; 642-644.

［7］Perruchoud C, Eldabe S, Durrer A, et al. Effects of flow rate modifications on reported analgesia and quality of life in chronic pain patients treated with continuous intrathecal drug therapy [J]. *Pain Med*, 2011, 12 (4): 571-576.

［8］赵睿, 杨立强. 鞘内药物输注设备治疗癌痛的适应证及注意事项 [J]. 中国全科医学, 2020, 23 (23):

2975-2980.

［9］高翙, 廖翔, 蒋劲, 等. 椎管内药物输注系统植入对难治性癌痛患者的镇痛效果及术后并发症分析 [J]. 现代肿瘤医学, 2019, 27 (24): 4459-4462.

［10］王昆. 癌性暴发痛专家共识 (2019 年版) [J]. 中国肿瘤临床, 2019, 46 (06): 267-271.

［11］章沿锋, 杨旖欣, 冯智英. 鞘内药物输注系统植入术适应证和药物选择的进展 [J]. 中国疼痛医学杂志, 2018, 24 (10): 723-728.

［12］裴爱杰, 过建国, 冯智英. 影响植入性鞘内药物输注系统治疗慢性疼痛疗效的研究进展 [J]. 国际麻醉学与复苏杂志, 2017, 38 (01): 70-75.

［13］骆丽慧, 冯智英. 鞘内药物输注系统用于癌痛治疗时患者和药物的选择 [J]. 国际麻醉学与复苏杂志, 2012, (12): 845-848.

［14］贾宏彬, 金毅. 鞘内药物输注系统在难治性癌痛中的应用: 文献综述 [J]. 中华疼痛学杂志, 2020, 16 (02): 140-146.

［15］王昆, 金毅. 难治性癌痛专家共识 (2017 年版) [J]. 中国肿瘤临床, 2017, 44 (16): 787-793.

［16］冯智英. 鞘内药物输注镇痛治疗和管理—多学科专家共识 [J]. 中国疼痛医学杂志, 2013, 19(10): 577-579.

第七章

鞘内药物输注系统永久植入术

第一节 引　言

鞘内药物输注系统是一套植入体内的机械泵系统，通过体外遥控，其将吗啡等高效镇痛药物以极低且精准的剂量泵入蛛网膜下隙，直接作用于中枢神经系统，产生长期稳定的镇痛作用。鞘内药物输注系统永久植入术治疗慢性疼痛的终极疗法之一，对于晚期癌性疼痛、慢性伤害性疼痛、神经病理性痛和痉挛性疼痛均有出色的疗效。1981年，美国开展首例鞘内持续输注系统植入术治疗癌痛。1991年，美国食品和药品管理局（Food and Drug Administration，FDA）正式批准吗啡用于鞘内输注，此后，该方法在国外被广泛用于各种慢性顽固性疼痛的治疗。2003年，国家有关部门批准该系统可在国内使用。鞘内药物输注与口服、经鼻、经直肠、吸入、肌内注射、静脉注射或皮下注射等传统给药途径相比，具有高效、不良反应小等优势。与口服或肠外应用相比，直接应用于鞘内的药物剂量要低得多，因此不良反应（如食欲下降、便秘、尿潴留等）和药物毒性也要小得多。随着鞘内药物新型剂型的不断研发以及给药装置的改进，鞘内药物输注系统在临床的应用得到迅速发展，成为难治性癌痛和非癌痛重要的治疗手段。

目前鞘内药物输注系统分为三类：①外置系统；②半植入系统；③全植入系统。具体选择取决于应用目的，疗程长短，支付能力和危险因素等。外置系统是导管的一端在蛛网膜下隙与脑脊液相连，另一端暴露在体外与输药泵相连。多用于测试或中晚期患者的治疗（数周疗程）。其优点是价格便宜，操作简便；缺点是导管进入皮肤的部位容易感染甚至中枢感染。半植入系统是指经手术将导管的一端植入蛛网膜下隙，另一端经皮下隧道与植入皮下的输液港相连，镇痛药物经体外患者自控镇痛泵，通过输液港进入蛛网膜下隙（详见第六章）。其优点是价格适宜，患者有更多的活动自由度，导管脱出或移动的概率减少，但感染仍是主要危险。部分外置系统若护理得当可维持数月之久。全植入系统是指连接蛛网膜下隙的导管和鞘内药物输注泵两部分，通过外科手术完全植入体内。其优点是感染危险性低，可长期使用，患者有充分的活动自由度；缺点是价格昂贵，需要外科手术。一般用于寿命长于 6 个月的肿瘤患者或顽固性疼痛的非肿瘤患者。患者可以连续多年地使用镇痛药或解痉药。精密的全植入药物输注系统可以使临床医师能够通过药物联合治疗和精确控制药物投递，进一步改善镇痛疗效和限制不良反应的发生，并可以利用各种安全合理的药物和设备来为患者制订个体化治疗方案。

现在，全球已经完成超过 33 万例 TDD 手术，中外应用 TDD 手术治疗的疼痛疾病谱差异较大，美国大约 60% TDD 应用于慢性疼痛，35% 应用于痉挛性疼痛，5% 用于晚期癌痛；而我国 85% TDD 应用于晚期癌痛，15% 用于慢性疼痛。由于鞘内注射用药巴氯酚未在国内上市，因此我国 TDD 手术几乎没有应用于痉挛性疼痛。

第二节　患者选择标准、适应证与禁忌证

一、患者选择标准

（1）多种保守治疗方案无效或其他治疗方案不能耐受的非癌性慢性疼痛患者。

（2）椎管内给药测试被证明可缓解患者疼痛、改善功能及可耐受药物副反应。

（3）口服或经皮用药镇痛疗效不佳和（或）药物副反应不耐受的患者。

（4）患者椎管内解剖结构不影响椎管内置管。

（5）患者病情稳定，无未经治疗的出血性疾病和（或）感染性疾病。

（6）患者无导致植入物排异反应的皮肤疾病。

（7）患者精神状态稳定，没有未经治疗的严重抑郁、焦虑症或人格障碍。

（8）导管植入椎管内解剖位置可覆盖患者疼痛区域。

（9）在痉挛患者中，鞘内给药巴氯芬试验剂量后，痉挛次数减少。

二、鞘内药物输注系统植入适应证

鞘内药物输注系统主要用于癌症和非癌症的中度至重度慢性疼痛患者的镇痛治疗。

1. 癌痛患者适应证

①原发或转移性肿瘤侵犯浸润组织而引起疼痛；②化疗治疗引起的神经性疼痛；

③放射治疗导致的神经损伤性疼痛。

2．非癌痛患者适应证

①腰椎术后疼痛综合征；②无手术指征的椎管狭窄症、多发性压缩性骨折；③经保守治疗及神经电刺激治疗无效的病理性神经痛；④周围神经病变性疼痛；⑤截肢痛或残端痛；⑥复杂区域疼痛综合征；⑦严重的骨关节炎性疼痛；⑧结缔组织疾病性痛；⑨切口痛、创伤后疼痛；⑩痉挛性疼痛；⑩内脏性疼痛。

三、鞘内药物输注系统植入禁忌证

（1）全身重要脏器功能衰竭，预期不能耐受手术。

（2）感染：未控制的全身感染，手术部位局部感染。

（3）椎管内占位，影响脑脊液循环或影响椎管内置管。

（4）未纠正的严重凝血障碍。

（5）存在对鞘内药物过敏或不能耐受的严重药物副反应。

（6）白细胞绝对值＜1000×10^6/ml。

（7）患者无手术意愿或心理测试不符合手术要求。

第三节　术　前　测　试

IDDS 植入术前测试目的是评估鞘内镇痛后患者疼痛改善程度、估计鞘内阿片类药物等效剂量，评价鞘内镇痛相关不良反应。IDDS 植入前测试方法、途径、选用药物及其必要性尚无明确统一的意见和建议。植入前测试与后续的治疗效果尚没有直接的相关关系，测试结果需要临床医师综合分析。IDDS 植入前测试与未测试的比率在慢性非癌性疼痛大约为 9∶1，在癌性疼痛中接近为 1∶4，伴有痉挛状态的患者植入前均行鞘内测试。2016 年 PACC 关于术前测试的专家共识认为，对于非癌痛患者，植入前应该考虑术前测试；对于癌痛患者，植入前测试则不是必需的。

1．术前测试选择标准

（1）2016 年 PACC 指南提出关于术前测试以下情况必须进行植入前测试：①鞘内应用巴氯芬的患者，术前测试以评价其疗效和不良反应；②慢性疼痛的患者选择齐考诺肽作为一线药物，则需要植入前测试；③应用阿片类药物作为术前测试，同时并发可能增加呼吸抑制风险的疾病，如睡眠呼吸暂停综合征、慢性阻塞性肺疾病、肺纤维化、病理性肥胖、重度水肿、重度静脉功能不全，吸烟，或从未使用过阿片类药物等患者；④复合应用两种以上的药物行术前测试者（如应用阿片类药物复合局部麻醉剂或可乐定）；⑤植入前测试需要较长时间，以评估其功能或者行为改善情况。

（2）以下情况不需要植入前测试：①疾病晚期且生存时间有限（如癌痛），患者已经耐受其他途径的阿片类药物，则不必行植入前测试，但肿瘤处于稳定状态的癌痛患者则需要测试；②患者有出血或者感染的高风险（如老年人、疼痛局限），已经应用了低剂量的全身阿片类药物等情况，此类患者不需要做术前测试。

2．测试方式及测试给药途径的选择

测试方法包括单次注射、多次注射和连续置管测试，但是目前没有一种方法能有效预测鞘内注射治疗的长期疗效，也不确定一种方法优于另一种方法。连续鞘内测试在植入导管后可以使药物持续进入鞘内，模仿了药物泵药代动力学的技术，避免因反复给药引起的药物波动，滴定后获得短期最佳剂量和对鞘内药物治疗的耐受性，但结果存在假阴性的可能。单次注射比多次注射速度较快，扩散平面更广，效果更佳，但是不能完全模拟全植入式 IDDS 装置的连续给药模式，假阳性结果较多。与单次注射相比，多次注射可以减少安慰剂效应。

既往认为植入前测试可以应用鞘内注射或硬膜外注射两种途径，虽然尚没有前瞻性文献证实哪种途径更具有优势。硬膜外途径可以避免穿刺后潜在低颅压头痛发作，但阿片类药物的理论等效剂量为鞘内注射的 10 倍；另外，通过硬膜外测试，不存在脑脊液动力学对测试药物的影响；硬膜外测试阴性，不能排除鞘内测试成功的可能性。基于两种药物注射途径其药代动力学不同，也有专家认为硬膜外注射作为 IDDS 前测试意义不大。

3．测试药物及其剂量选择

（1）药物选择：选用何种药物做植入前测试尚没有统一的建议，目前美国 FDA 允许可以鞘内给药的镇痛药物为吗啡和齐考诺肽，但很多其他药物或联合药物，包括氢吗啡酮、芬太尼、舒芬太尼，丁哌卡因和可乐定等也在使用。鉴于鞘内使用吗啡有延迟性呼吸抑制的可能，有中心因此选用芬太尼测试。对于阿片类药物治疗疗效不佳的神经病理性疼痛或者混合性疼痛患者，可考虑应用齐考诺肽测试。若难治性疼痛需要应用阿片类药物复合其他药物作为植入前测试，则建议使用鞘内连续置管作为测试途径。鞘内测试常用阿片类药物不同给药途径及不同药物间等效计量换算见表 7-3-1。

表 7-3-1　鞘内用药不同途径给药及药物间等效换算

给药途径	硫酸吗啡（mg）	盐酸氢吗啡酮（mg）	芬太尼（mg）
口服	300	60	2
非口服	100	20	1
硬膜外	10	2	0.1
鞘内	1	0.25	0.01

（2）剂量选择：植入前测试药物剂量的选择原则是尽可能选用有效镇痛同时能耐受不良反应的最低剂量。2016 年 PACC 专家共识推荐的单次或者连续输注测试剂量见表 7-3-2。对于既往有阿片类药物系统性药物应用史的患者，也可以换算为鞘内测试计量：鞘内单次测试剂量＝（24h 口服吗啡或等效剂量）×1/300×（1/3～1/4）。对于连续测试的患者，一般持续 3～5 天，每天需要根据其疼痛改善情况、不良反应等调整容量和剂量。

表 7-3-2　2016 年 PACC 专家共识建议用于鞘内测试的药物及其剂量范围

药物	连续输注测试（/d）*	单次注射测试#
吗啡	0.1～0.5mg	0.1～0.5mg
氢吗啡酮	0.01～0.15mg	0.025～0.1mg
齐考诺肽	0.5～2.4μg	1～5μg
芬太尼	25～75μg	15～75μg
丁哌卡因	0.01～4mg	0.5～2.5mg
可乐定	20～100μg	5～20μg
舒芬太尼	10～20μg	5～20μg

* 以阿片类药物为主的鞘内连续镇痛开始时，剂量先设定为测试剂量的一半。# 从未应用过阿片类药物的患者，若非住院观察行单次注射测试，建议开始剂量吗啡不超过 0.15mg，氢吗啡酮不超过 0.04mg，芬太尼不超过 25μg。

4．测试监测

（1）测试期间需监护血压、心电图和氧饱和度，开放静脉，维持合适的血容量。

（2）对于常规药物剂量测试时，监测 6～8h 并确保无明显嗜睡、过度镇静、无明显心肺和神经系统等不良反应。

（3）对于肥胖、呼吸睡眠暂停综合征患者、从未使用阿片类药物患者、联用苯二氮䓬类药物等患者、较大剂量阿片类药物、阿片类药物联合其他药物（包括局麻药、可乐定）测试的患者和持续输注测试患者务必住院观察，监测滴定其剂量，并在第一个 12 小时每 1 小时、第二个 12 小时每 2 小时，然后至少 48h 内每 4 个小时监测通气、氧合和意识状态。

（4）齐考诺肽的不良反应与剂量增加速度相关，建议齐考诺肽连续测试时植入连续导管，剂量滴定需要缓慢（数天增加 0.5～1.0μg）。

（5）测试过程中的精神评估及其内容：PACC 专家指南建议植入前测试过程中需要专科医师会诊评估，识别影响鞘内测试和长期疗效的消极的心理状态和特征，制订其个性化的治疗计划和方案，积极精神心理干预。

5．原服用药物及其剂量调整

（1）如全身性阿片类药物疗效欠佳或致痛觉过敏，需在测试前开始逐渐减量，测试前全部停药。

（2）如原全身性阿片类药物镇痛有效，测试前可部分减量或先不减量，测试中、测试后、植入后尽可能减量或停用全身性阿片类药物。

（3）如全身运用的阿片类药物无法减量，可换用鞘内齐考诺肽或者加用单次鞘内给药剂量以控制暴发痛。其他辅助药物可先保持原有剂量，待植入疗效稳定后再决定是否调整。

第四节 鞘内药物应用

在鞘内药物应用方面，美国 FDA 允许可以鞘内给药的镇痛药物为吗啡和齐考诺肽，但未经美国 FDA 准许的药物在共识指南中也是推荐使用的。联合用药是鞘内给药的一个特点，其目的是联合作用机制不同的药物作用于不同的靶点，以增强疗效，减少毒副反应（如呼吸抑制和炎性肉芽肿）的发生。通常是一种或二种阿片类药物和一种局麻药联合应用，如吗啡或氢吗啡酮＋丁哌卡因、吗啡＋芬太尼＋丁哌卡因、吗啡或氢吗啡酮＋可乐定等。专家组推荐的一线用药通常为吗啡、氢吗啡酮和齐考诺肽。吗啡和二氢吗啡酮常与其他药物联合应用，齐考诺肽常单独应用。齐考诺肽是一种特异性的神经元钙通道阻滞剂，它可以非常高效地阻止疼痛信号从突触和树突由外周向中枢传导，从而有效地控制疼痛（特别是难治性神经病理性疼痛和癌痛）。传统的观点认为，齐考诺肽应该用于吗啡和氢吗啡酮治疗无效的患者作为二线药物，但 PACC 已将齐考诺肽列为鞘内植入泵的一线用药。因该药治疗窗很窄，滴定安全有效剂量耗时，不良反应（如头昏、恶心、嗜睡和抑郁等）常见，所以尚未得到广泛的应用。

鞘内阿片药物治疗慢性难治性疼痛，同时联合局麻药物常可获得更加满意的镇痛效果，并能降低阿片药物的用量。目前用于 IDDS 镇痛的局麻药物主要包括丁哌卡因和罗哌卡因。临床研究表明，加用丁哌卡因可使 77% 患者减少阿片类药物剂量，减少不良反应，同时增加疗效和延迟耐受性的发生。

1. 鞘内常用阿片类药物

（1）吗啡：鞘内常用剂型为不含防腐剂的硫酸吗啡注射剂。鞘内吗啡推荐的初始剂量为 0.1～0.5mg，最高浓度 20mg/ml，最大日推荐剂量 15mg。如达到最大剂量疼痛缓解仍不理想，可轮替应用另一种阿片类药物（如氢吗啡酮），轮替时首次应减量 1/3 左右使用；或通过鞘内联合使用非阿片类药物等。

（2）氢吗啡酮：鞘内氢吗啡酮的镇痛强度约为吗啡的 5 倍。鞘内推荐的初始剂量为 0.01～0.15mg，最高浓度 15mg/ml，最大日推荐剂量 10mg。

（3）芬太尼和舒芬太尼：芬太尼和舒芬太尼的镇痛强度分别为吗啡的 100 倍和 1000 倍。它们均为高脂溶性阿片类药物，鞘内起效迅速、分布快，镇痛作用具有节段性，而脊髓不良反应轻微，被推荐为鞘内使用的二线阿片类药物。鞘内芬太尼推荐的初始剂量为 25～75μg，最高浓度 10mg/ml，最大日推荐剂量 1mg。鞘内舒芬太尼推荐的初始剂量为 10～25μg，最高浓度 5mg/ml，最大日推荐剂量 0.5mg。

2. 鞘内常用局麻药

（1）丁哌卡因：为酰胺类长效局麻药，是目前临床上最常用于鞘内输注的局麻药。给药时需警惕超剂量后的心脏毒性。丁哌卡因一般与阿片药物联合使用治疗慢性疼痛。PACC 推荐丁哌卡因与吗啡或芬太尼联用作为一线用药治疗神经病理性疼痛，与吗啡、氢吗啡酮或芬太尼联用作为二线用药治疗伤害感受性疼痛。PACC 推荐丁哌卡因的起始量为 0.01～4mg/d，最大剂量为 15～20mg/d。药盒最高浓度为 30mg/ml。与阿片类药物类似，局麻药也会出现耐受，需要逐步增加剂量或浓度。

（2）罗哌卡因：为左旋酰胺类长效局麻药，其镇痛效果为丁哌卡因的 75%～85%，且与相同浓度的丁哌卡因相比具有运动功能的影响更小，中枢神经系统和心脏的低毒性优势。半植入式 IDDS 中，PCA 泵鞘内输注，罗哌卡因的起始浓度建议 0.1%～0.125%。

第五节 手术操作步骤

1. 术前患者教育及评估

IDDS 手术治疗主要针对慢性顽固性疼痛患者，占癌痛患者总手术量的 80%。

术前应向患者介绍手术目的、方式、术中、术后可能出现的不适。尤其是运用局部麻醉下手术的患者，由于体位、手术时长、手术刺激或患者自身原发疼痛导致患者术中配合度下降，良好的术前教育能使得患者对预期出现的不适已有一定程度的心理准备，从而更好地配合手术医师顺利完成手术。针对慢性非癌性疼痛患者，因长期疼痛多伴随焦虑、抑郁等不良精神心理疾患，该类患者行鞘内药物输注系统植入手术前，应请心理科医师对患者精神状态进行专业评估，明确是否存在手术禁忌证。

2．术前准备

（1）实验室检查：完善血常规、尿常规、大便常规、肝肾功能、血沉、C 反应蛋白、出凝血时间、术前感染筛查。建议术前行术区皮肤、鼻腔拭子培养，明确排外是否存在金黄色葡萄球菌定植，从而指导术前抗生素使用。

（2）影像学检查：术前完善胸片、脊柱 X 线以及脊柱 MRI 检查，了解手术操作区域骨性结构，明确经皮穿刺置管区域椎体是否存在肿瘤转移，了解椎管腔内是否存在占位并导致脑脊液循环障碍影响术后镇痛疗效。

（3）术前术区清洁：行 IDDS 手术术前应嘱患者进行个人卫生清洁。针对长期卧床、活动困难患者，术前应行术区皮肤多次清洁擦浴，清除皮脂皮垢，避免术中手术消毒不全导致术后感染。

（4）术前抗生素使用：IDDS 术属于一类手术切口，根据外科手术预防使用抗生素指导原则，术前 30 分钟使用头孢唑林钠 1～2g，或头孢曲松钠 1g。对术区或鼻咽金黄色葡萄球菌培养阳性的患者，术前建议使用万古霉素。针对癌痛患者及合并长期糖尿病、血液疾病、免疫力低下患者，术后抗生素使用可延长至 48～72 小时。

（5）麻醉方式：IDDS 手术可选择麻醉方式有局部麻醉，局部麻醉联合镇静强化麻醉，局部麻醉联合椎管内麻醉（包括连续硬膜外麻醉或单次腰麻），插管全麻方式。建议手术前需麻醉医师会诊与手术医师共同制定具体麻醉方式。笔者建议针对肺部肿瘤或存在肺部疾患的晚期癌痛患者，如非特殊尽可能选择非插管全麻方式。因上述患者插管全麻术后易出现顽固性胸腔积液，影响呼吸功能，可能导致术后患者生存期缩短。

3．手术简要经过

（1）标记与体位：应在直立位或平躺位时标出囊袋的体表位置，并在皮肤表面做好部位和大小标记（图 7-5-1）。囊袋定位应远离既往腹部手术瘢痕、腹壁疝或者造口、上髂嵴、胸廓、腰带线等部位（图 7-5-2）。如因患者体位、既往手术影响泵植入腹部区域的选择，臀部和大腿部位可作为植入部位（图 7-5-3）。

麻醉成功后，患者取右侧或左侧卧位，使腰部区域轻微屈曲，背部应垂直于手术台，肩部及髋部予束带固定（图 7-5-1）。按照手术要求常规消毒铺巾。

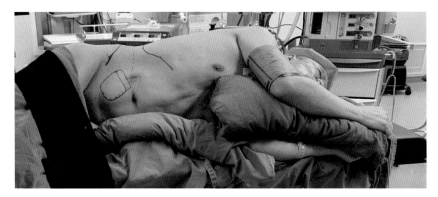

图 7-5-1 体位及囊袋位置标记图

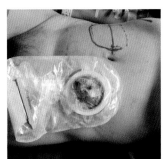
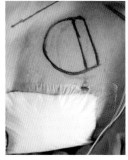
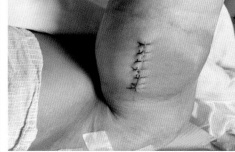

图 7-5-2 腹部造口患者囊袋位置标记图　　　图 7-5-3 大腿外侧鞘内泵植入图

（2）经皮蛛网膜下隙穿刺：术前通过腰椎 MRI 了解脊髓圆锥位置，避免术中穿刺损伤。成人脊髓圆锥一般不超过腰 1 椎体下缘，儿童一般不超过腰 2 椎体下缘。采用旁正中位斜穿刺术，使用 15G Tuohy 穿刺针。局麻后，皮肤穿刺点选择腰 4 椎弓根的内侧缘，距棘突连线约 1～1.5cm 左右，透视引导下进行穿刺。针与皮肤的夹角 30°～45°。穿刺针于腰 2/3 椎板间隙进入蛛网膜下隙（图 7-5-4～图 7-5-6）。针尖进入蛛网膜下隙后取出针芯后脑脊液滴出，观察脑脊液回流通畅情况良好后置管。

（3）蛛网膜下隙置管：在透视下植入带芯鞘内导管，将导管沿头侧方向直至放置到靶点（图 7-5-7），同时确认导管深度。导管顶端的位置是决定 IDDS 植入后镇痛效果的关键因素之一，2016 年国际《PACC 专家共识》强调导管顶端位置应放置于支

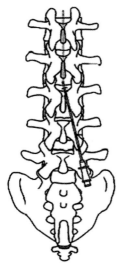

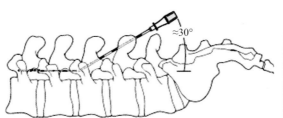

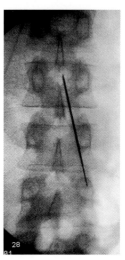

图 7-5-4 经皮蛛网膜下隙穿刺示意图（前后位）　　图 7-5-5 经皮蛛网膜下隙穿刺示意图（侧位）　　图 7-5-6 经皮蛛网膜下隙穿刺术中影像图（前后位）

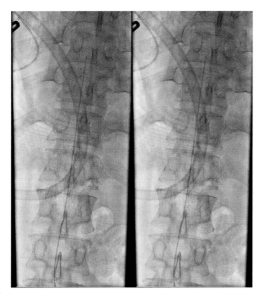

图 7-5-7 鞘内导管植入蛛网膜下隙术中影像图（前后位）

配疼痛区域的脊神经节段水平（表 7-5-1）。如果导管置入困难，可调整针的深度和角度。如果必须撤除导管，不得经穿刺针直接抽出导管，应予穿刺针连带导管同时回撤，否则穿刺针可能损坏导管，重新开始穿刺和置管。撤除过程中应保持导管成直线，同时缓慢地撤除导丝，以顺利撤除导丝避免导管损伤。一旦导管有渗漏务必及时更换。

（4）鞘内导管固定：导管顶端到达靶位后，务必穿刺针退针以前以穿刺针为基准切开 5cm 长纵行小口，游离切口皮下组织，使筋膜区域暴露，深度达棘上韧带和椎旁肌筋膜。退出穿刺针前行荷包缝合，退针后拔出导管内引导丝以荷包缝线包埋导管，以防止脑脊液沿着导管外漏。用锚固定器将导管固定缝合于筋膜上，过程中防止缝针意外穿破导管（图 7-5-8）。

表 7-5-1 疼痛部位与鞘内导管植入位置关系

疼痛部位	导管顶端位置（椎体）	疼痛部位	导管顶端位置（椎体）
肩部	颈 4～颈 6	下腹部	胸 8～胸 10
胸部	胸 4～胸 6	腰、盆腔、下肢	胸 10～腰 2
上腹部	胸 6～胸 8		

（5）皮下囊袋：局麻后在手术前标记的植入泵处切开皮肤至筋膜层，向头端游离组织宽度为泵体 1/3，向尾端游离组织宽度为泵体 2/3。泵体植入深度距皮肤表面不超过 2cm，过深导致术后泵程控信号弱，读取数据困难。

（6）皮下隧道及导管连接部位固定：局麻后采用导管导引器沿皮下隧道行进，使皮下厚壁导管由皮下囊袋引导至椎旁切口筋膜表面（图 7-5-9）。剪除多余鞘内导管（一

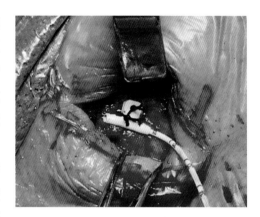

图 7-5-8 鞘内导管固定

般鞘内导管留 4～5cm 长），泵下预留 1～2 个完整的减张导管圈，剪除多余厚壁导管后与鞘内导管连接。术中注意鞘内导管端使用减张套管，避免术后金属连接器刺破管道，导致药物或脑脊液渗漏。予连接导管段呈 "U" 形固定（图 7-5-10）。

（7）泵管连接固定及囊袋关闭：最后将导管与泵连接固定，需反复确认以防止导管移位、脱位和脑脊液漏。术中应多次检查导管的通畅性。将泵置入囊袋，在其后盘起多余的导管，先把泵固定于筋膜防止其反转，缝线分别缝合皮下和皮肤（图 7-5-11）。缝合术口时应注意避免缝针损伤导管。

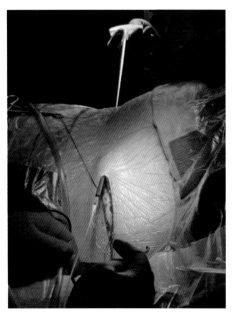

图 7-5-9 皮下隧道制作

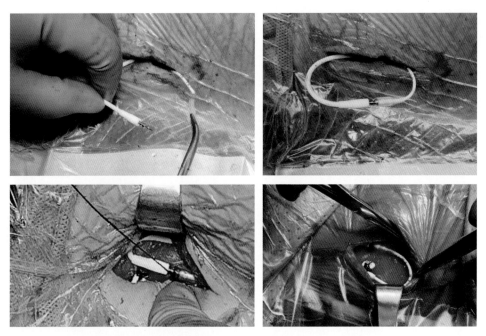

图 7-5-10 连接鞘内导管与皮下导管并"U"形固定

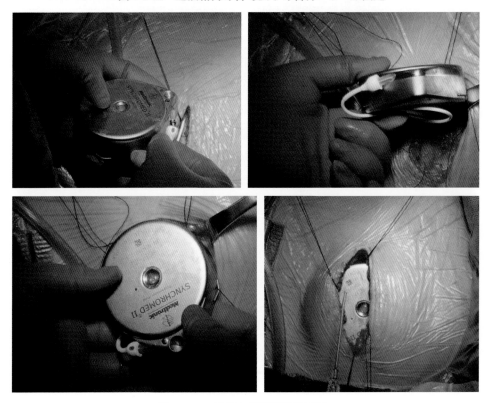

图 7-5-11 导管与泵连接及泵植入

第六节　术后并发症处理与预防策略

鞘内泵镇痛治疗方式可以使中度至重度疼痛的患者改善生活质量，缓解疼痛，减轻全身用药不良反应，改善患者活动功能，并提高肿瘤人群的存活时间。该治疗方式的临床有效性和治疗成本效益已被证明，特别是在那些预期生存超过6个月的患者。但是该治疗方式存在相关风险，并可分为外科相关性风险、装置相关性风险及药物相关性风险。该治疗不良事件的报告发生率从3%到24%不等，其中大多数是轻微的，并与药物输注相关。严重不良事件如神经损伤的风险小于1%。大多植入设备相关并发症发生在植入和维持治疗期间，包括泵再灌注和编程。

与任何外科手术一样，出血、神经损伤、感染和伤口裂开为植入手术的常见并发症。脑脊液漏、植入泵囊袋血清肿和泵翻转等是植入泵装置特有的并发症。

1. 出血

术中出血通常发生在手术过程中无效局部止血。该手术中应注意囊袋分离过程中上下层面及囊袋深部局部有效止血，避免因囊袋血肿导致增加术后感染概率。同时术前应关注患者是否口服导致出血风险增高的抗凝药物、中成药（如含大蒜、银杏、人参等成分），或其他非处方药。应注意影响出血的因素除药物外，还包括肝病、血小板功能障碍或血小板缺乏以及凝血因子紊乱等因素。抗凝患者在凝血参数恢复正常之前不适合这种类型的手术，否则增加椎管内血肿风险。

2. 神经损伤

鞘内药物输注系统植入术涉及蛛网膜下隙带芯套管针穿刺和导管鞘内植入。这一过程可能导致脊髓、神经根或其他神经轴组织的损伤以及出血。避免出现该并发症重点在于预防。所有患者在手术前应进行彻底和完整的神经检查，包括脊柱X线、磁共振成像（MRI）和计算机断层扫描（CT），明确椎管内通畅度，帮助手术医师了解穿刺区域解剖。脊髓圆锥通常位于L_1椎体节段，如套管针穿刺进入椎管内位点高于L_1节段会造成脊髓的直接损伤。

3. 感染

全植入鞘内药物输注系统手术相关感染发生率为2%～8%。与该植入手术相关的感染可分为浅表感染和深部感染，在手术后的15～45天常见。在术中关闭术口前，进行冲洗是非常重要的。大容量冲洗和术前静脉注射抗生素能降低感染风险。

浅表感染主要影响皮肤切口部位和皮下组织。浅表感染的临床特征包括红斑，压痛，肿胀，皮温升高，植入部位脓性分泌，白细胞计数、C反应蛋白和血沉升高。应注意免疫缺陷或年老衰弱患者的术区感染可能无发热和白细胞升高体征。浅部感染可予加强局部换药及抗感染治疗处理，避免感染向深部扩散。与 IDDS 感染相关的最常见的病原体包括金黄色葡萄球菌、大肠埃希菌和奇异变形杆菌。怀疑发生感染时，应及时行伤口分泌物和血液培养，并应在等待培养结果的同时，使用广谱抗生素抗感染治疗。完成病原体鉴定后，应根据药敏试验使用针对该病原体的敏感抗生素。

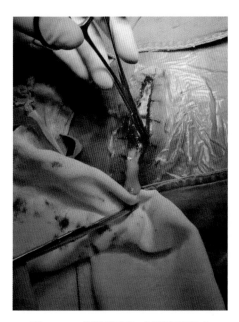

图 7-6-1　吗啡泵植入皮下脓肿形成

深部感染可能涉及泵周围的软组织、导管、椎管内及脑膜炎。当怀疑深部感染时，应将泵周围液体、脑脊液和血液的样本送去进行培养和药物敏感实验。脑膜炎是鞘内药物输注系统植入术后少见的感染性并发症。细菌性脑膜炎的临床表现包括发热、寒战、顽固性头痛、不适、恶心/呕吐、颈背疼痛和颈项强直。大多数脑膜炎患者病情进展可能非常迅速。治疗的关键是早期识别临床体征，然后进行腰椎穿刺和早期使用广谱抗生素。如确诊术后脑膜炎发生，应考虑紧急移除植入系统。若出现背痛及深部压痛，伴随神经系统异常，疑有椎管内感染、脓肿，立即行磁共振成像，并请神经外科会诊处理以预防严重的神经系统并发症（图 7-6-1）。

4．脑脊液漏和术后头痛

因鞘内导管植入需要使用较粗套管针穿刺，导致脑脊液漏和腰椎硬膜穿刺后疼痛成为鞘内药物输注系统植入术可能并发症。

脑脊液漏表现为脑脊液沿蛛网膜下隙植入导管渗出至切口处，出现切口顽固性渗液或肿胀。脑脊液外渗大多数情况下持续一周左右可自行终止。如果脑脊液漏持续时间较长的顽固性渗漏患者可考虑使用硬膜外血补丁的方法。有时脑脊液会沿导管渗出在术口皮下形成的脑脊液囊瘤，因存在导管损伤及感染风险，一般不建议行穿刺抽吸。如脑脊液囊瘤持续增大，并且患者持续出现头痛症状，可能需要手术探查以密封泄漏。

腰椎穿刺术后头痛可能是由于术中多次硬脑膜穿刺或由于脑脊液沿导管渗漏至硬膜外腔。常被描述为严重的体位性头痛，但这种体位变化性头痛并不总是存在的。最初的处理包括卧床休息、补液、饮用含咖啡因的饮料。如果保守措施不能消除这个问题，可以考虑硬膜外血补片。若导管连接不良或漏液则需要手术探查，重新置管，或者导管和泵连接处重新连接固定，同时积极预防感染。

5. 导管相关性并发症

导管问题比泵故障更常见。导管扭结、折断、移位、闭塞和导管移位可导致镇痛不足、脑脊液泄漏、脊髓创伤或戒断症状。因导管可在 X 线下显影，所以可以利用 X 线检测移位、断裂导管或导管脱位，但对于轻微的导管泄漏、断裂和扭结检测较困难。经泵侧方注射口推注非离子性造影剂，并在连续 X 线下动态观察造影剂显影情况，有助于检测导管阻塞、扭结、轻微泄漏及导管移位。经泵侧孔注射造影剂前，应先从侧孔端抽出至少 2ml 液体，保证导管及泵内残腔内无药液。否则造影时还会因大量药液快速进入蛛网膜下隙，导致鞘内药物过量危及患者生命。对于断裂、阻塞或移位的导管需要手术切除阻塞部分和 / 或替换导管。导管扭结可以通过手术将导管从瘢痕组织中分离或用新的导管代替。导管扭结及移位相关的问题可以通过直接透视引导下置管和术后避免过度移动腰椎进行预防。

导管尖端肉芽肿是一种炎症肿块，在鞘内导管尖端形成并发展，可产生脊髓的外部压迫，导致不同严重程度的神经后遗症。该病实际发病率很难确定，根据各种案例研究，报告的发病率为 0.1%～0.5%。炎性肉芽肿主要由急性和慢性炎症细胞，如巨噬细胞、中性粒细胞和单核细胞、肉芽组织，有时还可由纤维组织组成。与导管尖端肉芽肿发展相关的危险因素可归纳为导管输注药物种类、剂量和浓度，导管内药液流速，导管尖端位置及药液输注类型和患者特征。与导管尖端肉芽肿有关与鞘内输注药物常见于吗啡、氢吗啡酮和巴氯芬，无论是单药使用或与其他镇痛药联合使用。鞘内输注芬太尼、舒芬太尼导致的炎性肉芽肿的发病率很低，但已有报道。唯一的例外是齐考诺肽输注。目前尚无旨在降低导管顶端肉芽肿风险的技术。导管尖端高浓度药物增加肉芽肿形成风险的理论表明，可以通过患者程控仪单次给药，以利于导管顶端药物弥散来降低肉芽肿形成风险。

6. 鞘内药物相关不良反应

鞘内药物相关不良反应常见有恶心、呕吐、瘙痒症、尿潴留、便秘、呼吸抑制、性欲减退、生长激素减少、低皮质醇、镇静和精神状态异常、体重增加、水肿。相关处理原则见表 7-6-1。

表 7-6-1　鞘内药物使用不良反应

不良反应	可能药物	处理
药物耐受	阿片类药物	➤ 长时间应用阿片类药物后均会发生药物耐受；可予药物轮替或联合不同机制药物应用；如联合普瑞巴林、度洛西汀、塞来昔布等，亦可考虑在 IDDS 中联合应用局麻药
导管尖端肉芽肿	阿片类药物	➤ 较少见，更换导管
痛觉过敏	阿片类药物、巴氯芬	➤ 较少见，对症处理和替换药物
免疫抑制	阿片类药物	➤ 较少见，对症处理
精神错乱、自杀倾向、幻觉	巴氯芬、可乐定、齐考诺肽	➤ 较少见，给予抗抑郁药物等对症处理或更换药物
外周水肿	阿片类药物	➤ 较少见，给予利尿等对症处理
激素水平改变	阿片类药物	➤ 较少见，对症处理
脱髓鞘、神经坏死	氯胺酮、右美托咪定	➤ 较少见，更换或停止药物应用

第七节　鞘内药物输注系统治疗进展及展望

鞘内药物输注系统临床运用已近 40 年，鞘内镇痛已逐渐发展成为治疗顽固性疼痛的有效防范之一。以往认为鞘内镇痛是其他保守治疗无效后，难治性疼痛的最后补救措施。但越来越多文献证实，鞘内药物镇痛较阿片药物全身使用更具安全性及低不良反应。因此，2016 年 PACC 专家共识不再将鞘内药物镇痛作为大剂量全身使用阿片类药物无效后的补救措施，而是作为难治性疼痛的首选治疗方案之一。尤其对于无法耐受阿片类药物不良反应的癌痛患者，鞘内药物镇痛治疗技术具有明确的治疗适应证，已在临床工作中积极运用。同时，针对难治性非癌性疼痛，如腰椎术后疼痛综合征、复杂性区域疼痛综合征和躯干肢端难治性疼痛，鞘内药物镇痛技术运用已获更多的推荐。

理想的植入式药物输注系统将为医师和患者提供一种安全、舒适、离散、坚固、耐用和有效的给药方法，并且应具有较少进行储药灌注、电池更换或其他干预的特性。目前还没有完善的系统，新技术仍在不断改进，这些技术可能影响鞘内药物输注系统的大小、内部控制机制、给药准确性、安全性以及用于递送药物的导管材料。减少药物灌注系统工作电量或应用有充电系统的泵，或许是解决这一问题一种相对较新的方法。

尽管 IDDS 的改进可帮助我们提供药物到达体内药物受体所在的位置，从而最大限度地减少不良反应和改善疼痛控制，但鞘内阿片类药物输注并不是一种完全无害的技术。非癌症疼痛患者因意外用药过量而导致的死亡率高于预期死亡率。错误的程序设计、泵故障或破损以及泵再灌注并发症都会造成药物过量的风险。同样，突然停药或其他不适当的剂量滴定也是系统管理不当的一种潜在不良后果。目前植入药物输注系统内尚无可通过远程传输系统来管理和程控植入泵系统的装置，这使我们很难对泵工作状态进行监测，并在紧急情况下帮助患者。不断发展的基于微处理器的全数字化技术，并使用交互式远程监测技术，也许可以帮助解决这个问题。

近年来，随着新药研究的进展非阿片镇痛药的鞘内运用越来越受到重视。尽管绝大多数非阿片药物未被美国FDA认证鞘内给药途径，但基于用药安全性的药物学临床观察研究，PACC于2007年、2012年、2016年发布的报告中，鞘内用药指导均收录部分非阿片类药物作为鞘内阿片类药物单药治疗失败或禁忌的替代或联合辅助用药。齐考诺肽（Ziconotide）是一种高选择性突触前钙通道阻滞剂，是目前唯一经美国FDA批准可用于鞘内治疗中重度病理性神经痛和伤害性疼痛的非阿片类药物，适用于阿片药物耐受的患者。有文献报道新型Nav1.7通道抑制剂运用鞘内给药方式，在临床模拟疼痛模型中具有很强的镇痛作用，并在动物试验中没有出现药物耐受、便秘或运动障碍的现象。今后，IDDS治疗技术的发展也许需要依赖对椎管内给药的镇痛药物药理学的进一步研究进展。随着更多新药的研发、对特定药物研究的发展以及对作用于痛觉受体系统药物的开发，相信IDDS治疗技术将会使更多顽固性疼痛患者受益。

（高 翃 廖 翔）

参 考 文 献

［1］王昆, 金毅. 难治性癌痛专家共识 (2017 年版) [J]. 中国肿瘤临床 2017, 44 (16): 787-793.

［2］Deer TR. The Polyanalgesic Consensus Conference (PACC): Recommendations on Intrathecal Drug Infusion Systems Best Practices and Guidelines [J]. *Neuromodulation*, 2017, 20 (2): 96-132.

［3］Deer TR, Pope JE, Hayek S, et al. The Polyanalgesic Consensus Conference (PACC): Recommendations for Intrathecal Drug Delivery: Guidance for Improving Safety and Mitigating Risks [J]. *Neuromodulation*, 2017.

［4］Deer TR, Pope JE, PhD SHM, et al. The Polyanalgesic Consensus Conference (PACC): Recommendations on Intrathecal Drug Infusion Systems Best Practices and Guidelines [J]. *Neuromodulation*, 2017, 20 (2): 96.

［5］Deer TR, Smith HS, Burton AW, et al. Comprehensive consensus based guidelines on intrathecal drug delivery systems in the treatment of pain caused by cancer pain [J]. *Pain Physician*, 2011, 14 (3): E283-312.

［6］Deer TR, Hayek SM, Pope JE, et al. The Polyanalgesic Consensus Conference (PACC):

Recommendations for Trialing of Intrathecal Drug Delivery Infusion Therapy [J]. *Neuromodulation*, 2017, 20 (2): 133-154.

[7] Engle MP, et al. Infectious complications related to intrathecal drug delivery system and spinal cord stimulator system implantations at a comprehensive cancer pain center [J]. *Pain Physician*, 2013, 16 (3): 251-257.

[8] Stearns LM, et al. Intrathecal Drug Delivery Systems for Cancer Pain: An Analysis of a Prospective, Multicenter Product Surveillance Registry [J]. Anesth Analg, 2020, 130(2): 289-297.

[9] Sindt JE, et al. The Rate of Infectious Complications After Intrathecal Drug Delivery System Implant for Cancer-Related Pain Is Low Despite Frequent Concurrent Anticancer Treatment or Leukopenia [J]. *Anesth Analg*, 2020, 131(1): 280-287.

第八章

癌症疼痛脊髓电刺激治疗

第一节 引 言

据统计，每年约有 900 万人遭受癌症疼痛折磨，严重影响生活质量，进而导致焦虑、抑郁等心理精神疾病，甚至自杀，造成沉重的社会经济负担。据不完全统计，约有 50% 的患者表示疼痛控制不佳，20%～30% 的癌症疼痛患者对阿片类药物治疗无效。

癌症疼痛的原因可分三类：①肿瘤直接引起的疼痛；②肿瘤治疗引起的疼痛；③肿瘤间接引起的疼痛。其中以肿瘤直接引起的疼痛较常见。

其中，当肿瘤侵及神经（如肺尖部肿瘤侵及臂丛）可出现肩及上肢神经痛；当肿瘤压迫神经（如腹膜后肿瘤压迫腰、腹神经丛）可引起腰、腹疼痛；或肿瘤治疗造成神经损伤时（如化疗相关性神经痛）。这一类神经病理性疼痛（neuropathic pain，NP），统称为神经病理性癌症疼痛（neuropathic cancer pain，NCP），即由癌症直接侵袭或神经压迫和 / 或癌症治疗（包括手术、化疗和放射治疗）等引起的神经病理性疼痛。

一、脊髓电刺激治疗癌症疼痛现状

目前，癌症疼痛治疗趋势一直在向多模式治疗发展，不再是循序渐进地遵守经典的癌症疼痛三阶梯治疗原则。在多模式治疗中有证据支持早期使用介入治疗可有效控制癌症疼痛，而不仅作为"最后的选择"。

脊髓电刺激（spinal cord stimulation，SCS）主要基于 1965 年由 Melzack 和 Wall 提出的著名的闸门控制理论，即激活负责传导触觉的粗纤维可有效阻断向大脑传递疼痛信号的细纤维。但随着近年来针对 SCS 作用机制的深入，更多关于 SCS 的新理论提出，包括 SCS 对痛觉超敏的抑制作用，增加 γ- 氨基丁酸（GABA）的背角抑制作用，预防或缓解除外周缺血，以及对人脑活动的影响。自从 1967 年希利（Shealy）将脊髓电刺激术用于治疗临床慢性疼痛患者并取得了很好的治疗效果后，经过长期的临床实践，美国 FDA 已批准 SCS 用于治疗慢性疼痛，具体适应证包括：复杂区域疼痛综合征，腰背部术后疼痛综合征，慢性痛性周围神经（丛）病变，带状疱疹后神经痛、幻肢痛等。在欧洲，脊髓电刺激也已被批准用于顽固性心绞痛和周围肢体缺血症的治疗。

在临床中，当药物治疗癌痛无效（如强阿片类药物合并强效非甾体抗炎药治疗）时，微创介入治疗常能为癌痛患者提供疼痛缓解（如脊髓电刺激技术）。

一篇关于 SCS 对成年人癌痛应用的综述总结了 4 篇病例研究，共 92 位癌痛患者接受脊髓电刺激，超过 80% 的患者报告疼痛强度至少减轻了 50%，超过 50% 的患者减少了阿片类药物的使用量，前两篇文献中，在随访期结束时，癌痛的缓解率达到 76%（48/63）。其中紫野（Shimoji）在 1993 年报道了关于 454 例各种疼痛患者（癌痛、疱疹后神经痛、幻肢痛及腰椎术后疼痛综合征等）接受脊髓电刺激后的临床疗效，52 例癌痛患者中，有 86.7%（45/52）取得较好效果，即疼痛缓解 50%。该比例明显大于总体效果（253/454），并且有 11% 的癌痛患者停止用药。后两篇文献中均由雅科夫列夫（Yakovlev）团队在 2010 年与 2011 年发表，共随访 29 名接受电刺激的癌痛患者，平均随访 1 年半后 VAS 评分可降至 2 分。阿片类药物用量可减少 29%~47% 不等。大多数患者完成了脊髓电刺激器永久植入。

总而言之，虽然 SCS 治疗癌痛的文献证据等级低，文献数量少，但根据目前在病例对照研究及个案报道均提示神经电刺激可有效缓解慢性癌痛，已报道使用 SCS 成功治疗癌症疼痛的临床案例包括 IL-2 诱导的黑色素瘤神经病变、放射性横贯性脊髓炎、脑膜瘤切除术后的神经病理性疼痛、胰腺癌顺铂和吉西他滨化疗后的疼痛、转移性肾细胞癌术后的双下肢疼痛、手术和放疗治疗肛门转移细胞癌引起的腹股沟疼痛以及转移结肠癌手术和放疗后的背部和下肢疼痛等。

二、脊髓电刺激治疗神经病理性癌痛

目前，SCS 主要被指南推荐用于治疗慢性神经病理性疼痛（如腰椎术后疼痛综合征、复杂区域疼痛综合征及带状疱疹后神经痛等），这提示 SCS 在治疗癌痛患者，尤其是并发神经病理性癌痛的患者中的潜在作用。

癌痛常复合多种疼痛性质，包括机械性疼痛、炎性痛、神经病理性疼痛及内脏痛等，而重度癌痛患者常并发有神经病理性疼痛成分，据一项韩国的多中心横断面研究报道，VAS≥4 的癌痛患者 NCP 患病率较轻微疼痛患者高（42.4%/27.4%），导致更差的生活质量，而且只有 49.6% 中至重度 NCP 患者，接受了抗神经病理性疼痛药物（即抗抑郁药和抗惊厥药）。

而 NCP 主要有肿瘤本身引起的 NCP、肿瘤治疗引起的 NCP 以及混合在骨癌痛的神经病理性疼痛成分中，包括放射治疗引起的神经炎、化疗引起的神经病变以及肺癌引起的臂丛神经损伤。在治疗神经病理性癌痛时，单靠阿片类药物往往无效。同时，使用阿片类镇痛药会产生一些不良反应，包括便秘、恶心和呕吐、瘙痒，严重可导致谵妄、呼吸抑制、运动和认知障碍等。此时，可考虑使用脊髓电刺激治疗 NCP。

（一）神经病理性癌痛常见病因

（1）癌性疼痛神经根病（腰骶、颈、胸神经根病）。

（2）神经丛病（颈、臂、腰骶神经丛病）。

（3）周围神经病；颅神经痛（舌咽部、三叉神经痛）。

（4）软脑膜种植肿瘤相关。

（5）肿瘤相关骨痛。

（6）脊髓压迫。

（二）肿瘤治疗相关病理性神经痛

（1）外周神经病变：化疗引起的外周神经病变。

（2）慢性术后疼痛综合征：乳房切除术后、颈清扫术后、开胸术后。

（3）放疗后疼痛综合征：放射性臂丛病变、放射性脊髓病、淋巴水肿。

目前认为，在 NCP 治疗中，若药物保守治疗不能有效缓解疼痛，可考虑使用微创介入技术包括连续神经阻滞、神经毁损、脊髓电刺激及鞘内药物灌注系统植入等，但由于缺乏针对 NCP 的高质量研究，目前针对癌症相关神经性疼痛的治疗指南大多参考非癌症神经性疼痛患者的研究，仅有少量涉及 NCP 的治疗，值得注意的是，其中脊髓电刺激治疗 NCP 的报道中，癌痛患者均取得了令人满意的效果。

在过去的十年里，整个神经调控领域的技术取得了指数级的进步。特别值得一提的是，SCS 疗法引入了可充电式脉冲发生器、多导联桨形电极、位置感应刺激和 MRI

兼容设备，这些都代表了公认的重大创新。但仍未得到充分利用，传统的 SCS 仍可被认为是治疗严重药物难治性神经病理性疼痛的有效、安全、耐受性好和可逆的治疗方案。准确的适应证和谨慎的患者选择是这种治疗成功的主要支柱。在不久的将来，高频刺激和暴发性刺激新模式的有效性肯定会得到确认，也可能还会有更新型的模式用来改善慢性神经性疼痛的疗效。

第二节 适应证与禁忌证

脊髓电刺激技术治疗癌痛时需在术前评估癌症患者的肿瘤是否处于稳定状态、疼痛范围有无进一步扩散可能及预期寿命，当肿瘤状态稳定、疼痛范围较固定且预期寿命较长时，可考虑使用脊髓电刺激治疗癌痛。

一、适应证

主要包括肿瘤本身引起疼痛、肿瘤相关治疗（手术、放疗和化疗等）引起疼痛以及癌症患者的非癌源性神经病理性疼痛：

（1）慢性术后疼痛综合征：乳腺癌切除术后、颈部淋巴结清扫术后、开胸术后。

（2）放疗后疼痛综合征：放射性臂丛病变、放射性脊髓病。

（3）外周神经病变：化疗引起的外周神经病变。

（4）非癌症疼痛：癌症患者出现的非癌症造成的疼痛，如带状疱疹相关性神经痛等。

二、禁忌证

（1）癌症患者的原发病处于进展状态。

（2）癌症患者生命体征不稳定。

（3）癌症患者预期寿命较短。

（4）癌症患者存在感染、严重凝血功能障碍、严重营养不良等状态。

（5）癌症患者经精神心理方面评估后，处于严重心理精神疾病状态时。

第三节　患者评估及术前准备

一、患者评估

（一）患者全身情况评估

经皮穿刺神经电刺激电极植入术属于择期手术，在植入前需要对其全身情况评估，特别是对于癌症患者，术前需要完善相应检查，如全身正电子发射计算机断层显像（Positron Emission Tomography-Computed Tomography，PET-CT）扫描或单光子发射计算机化断层显像（Single photon emission computed tomography，SPECT）骨扫描，以判断患者肿瘤分期、原发病是否处于稳定状态以及生存周期等，同时还要评估患者的心肺功能以确定患者能否耐受手术和麻醉，术后是否容易并发感染等情况。必要时可联合多学科会诊行术前评估。

1. 是否并发感染

所有患者都必须检查皮肤、口腔、尿道等部位有无感染，有无肺炎、支气管炎或全身性感染、并制订防治措施，治愈后方可进行 SCS 测试或永久植入。

有感染危险因素的一般需待情况改善后方可行手术，包括潜在的脓毒症、菌血症、糖尿病、穿刺部位的局部感染和长时间导管留置、激素治疗、免疫抑制状态［如艾滋病、癌症化疗、器官移植、慢性消耗状态、患者营养状态差）］，从而最大限度预防椎管内电极植入的感染。

2. 是否吸烟

对长期吸烟患者，术后感染概率较高，故 NACC 建议戒烟至少 4 周。也有文献报道戒烟 6 周或更长时间的患者几乎可以与不吸烟者 SCS 手术风险一样低。因此建议一旦确定行硬膜外腔等部位的电极植入手术，尽早戒烟。

3. 并发心脑血管疾病患者的评估

如果肿瘤患者同时又合并严重的心、脑血管疾病时，如急性心肌梗死、心力衰竭失代偿期、严重瓣膜疾病、Ⅲ度房室传导阻滞或严重的心律失常以及脑梗死、原发性脑出血和蛛网膜下隙出血者等则不考虑行脊髓电刺激植入术。

对于高血压患者，术前血压应控制在 160/90mmHg 以下，最好控制在 140/90mmHg 以下，若舒张压在 110mmHg 以上，应暂缓手术。

4．其他

对于长期激素治疗患者，尽量在术前减量或者停药。糖尿病患者应将血糖和糖化血红蛋白控制于正常范围。若癌症患者血红蛋白低于 70g/L 或血浆白蛋白低于 25g/L，应积极支持治疗，待改善后再考虑进行 SCS 植入术。

（二）凝血功能评估

计划行 SCS 植入术的肿瘤患者还必须接受凝血功能评估。凝血功能评估主要是了解患者的个人及家族是否有凝血功能障碍史，同时必需进行凝血功能的检查，根据血小板计数、凝血酶原时间、活化部分凝血活酶时间、纤维蛋白原定量等指标，对患者的凝血状态做出评估，并进行对症治疗，仔细权衡施行手术的利益和风险后做出选择。最后了解肿瘤患者平时是否服用抗凝药物等情况，进一步决定是否适合测试或植入以及手术时机。

（三）术前心理评估

肿瘤本身对于普通患者就是一个沉重的打击，加上长期抗肿瘤治疗以及慢性疼痛，多数患者会伴有抑郁和焦虑，这种状态会影响 SCS 植入后的治疗效果，在术前务必对患者进行心理评估，需与患者及家属进行多次沟通、了解患者的期望值，交代 SCS 植入手术的利与弊，以决定是否进行神经电刺激植入手术。

一般地，电刺激治疗效果比较理想的患者往往具有以下特征：心理稳定、充分的自信、客观地评估医疗问题、理性的治疗预期、愿意配合接受全面的医疗和生活评估同时具有一个和谐的能提供支持的家庭。常用的评估工具如下。

1．评估疼痛程度

可考虑采用视觉模拟评分法（visual analogue scale，VAS）、口述描绘评分法（verbal rating scale，VRS）、面部表情分级评分法（face rating scale，FRS）和数字评分法（numeric rating scale，NRS）和麦吉尔疼痛问卷表（Mcgill pain questionnaire，MPQ）等评估患者疼痛程度。

2．评估心理和全身精神功能状态

简单的抑郁和焦虑筛查评估采用广泛性焦虑筛查量表（general anxiety disorder-7，GAD-7）和患者健康问卷量表（patient health questionnaire-9，PHQ-9），如果有明显的问题则建议由心理科医师进行专业的心理和人格及全身精神功能状态的评估，评估工具有明尼苏达多相个性测查调查表 -2（Minnesota multiphasic personality inventory-2，MMPI-2）、Beck 抑郁调查表、抑郁自评量表（self-rating depression scale，SDS）、焦虑自评量表（self-rating anxiety scale，SAS）以及躯体化症状自评量表（somatic self-rating scale，SSS）等。

3．对癌症患者生活质量的评估

健康调查简表 -36（the MOS item short form health，SF-36）等评估疼痛对生活、工作和社会关系的影响，也可以应用特定疾病的功能评估表，如 Oswestry 功能障碍指数问卷表（Oswestry disability index，ODI）用于评估腰痛等；简易精神状态检查表（mini-mental state examination，MMSE）以评估认知功能等。

（四）病情评估

密切关注癌症患者病情进展，评估生存周期，选择最适宜的时机进行 SCS 治疗，以发挥治疗的最佳效能，为患者取得最理想的疼痛缓解。

二、术前准备

如果肿瘤患者的病情平稳，术前准备与非肿瘤患者脊髓电刺激的术前准备是一样的。如果肿瘤患者体质虚弱，伤口不易愈合，且容易感染。术前改善患者营养并术前应用抗生素是预防围术期感染的重要措施。若手术时间过长或患者体弱，术后仍需继续使用抗生素 3 天。

一般来说，肿瘤患者在术前已经历了肿瘤及疼痛的双重折磨，情绪、睡眠等都会受到影响，他们迫切需求彻底解决疼痛，期望值较高。然而 SCS 作为一种神经调控方法，并不能保证缓解所有患者的疼痛，术前应对患者进行全面的健康教育对手术步骤有充分地认识，解除患者紧张情绪，使患者更好地配合手术。只有患者拥有积极的治疗意识以及严格的自我管理意识，知道在 SCS 测试中如何正确地应对，才能使 SCS 的治疗效果达到最佳。

在术前需要告知患者关于麻醉方式、预期手术过程、注意事项、术中测试的感觉及术后体位变化对电刺激的影响等信息都应充分与患者及家属沟通。

第四节　手术操作方法

一、脊髓电刺激的测试术

脊髓电刺激的治疗通常分为测试术和永久植入术两大步骤。所谓测试术，就是在永久植入术之前先在支配疼痛的相应节段硬膜外植入测试电极，通过延长线与体外的脉冲发生器相连，开通电源，使患者的疼痛区域产生一种舒适的麻刺感，经过一段时间（通常是 1 周）的刺激治疗，然后对治疗效果进行全面评估。通过测试治疗，可以了解患者 SCS 系统植入后疼痛的缓解情况、舒适程度，也可以确定电极植入的有效部位（节段）及其刺激参数。因此，临床上对测试操作的技术要求较高，它直接决定患者是否可以接受 SCS 治疗。

（一）测试术的种类和优缺点

脊髓电刺激的测试有经皮穿刺测试术和隧道测试术两种。

（1）经皮穿刺测试术：是指采用经皮穿刺至硬膜外，把电极前端置入硬膜外腔相应节段，电极从皮肤上的穿刺点穿出并固定在皮肤上（无需切开皮肤），其远端与体外脉冲发生器相连，开通电源进行测试治疗，时间一般为 1～2 周，结束后拔出电极即可。这种测试方法的优点是操作简便，容易实施，多数医护人员及患者愿意选择该方法，但如果测试成功，需进行永久植入时，必须再次穿刺并植入电极到相应部位，同时植入脉冲发生器，存在一个重复穿刺植入电极的过程，也要浪费两根电极。

（2）隧道测试术：是在经皮穿刺成功植入电极并测试认为电极位置良好后，立即在穿刺部位进行切开，做皮下囊袋，把电极植入囊袋并固定在棘上韧带，通过与延长线相连接，延长导线并经皮下隧道在患者身体的另一个部位穿出，连接到体外的脉冲发生器进行测试治疗；如果测试治疗成功，患者接受永久植入电刺激治疗，第二期植入术就变得非常简单，只需把原切口打开，更换延长线或去除延长线，把电极通过隧道与另一囊袋植入的脉冲发生器相连。这种方法就避免了电极的二次穿刺植入过程，也节省了电极，该技术大多考虑术前预期疼痛缓解效果较好的患者（详见第 4 章第 2 节）。

（二）短时程脊髓电刺激治疗

部分癌性疼痛患者在进行肿瘤治疗（如手术切除或放化疗）过程中会产生神经病理性疼痛，在药物等保守治疗不佳或药物毒副作用较大时，可考虑采用射频或短时程脊髓电刺激来治疗。短时程脊髓电刺激治疗实际上就是脊髓电刺激的测试术，其操作方法与经皮穿刺测试术完全一样，只是电极留置时间会更长些，通常达 2 周以上，在确保伤口无感染的情况下甚至长达 1 个月。很多疼痛患者在经过一段时间的电刺激治疗后，其疼痛会大大缓解，阿片类药物的使用也都会大大减少（第七节病例 1）。

（三）脊髓电刺激测试术操作要点

1. 患者体位与麻醉

一般而言，脊髓电刺激测试术的患者均为俯卧位，头部转向一侧或采用专用头架，颈部和背部肌肉放松。为确保手术顺利进行，避免患者术中因体位不适而挪动，手术医师应亲自参与体位摆放，胸或腹下垫枕，保证患者有一个舒适的体位以配合手术。因术中需要患者清醒配合，手术一般在局部麻醉下进行。对过度紧张的患者可酌情给予镇静，但一定要保证患者能够配合术者。

2. 硬膜外穿刺

（1）调整球管：常规消毒铺巾后，调整 C 形臂机的球管，以穿刺节段的脊柱为中心进行透视拍照，获得脊柱的标准前后位片（AP）：目标椎体终板的腹侧、背侧对齐，透视下上、下两个椎体面呈一条线，棘突位于两侧椎弓根的中间（图 8-4-1）。

（2）选择穿刺点：在一般体型患者，皮肤穿刺点位于进入硬膜外腔的椎板间隙的同侧下位椎弓根的内侧（即椎弓根的 9 点或 3 点钟位置）（图 8-4-2）。对极端体型（过瘦或过胖）患者，可对进针点做适当修正：过胖患者向尾侧调整，过瘦患者进针点向头侧调整。

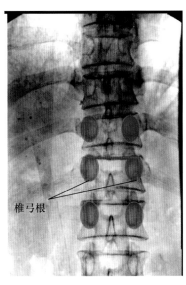

图 8-4-1 患者穿刺时的标准正位片

棘突位于正中，椎弓根平分于两侧，穿刺节段椎休终板成一线。

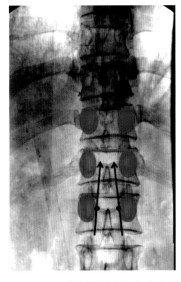

图 8-4-2 硬膜外穿刺时的皮肤进针点

黑点，分别为椎弓根的 3 点或 9 点钟方向。

（3）进针角度：局部麻醉后，用脊髓电刺激套件中的 Tuohy 穿刺针，在前后位透视下，以约 45° 或更小角度穿刺进针（带管芯），目标点是穿刺点上一节段的椎板间隙中线。穿刺针的角度直接影响电极置入时是否顺畅，角度越小，穿刺针在硬膜外越容易向头侧推进（图 8-4-3）。

（4）硬膜外腔穿刺：当穿刺针在朝向目标点穿刺的过程中，触及到骨性标志即上位脊柱的椎板，然后沿椎板逐渐向头、向内侧"行走"，直至到达椎板边缘时，再向前可出现黄韧带"坚韧"的感觉，与之前的骨质感明显不同。此时去除针芯，连接无阻力注射器，继续推进穿刺针，直到出现"落空感"。进入硬膜外腔后，在透视引导下将导丝置入硬膜外腔先行探路，然后植入电极。

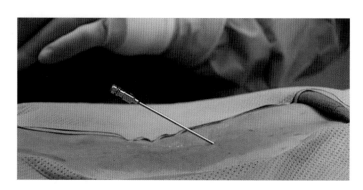

图 8-4-3　Tuohy 穿刺针与皮肤的成角示意图

3. 植入电极的操作要点

由于硬膜外腔是一个潜在间隙，其中布满了脂肪组织和小血管等组织，因此电极离开穿刺针在硬膜外腔推进时可能会偏离"预定轨道"。目前的脊髓刺激电极均设计有操纵管芯，可在一定程度上控制电极的推进方向。但对新手而言，电极操纵和转向仍是一个挑战。为了尽可能顺利地植入电极，部分生产厂家有提供"探路"用的导丝。在硬膜外穿刺成功后，可以先使用导丝"探路"，以开辟电极放置的通道，导丝操作应轻柔，小心谨慎，严禁暴力，以防撕裂硬脊膜或损伤神经。导丝"探路"后，即可以植入电极。

植入电极的操作方法因人而异，根据各自的经验各有不同，单人操作时的做法：在套管针口外 1cm 处用左手拇指、示指抓住电极，右手的拇指和示指在电极末端抓住电极的导向管芯手柄，右手管控电极头端方向，左手缓慢推进电极（图 8-4-4）。透视时，要保持棘突、椎弓根和椎骨终板于正确的透视位置，以免造成视觉误差致电极位置发生偏差。在传统的脊髓电刺激的操作中，电极离开穿刺针时应保持在中线，以避免其转向侧方或硬膜外前间隙。如果是神经根电刺激，则需把电极偏向患侧，往目标节段推进（图 8-4-5）。在电极推进过程中，需要 X 线实时监测，同时俯卧位和侧位交替，确保电极位于硬膜外后间隙。

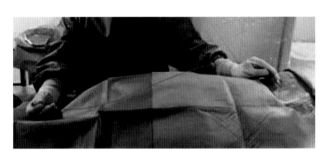 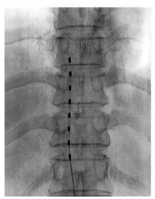

图 8-4-4　电极操纵方法　　　　图 8-4-5　电极偏向患侧推进

4．术中测试要点

电极放置到位后，通过延长线一端连接电极，另一端连接体外程控仪进行术中测试。刺激测试是用触点组合完成的，其中至少一个触点是正极，另一个是负极。腰腿痛患者的初始设置一般为 40～50Hz，脉宽为 250～550us。如果找到一个覆盖患者一部分疼痛的点，可以通过增加脉宽的方法来扩大覆盖范围。如果患者主诉的刺激异感区域与疼痛区域不符，应首先尝试不同的电极组合，并改变脉宽。尝试和改变正负极的各种组合、频率和脉宽，直至刺激异感覆盖整个疼痛区域，同时为确保测试期间均能覆盖，一定要留有余地，即打开电极中间的触点时，麻刺感刚好能覆盖疼痛区域为最佳；如果还是不行，可能需要重新调整电极的位置。

5．电极的固定

术中测试成功后，一手固定电极不动，另一手退出穿刺针少许后再围绕穿刺针进行缝合 1～2 针，在完全退出穿刺针及导丝后打结固定电极于皮肤上，测试的操作就可以结束了。至于测试的电极如何固定，每个人的经验各不一样，但如果需要保留电极时间久则需要缝线固定电极，否则都可以不缝针，只要粘贴牢固也行。返回病房后再把电极连接到体外的脉冲发生器，进行电刺激测试治疗。

（四）测试期间的管理

SCS 测试观察一般在病房进行，持续 1～2 周。如有必要，可适当缩短或延长，但一般不宜短于 3 日或长于 2 周，这样既可充分评估疗效，也可降低感染风险。隧道测试时，可延长至数周。测试期间主要是关注以下几点。

（1）麻刺感是否覆盖患者的疼痛区域：在测试期间电刺激产生的麻刺感能否覆盖疼痛区域，如果疼痛的覆盖范围能达到 50% 以上基本上符合电刺激的要求。

（2）患者疼痛的缓解程度：如果电刺激后患者的疼痛能缓解达到 50% 以上也基本上达到了电刺激的治疗目标，同时还要观察患者的睡眠改善及生活质量是否提高，或者是否减少药物的使用量等指标，综合评估电刺激的疗效。

（3）预防电极移位：电极植入后要注意预防电极移位，特别是颈椎电极植入测试术，患者应佩戴颈托，以减少颈部活动导致电极移位的可能。胸椎电极植入相对稳定，腰椎测试时，通常也需佩戴腰围。第一天尽量卧床，起床时注意同轴翻身，尽量缓慢，不做大幅动作。

（4）预防感染：对于普通疼痛患者的测试术可以不预防使用抗生素，但对于肿瘤患者的测试治疗，则建议术前使用抗生素防止感染，术后需要监测体温、血常规、超敏 C 反应蛋白和红细胞沉降率等指标，一旦有发热等务必考虑有感染可能。

（5）疼痛管理和刺激参数调整：测试期间应尽量模拟其永久植入时的生活状态，以获得更为精确的测试体验。临床医师或工程师应定期访视患者，必要时调整测试触点和各个参数，确保异感覆盖范围保持在最佳状态，患者感到无痛舒适。

（6）在 SCS 测试期间，应尽量避免过度弯腰、扭动等大幅动作，尤其变换体位时尽可能保持脊柱轴线。对于颈部植入电极的患者，术后数天尽量用围脖保护颈部，避免突然运动或者改变体位时引起电极的移位。测试期间还要密切观察伤口的情况，勤换药，避免癌症患者因体质弱或护理不当而导致穿刺点的感染。

二、经皮穿刺脊髓电刺激永久植入术

经皮穿刺神经电刺激的永久植入术（Ⅱ期手术）是根据先前的测试术（Ⅰ期手术）来决定的。如果Ⅰ期手术是单纯的经皮穿刺电刺激测试术，需要做Ⅱ期永久植入手术时，为了避免同一穿刺点再次手术出现感染的可能，最好等拔出测试电极 1 周左右进行（国外是日间手术，所以国外专家建议拔出测试电极 2 周后再进行Ⅱ期手术）；此时要求Ⅱ期手术需要一次性把穿刺电极和脉冲发生器（implantable pulse generator，IPG）同时植入到体内，操作相对复杂些。如果Ⅰ期手术是经皮穿刺神经电刺激的隧道测试术，一旦测试成功，即患者对疗效比较满意时，Ⅱ期永久植入手术的操作就可相对简单，只需做一个皮下囊袋植入 IPG，然后将原切口打开，撤除测试的延长导线，再将电极通过隧道直接连接到另一囊袋的 IPG 即可。本文只介绍常规的经皮穿刺测试术的永久植入术。

（一）电极永久植入术

由于本次手术为电极及脉冲发生器的永久植入手术，必须在严格无菌的负压手术室进行。术前需完善患者的术前准备，包括心理及躯体上的准备，与患者进行深入的沟通，让患者充分知晓 II 期手术的风险及可能的并发症，以提高 II 期手术的成功率。根据先前成功的经皮穿刺测试术的情况来设计本次永久植入术的手术方案，需要对每一步操作进行详细的安排和考虑，包括电极放置位置、隧道路径及 IPG 放置的位置。这是因为 IPG 放置位置直接影响到手术操作的方案。

（1）方案一：如果患者身体高大或植入的 IPG 体积非常小，IPG 植入在患者的腰部或臀部也不影响患者的平躺，整个手术过程中患者均保持俯卧位，术中不需要变换体位，操作非常简便。囊袋制作成功并固定电极后，就可以直接进行 IPG 囊袋的制作，等 IPG 囊袋制作成功后，再用隧道工具直接从中线切口至 IPG 囊袋切口之间穿行完成隧道制作任务，整个手术时间会大大缩短。

（2）方案二：如果患者身材小，IPG 产品体积较大时（特别是不可充电的 IPG），多数患者愿意把 IPG 植入在下腹部，这样既方便自己把控也不影响睡觉的体位。但这种手术方案需要在患者腰背部侧边（根据 IPG 植入在左下腹还是右下腹来决定小切口的侧边）增加一个中间过渡的小切口囊袋，术中需变换体位，重新消毒铺巾，此时要求手术操作需分两阶段来完成。第一阶段手术操作依次包括：电极穿刺植入、中线囊袋制作，电极锚定、腰背部侧边小切口囊袋制作及隧道制作等步骤，这些操作均要求在俯卧位完成；手术第二阶段需要在调整手术体位为侧卧位或半侧卧位，重新消毒铺巾，具体操作见下一节内容。

1. 确定电极穿刺的部位

根据前面测试的情况，先确认电极应放置的脊髓阶段，再来推断穿刺节段的位置。通常永久植入电极的触点末端离穿刺点至少 2 个椎体节段，即如果电极触点放置在 T_{8-10}，穿刺针则从 $T_{12}L_1$ 以下的椎板间隙进入硬膜外腔，电极在硬膜外腔放置太长容易出现移位或被相应的椎体退变或骨折卡压而导致机械故障，太短了会因为固定电极时拉扯而使电极不能很好地贴紧硬脊膜。而经皮穿刺测试中的电极或短时程电刺激治疗中的电极均为临时放置，电极在硬膜外腔放置距离的要求没这么严格，电极在硬膜外腔可以走行较长的距离。

2．电极穿刺植入方法

（1）传统的植入方法：按照前面测试术的穿刺方法将电极放置到目标位置后再次进行测试，一旦测试成功，即电极位置不需调整时，为了减轻患者的疼痛，随后包埋电极及IPG的囊袋制作以及隧道等均可在静脉麻醉加局部麻醉下完成。需要专门的麻醉医师参与整个手术过程。中线囊袋的制作方法可根据植入电极的穿刺数量及位置决定，单电极或双电极植入可以做一个囊袋即可，方法见第4章第2节；如果是三电极或多电极则需要制作2个皮下囊袋。

（2）非传统的植入方法：①当原先的经皮穿刺测试非常成功时，即Ⅱ期手术不需患者配合进行再次测试的情况下或Ⅱ期手术植入外科电极时，为了减少患者的痛苦，可以在全身麻醉下完成电极及IPG永久植入术。② 先制作中线囊袋再穿刺植入电极：根据操作者的经验来决定是先穿刺还是先切开，如果穿刺有困难者，在确认穿刺点后，先在局部麻醉下以穿刺点为中心在棘突旁做一切口，分离皮下组织，初步制作一个囊袋，然后在影像透视下穿刺放置电极，穿刺操作成功的机会更高些。这种操作方法相对方便，因为在没有穿刺针及电极的情况下制作囊袋较为容易，速度较快，电刀或电凝使用方便，不用担心会影响到电极或穿刺针，也可节省时间。基于上述情况，建议在穿刺前制作一个简单的小切口，再穿刺植入电极，然后适当扩大囊袋即可。

3．确认是否使用延长线

在电极固定后，根据剩余电极的长度以及测量到IPG植入处的距离来判断是否需要用延长线，由于电极还需要预留一定的长度以缓冲身体的弯曲，所以电极的长度是要远超过实测到IPG的距离。不同型号的电极长度也不一样，有60cm、75cm及90cm等几种。因此在术前需充分测算好，选用不同型号的电极，提早判断是否需要延长线。

4．腰背部侧边小切口过度囊袋及隧道制作

根据IPG植入的位置（左或右下腹）在相应的腰背部的侧边切开一个小切口，分离皮下组织，做一个中间过度的囊袋，然后用隧道器制作隧道，方法如下：隧道工具是厂家提供的一条可塑性的金属杆，它可以弯曲以适应患者的身体形状，将这个金属杆外套入到一条清洁的塑料袖套中（就像一条吸管），大多数隧道工具是以金属杆和塑料袖套组装的方式生产的，工具远端没有弯曲。可以根据患者的解剖曲线，在隧道工具的远端处形成一个呈10°～30°的弯曲。这个曲线会帮助针尖保持在表浅的皮下组织中走行。这种套管型的隧道工具可以从中线囊袋到侧边小切口之间走行，随后把电极从中线囊袋通过隧道从侧边小切口出来。

5.缝合中央囊袋

一般要用无菌盐水冲洗囊袋2~3遍，然后缝合囊袋。一般分2~3层缝合，首先是用2-0丝线间断缝合深部筋膜层，为了避免缝合时损伤电极，建议先敞开缝针，等筋膜层缝针缝好后留线结扎，争取把电极包埋在筋膜层里面；第二层缝合皮下组织，既可皮下连续缝合也可间断缝合，或者筋膜与皮下组织一起缝合；第三层再缝合皮肤。

6.隧道口及延长导线处置

由于IPG将放置在患者的下腹部，术中需要变换体位，重新消毒铺巾。所以电极或延长导线从侧边的小切口囊袋出来后，需把电极或延长导线先包埋在小切口囊袋内，缝合伤口，用无菌纱布包扎起来，等到变换体位消毒铺巾后再打开；或者不缝合隧道口，只是简单地把电极或延长导线用多层无菌纱布包扎起来固定在隧道口周围，最后在最外层用保护性的敷料严密盖住，但要注意绝对严格无菌操作，一旦污染，后果将非常严重，感染可能会导致整个手术失败。一般情况下，以简单缝合隧道口后再用敷料盖住的方法较为稳妥可靠。

（二）脉冲发生器的植入术

IPG的植入实际上就是第二阶段的手术操作，首先要调整手术体位，即把俯卧位的患者调整为侧卧位或半侧卧位，IPG植入侧在上方，重新消毒铺巾，把计划植入IPG的位置及先前缝合好的小切口囊袋暴露在手术视野（图8-4-6）。注意在IPG囊袋制作前，我们应该设计好IPG放置的位置，要既不影响患者的坐姿也不影响裤腰带的使用，位置在术前准备时用不能擦除的记号笔在体表定位，这样可以在消毒后依然能看到定位位置。

1.IPG囊袋的制作

（1）标记好IPG囊袋切口位置：下腹部IPG囊袋一般位于脐与髂前上棘连线中间点，切口呈水平位，切口长度与IPG直径相当，囊袋面积主要位于切口下方。

（2）局部麻醉：为减少局部麻醉药物的毒性风险，推荐使用1%的利多卡因，按照7mg/kg剂量，沿切口线行皮下浸润麻醉，即使在误入血管的情况下，利多卡因的心脏毒性都非常小。由于此阶段不需要患者的精细

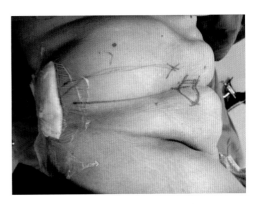

图8-4-6 IPG植入位置及体位

配合，可以让患者适当休息，因此，此时可适当使用镇静剂，特别是在制作 IPG 囊袋时需要在腹壁上分离皮下组织，会引起患者不适，更需要加强镇静作用。

（3）IPG 囊袋的大小及深度：IPG 囊袋制作较中线囊袋制作简单，首先是切口内没有穿刺针，也没有电极，其次是解部结构简单，切开真皮层，就是皮下脂防层，再往下就到了腹肌外的筋膜层。切开一个大小约 4cm 的皮肤切口，再用电刀来止血，然后用锐性或钝性工具来分离皮下组织，扩张囊袋，使囊袋大小与 IPG 大小相似，最好能用一个 IPG 模型或者 IPG 本身来确定袋子是否适合 IPG，如果不够可继续分离扩大，但不能太大以至于产生死腔，要刚好能放进 IPG 就行，移走模型或 IPG 后用拉钩检查袋口中的出血点，用电刀中的切割模式（单极或者双极）来止血。

至于囊袋的深度，如果植入不可充电的 IPG 位置可相对深点，但如果是可充电式的 IPG 则不能植入太深，一般植入在皮下 1～1.5cm 深的组织内，否则影响正常充电。

2．隧道制作

IPG 囊袋制作成功后，把原来缝合的腰背部的侧边小切口囊袋再次打开，把电极或延长导线拉出来，再沿着 IPG 囊袋至小切口囊袋的皮肤上行局部麻醉后，用隧道工具，再次在皮下穿行并保持合适的深度，然后退出金属杆，留下塑料袖套管，把电极或延长导线从塑料袖套管中引至 IPG 囊袋内，再抽出塑料袖套管。

3．IPG 的植入

（1）电极或延长导线与 PG 的联结：电极穿过隧道引入 IPG 囊袋后，最好用无菌蒸馏水冲洗电极的末端，而不是用生理盐水，目的是防止生理盐水对金属末端的腐蚀，完毕后将电极末端插入 IPG 的联结端，要把电极的几个联结点全部插入到 IPG 的联结端内，并用配套的小螺丝钳将 IPG 联结端上的两个螺丝拧紧直到听到数次的"嘀嗒"声为止，这样电极与 IPG 联结紧密，再用体外遥控器进行测试。测试成功后，把多余的电极或延长导线绕圈后置于 IPG 的下方或者中间的隧道小切口囊袋内固定，以作为减张用。

（2）IPG 的固定：IPG 的联结端有两个小孔，主要是用于固定 IPG 的。用含抗生素的灭菌用水 100～200mL 冲洗囊袋，将 IPG 放进囊袋前，在 IPG 囊袋的头端内外侧分别用 2-0 丝线在筋膜层缝合，把丝线从 IPG 头端的两个小孔中穿出，这样就有两个点结扎固定 IPG。但要注意 IPG 正面即有文字一面朝向外面，一定要先把多余的电极或延长导线绕圈后置于 IPG 的下方，让 IPG 盖住电极或延长导线，最后把已缝合的两线拉紧打结固定。

（3）缝合小切口囊袋：在 IPG 囊袋缝合前应注意小切口囊袋内电极或延长导线是

否需要留置一定的线圈以缓解张力。如果电极或延长导线较长，在 IPG 囊袋内已放置了足够的线圈时，也可在隧道口留置线圈。冲洗伤口后可缝合小切口囊袋，注意避免缝针扎到电极或延长导线。

（4）缝合 IPG 囊袋：固定好 IPG 后，按皮下组织及表皮二层分别缝合 IPG 囊袋，具体操作按中线囊袋缝合的方法进行。手术结束后，保留一张电极及 IPG 的完整图片。

（三）术后管理

患者手术后的管理与测试期间的管理相似。首先，术后 3 天患者在医院以平卧休息为主，避免身体弯曲或扭动，以减少电极移位；其次，要密切观察伤口敷料，通常前 1～2 天伤口会有少量渗出，前 3 天伤口尽量做到每天换药，同时术后 3 天应连续使用抗生素以预防感染，3 天后复查血液常规及根据伤口情况来决定；如无禁忌证，前 3 天也可同时加用非甾体抗炎药减轻伤口疼痛，伤口愈合通常需要 10～12 天；最后，患者的程控参数可根据先前测试的参数作为参考，再根据本次电极放置位置，选择单个至多个患者感觉舒适的模式，直到患者及家属学会如何操作程控仪为止。

三、单纯脉冲发生器的永久植入术

如果 I 期手术是经皮穿刺神经电刺激的隧道测试术，即把永久电极固定在体内通过隧道用延长线连接出体外进行测试，一旦测试有效，患者满意需做永久植入时，II 期手术的操作就相对简单。但不同的疼痛科医师有不同的习惯，即采用电刺激的隧道测试的 I 期手术也有两种方式。

（1）第一种方式：是电极与测试用的临时用的延长导线的联结处都被包埋在中央囊袋内，然后延长线从另一出口出来，实际上在测试过程中只有两个切口，即一个切口是中央囊袋，另一切口则是临时延长导线的出口。这种方法对于患者来说，皮肤上的切口少，但 II 期手术时，中央囊袋还需再次打开，增加了感染的风险，另外在中央囊袋内放置的异物较多（包括电极、临时延长导线与电极的联结处），增加了患者平躺时的不适感。

（2）第二种方式：是在即将放置 IPG 囊袋侧的背部也就是在中线囊袋旁开 10～15cm 的区域切开另 3～4cm 的切口（也称旁中央切口），通过隧道的形式把电极引至切口内，与延长导线在此联结，而延长导线的另一端则从另一小切口出来，联结到体外的程控仪进行体外测试。II 期手术时，中线囊袋不用再次打开，只需把第二个切口打开，这种方式就有三个切口（见第七节病例 2），但好处就是中央囊袋不需打开，对电极干扰小。

（一）IPG 的植入

1．IPG 囊袋制作

IPG 囊袋的制作与之前大致相同，操作方法见前述。

2．打开旁中央切口

IPG 囊袋制作成功后用无菌敷料盖住切口，再把旁中央切口与临时延长线出口处表面的切口膜划开，用碘伏或乙醇再次消毒旁中央切口的缝线及临时延长线的残端。随后用线剪把原切口的缝合线剪开，用弯的血管钳或组织剪小心地把旁中央切口打开暴露出电极及延长导线的联结处，再用小螺丝钳松开联结处的小螺丝，把临时延长导线从出口端拔出。再次清洗旁中央切口及延长导线的出口，随后用 2-0 丝线缝合。

3．制作隧道

用 1% 的利多卡因沿着旁中央切口至 IPG 囊袋之间的皮肤表面进行浸润麻醉。根据两者之间的位置关系，把隧道工具的金属杆弯曲，从旁中央切口开始朝向 IPG 囊袋的方向在皮下缓慢前行。最后金属杆从 PG 囊袋穿出，退出金属杆，留下塑料袖套管，把电极或延长导线从塑料袖套管中引至 IPG 囊袋内，再抽出塑料袖套管。

4．IPG 的植入

IPG 植入方法见上一节。

（二）缝合旁中央切口

在 IPG 囊袋缝合前注意多余的电极或延长导线除了要留置一定的线圈在 IPG 囊袋外，还可以留置在旁中央切口内。特别是需要用延长导线时，可以把延长导线与电极的联结处放在旁中央切口里。可用碘伏或含抗菌素的生理盐水，冲洗旁中央切口及延长导线出口端的小切口并缝合，注意避免缝针扎到电极或延长导线，以影响到程控的效果。

（三）术后管理

隧道测试术的Ⅱ期手术其术后管理相对简单，由于患者为隧道测试，电极在体内已放置多日，位置相对较为固定，体位的变化对电极影响非常小，所以患者可适当活动。由于Ⅱ期手术只是 IPG 植入，电极没有变化，只是由外加电源改为内置电源了，根据前面测试期间的程控参数，选择一至多个患者感觉舒适的模式，重新打开就行。但有一点要注意，即密切观察旁中央切口的敷料，由于该伤口是二次手术，增加了感染的风险，伤口争取每天换药，术后 3 天常规使用抗生素以预防感染。

第五节　不良反应及并发症

主要并发症为电极移位、感染、脊髓和神经损伤、脑脊液漏和系统故障等，其中最常见的并发症就是电极移位或感染，特别是肿瘤患者，感染的风险更高，其他并发症的发生率相对较低。

一、电极移位

这是最常见的并发症。电极移位既可以由患者体位变化引起，也可以由电极固定不牢、减张环制作不当引起。由于电极并非固定于椎管内，而是固定于棘突旁的背部肌筋膜，同时还必须做两个减张环，防止体位变化时电极受到过度拉扯而移位。通常体位变化是导致电极移位的主要原因，建议患者术后不能大幅度地弯腰和扭转躯体。过度的躯干活动可以导致电极相对于硬膜产生位移，尤其是增加导致电极向上、下或侧方移位的可能。

另外，如果电极固定不牢固或者减张环过小、松开，也都可能使得电极移位概率升高。电极一旦出现移位，患者会感觉到电流覆盖的范围有所变化，不再能覆盖原有疼痛区域了，一些正常的区域却出现了电流刺激感受。如果电刺激范围过大，则可能引起患者更多的不适感；如果电刺激范围过小，则往使得疼痛控制不佳，患者体验不好。电刺激范围过大导致的不适感，可以通过对电刺激参数的调整来缓解，如提高电流刺激频率等，大多患者经刺激参数调整后，不适感会减轻；但电刺激范围不足导致的疼痛控制不佳，则很难通过刺激参数调整来代偿。故此，对经皮神经电刺激手术而言，手术者必须要求精确放置电极位置，以达到最佳刺激效果，尤其要避免刺激覆盖不足现象的出现。

目前常用的脊髓电刺激电极有 8 个触点，每个触点长 3mm，触点之间距离为 1.5～60mm 不等，故电极工作区域总长度为 34.5～66.0mm，电极在椎管内纵向走行，具备了较大的纵向容错范围，故尾侧移位的威胁较小。而侧方移位威胁较大，原因在于单根电极直径仅 1.3mm，这意味着微小的电极侧方移位都可能超过电极直径，使得电流覆盖产生差异。这也是临床上现在通常采用单侧双电极放置的原因，一根电极位于脊髓背角，另一根电极位于背根神经，两根电极之间存在 2～4mm 的横向间距，这样就可通过两根电极之间不同触点的配合，极大减少电极内外侧方移位导致的对疼痛区域的覆盖不足。

二、脊髓和神经损伤或脑脊液漏

大多脊髓和神经损伤或脑脊液漏均来自穿刺针穿刺操作过程中，如果 Touhy 针与水平面成角超过 45°，则当 Touhy 针突破黄韧带时，容易同时损伤硬膜。尤其是某些脊柱手术后患者，椎管内存在粘连，硬膜损伤概率将大大增高。Touhy 针穿破硬膜后，会有脑脊液从针尾溢出。小的硬膜破口无须特殊处理。如果 Touhy 针反复在硬膜上穿刺，则有可能导致难以控制的脑脊液漏，甚至在脉冲发生器囊袋中形成脑脊液肿。当发生脑脊液漏时，必须更换穿刺点或者中止手术。

在没有察觉的情况下，Touhy 针尖进入硬膜后，植入的电极可能整根都在蛛网膜下隙穿行，从而增大脊髓损伤的可能。当然，最严重的情况还是 Touhy 针直接刺入了脊髓，这可能导致严重和不可挽回的脊髓损伤。故此，手术医师要在 X 线引导下时刻保持 Touhy 针处于安全的位置，这样绝大多数神经损伤都可以避免。

三、感 染

综合考虑脊髓电刺激植入手术的并发症发生率及后果，感染可能是医师最不愿意面对的并发症之一。感染可能发生在手术任一部位，如椎管内电极部位、电极固定和减张环切口部位、延长线连接切口部位以及囊袋部位。对于肿瘤患者来说，体质虚弱，抵抗力下降无疑增加了手术感染的风险。无论哪个手术部位的感染，都可能导致整个电刺激装置的取出，从而使得植入手术完全失败。椎管内电极部位的感染甚至会引发蛛网膜下隙感染，最终可能导致患者生命危险。导致手术感染的原因很多，如不合格的器械消毒、不严的手术区域消毒、患者有严重的糖尿病或者其他免疫缺陷疾病等。预防手术感染需要对整个围术期进行管控，包括调整患者的身体状态、抗生素的合理使用、严格规范的无菌手术操作和拥有一个标准规范的百级层流手术室。

四、其他并发症

较少发生硬膜外血肿、脉冲发生器囊袋血肿或伤口裂开等并发症。一般情况下发生硬膜外血肿通常由 Touhy 针反复多次、多方向穿刺导致；或者患者存在严重的凝血功能障碍情况导致，如长期腹膜透析、长期服用抗凝血药物等引起。

小的硬膜外血肿可能没有任何自觉症状，但大的血肿可能压迫脊髓引起相应节段的神经症状。IPG 囊袋血肿既可能发生在凝血功能障碍的患者，也可能由脉冲发生器囊袋制造过大，囊袋内过于松弛，压力不足，一些出血难以自然止住导致。一般来讲，小的血肿无需特殊处理，将会自然吸收或者机化。大的血肿可能引起疼痛、切口愈合欠佳以及压迫症状，必要时需要手术再次清除血肿及彻底止血。伤口裂开既可能见于切口感染患者或者是肿瘤患者严重营养不良，可能引起切口愈合能力较差，极少数是由于切口缝合技术较差使得皮缘对合欠佳所致。

如果发现切口存在感染，常需要主动敞开部分切口，清除感染坏死组织，放置引流，待肉芽组织新鲜、切口愈合趋势明显时，再进行二期缝合切口。如果手术患者术前评估已存在严重营养不良，那么术前必须做足够的补充，尤其是补充白蛋白与纠正电解质，才能进行手术操作。最后一点应该强调的是切口缝合时皮缘应该对合整齐，如果因为皮肤菲薄松弛，单纯间断缝合对合不良，则可考虑做垂直褥式缝合，保证皮缘的齐整。

第六节　出院后患者管理

患者出院后要注意以下几点：

（1）定期复诊以利于医师及时了解情况，动态评估及时调整；一旦出现发热、切口红肿、渗出、破损等，需及时就诊。

（2）请妥善保管好患者识别卡和患者程控器。

（3）关于 MRI 检查，目前电刺激系统未良好兼容 MRI 检查，建议通过其他检查替代 MRI 检查；若因危及生命疾病需行 MRI 检查，需及时告知手术医师、检查医师及厂家，可考虑将刺激器置于关闭状态后进行 MRI 检查，检查后由厂家专业人员负责开机。

（4）术后不建议在该部位进行局部理疗，因其可能会引起刺激器工作异常，同时应避免巨大外力直接作用于刺激器植入部位。

（5）如需进行放射治疗，建议不要直接照射刺激器植入部位。

（6）刺激器在通过防盗装置时可能发生开或关。

（7）刺激强度可能随体位的变动而发生改变，这主要是因为体位改变时电极随之移动而造成的，这种情况在瘢痕组织形成及电极稳定后会减少。

（8）为了提高患者生活质量，需调整刺激器频率直至感觉舒服为止。当颈部后伸、身体后倾、卧位或者坐位时感觉刺激增强，应该减少刺激幅度；当站立时刺激减弱，应该增加刺激幅度；若弯曲颈部或者身体前倾时，刺激器可能停止工作，调整姿势即可恢复；活动时突然出现刺激器停止工作，则可以适当增加刺激幅度。

第七节　脊髓电刺激治疗癌症疼痛病例

对于多数难治性癌痛患者，往往药物治疗效果欠佳或者出现不能耐受的不良反应。近年来，各种微创介入治疗技术的开展为难治性癌痛的治疗提供了一种有效的解决方案。

神经调节疗法的选择取决于许多因素，包括疼痛的区域位置、疼痛类型、预期寿命和恶性肿瘤等。对于肿瘤病情本身处于稳定期的顽固性疼痛，应建议使用SCS。特别是肿瘤患者在治疗癌症本身时产生的神经病理性疼痛，脊髓电刺激技术应该是有效的治疗，因此应被优先考虑。

【病例1】

患者： 刘××，女，52岁，因"左肺癌术后出现左胸壁疼痛8个月"入院。患者于2016年10月在某医院确诊为"肺癌"，随后行胸腔镜左上肺癌根治术＋左胸膜粘连烙断术＋肺动脉成形术＋肋间神经阻滞术，术后3个月出现左手术切口附近区域疼痛，疼痛为剧烈紧束感、持续性刺痛，疼痛以夜间为甚，无法入睡，曾服用双氯芬酸、曲马多及羟考酮治疗，疼痛控制不佳，后来改用8.4mg芬太尼透皮贴剂，剂量逐渐增大至同时使用3贴8.4mg芬太尼透皮贴剂，疼痛仍缓解不理想，VAS评分为5～6分，夜间影响到睡眠。同时还有头晕、恶心并厌食以及便秘等多种并发症，严重影响了患者生活质量，半年内体重由60kg降为35kg，起病以来精神差，全身乏力。查体：左胸5、6肋间的皮肤见约10cm手术瘢痕，局部轻压痛，有痛觉过敏，局部皮肤浅感觉减退。诊断为：①胸廓手术后疼痛综合征；②肺癌术后。入院后完善各项检查，无明显转移，患者的疼痛主要是肺癌胸廓手术波及肋间神经产生的神经病理性疼痛，是非常典型的胸廓手术后疼痛综合征（post thoracotomy pain syndrome，PTPS），是胸部手术常见的并发症，特别是在肺癌患者中术后发生率为50%，卡玛（Karma）报道称大约50%的患者在胸廓切开术后两个月会患上PTPS。

PTPS在治疗上除了服用一些NSAIDS及抗抑郁抗焦虑药物外，还可用神经阻滞或射频治疗。本例患者尝试了肋间神经阻滞术，疗效不佳，在与患者充分沟通后决定尝试短时程的脊髓电刺激治疗。完善术前准备后在DSA室透视下电极从胸11/12椎板间隙穿刺入硬膜外腔，电极的8个触点放置于胸4椎弓根下缘至胸7节段（图8-7-1），测试能完全覆盖疼痛的区域后，在皮肤上固定电极，返回病房后连接体外脉冲发生器开始电刺激治疗，第二天疼痛明显减轻，芬太尼透皮贴剂使用期限到期后没有再使用，改为羟考酮20mg/Q12h，普瑞巴林75mg/Bid，阿米替林12.5mg/Qn，睡前服，1周后羟考酮减为10mg/Q12h，其他用药不变，VAS评分降为2分，电刺激治疗第10天羟考酮再次降为10mg/Qd，普瑞巴林与阿米替林维持不变，患者诉排便通畅，食欲增加，随后带药出院；第14天返回医院随访，病情平稳拔出电极；1~3个月后随访，患者精神明显改善，饮食及大小便正常，体重增加至45kg，一直维持普瑞巴林75mg/Bid与睡前服阿米替林12.5mg/Qn，羟考改为10mg/Qd的治疗不变，VAS评分维持在2~3分。6个月后随访，患者仍只需服用普瑞巴林75mg/Bid，晨服羟考酮10mg，睡前再服阿米替林12.5mg，患者对电刺激治疗非常满意，并坚持到户外锻炼。13个月后患者左胸壁疼痛再次加重，并出现了左肩背部疼痛，经PET-CT复查后发现左胸壁及左肩胛骨有骨转移，后经鞘内吗啡泵植入手术以缓解患者疼痛。

点评：患者为中年女性，本身为护理人员，非常了解自己的病情，在告知其脊髓电刺激及鞘内药物输注系统植入术这两种治疗方案后，患者选择了前者。在短时程电刺激治疗期间，患者疼痛显著改善，已经停用阿片类药物，患者对疗效非常满意，一年后患者复发，但仍考虑行脊髓电

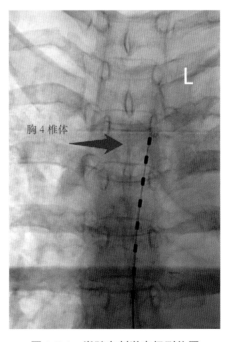

胸4椎体

L

图 8-7-1 脊髓电刺激电极到位图

刺激的永久植入术，经过与患者及家属的详细沟通后才同意行鞘内吗啡泵植入手术。

【病例 2】

患者：黄×，女，56 岁，患者 4 年前无明显诱因开始出现左上肢疼痛，为持续性酸胀痛，不伴上肢麻木及活动障碍，在医院检查并诊断为"左锁骨下多形性肉瘤"具体治疗不详，随后行放疗 20 余次，随后逐渐出现左上肢持续性沉重不适，绞榨样疼痛，有时伴有左上肢自发性电击样、闪电样痛，疼痛剧烈，左上肢肿胀并活动障碍（图 8-7-2），皮肤感觉减退，曾在当地院行 $C_5 \sim C_8$ 神经根射频＋阻滞术，症状未见明显缓解，后服用奥斯康定 30mg/Q12h 及加巴喷丁 600mg/Tid 等药物治疗，症状未见明显改善，严重影响患者生活质量。10 年前曾行左乳腺癌根治术，并行放化疗。发现甲状腺肿大 12 年，未系统治疗。查体：左上肢肿胀，左肩及左肘关节活动受限。左上肢肌肉无萎缩，但左上肢肌力减弱，肱二头肌肌力 0 级，肱三头肌肌力 0 级，握力 0 级，左上肢皮肤感觉减退。VAS 评分：7 分。入院诊断为：①神经痛；②左臂丛神经损伤；③左乳腺癌术后；④左肩胛骨肉瘤术后；⑤左上肢淋巴回流障碍；⑥甲状腺肿物。

患者入院后完善常规检查，未见肿瘤扩散，决定给患者行脊髓电刺激治疗术，与患者进行充分的交流沟通后，决定行双电极植入加隧道测试术。具体操作技术见前面。由于本例患者为左上肢疼痛，电极需放置到颈椎，穿刺点为胸 5、6 椎间隙，在手术室 C 形臂透视下分别穿刺放置 2 根 8 触点电极，测试能完全覆盖原来疼痛区域后，切开皮肤制作皮下囊袋，把电极完全植入囊袋中，通过延长线连接至体外的脉冲发生器进行测试（图 8-7-3）。术后 1 天，患者诉睡眠欠佳，伤口疼痛。伤口换药无红肿渗液。电刺激已覆盖疼痛部位，左上肢疼痛较术前有减轻。术后 3 天，伤口疼痛明显缓解，左上肢疼痛的 VAS 评分 4～5 分。术后 6 天，患者诉疼痛缓解约 50%，但左上肢肿胀明显改善，肢端较前转红润。患者决定行脉冲发生器的永久植入术，具体操作如前述。由于本例患者 I 期手术电极已完全植入，II 期手术只需做 IPG 囊袋并把旁中线囊袋打开，电极直接连接至 IPG 即可。IPG 植入术后患者电刺激参数无需调整，术后 7 天，患者诉左上肢疼疼痛的 VAS 评分为 2 分，左上肢肿胀继续减轻，但左上肢肌力麻木无明显好转。患者出院后一年半随访，电刺激工作正常，疼痛平稳，控制在 VAS 评分为 2～3 分，患者现已恢复工作。

点评：患者因乳腺癌及左侧肩胛骨肉瘤行放射治疗，导致臂丛神经损伤，是典型的病理性神经性癌痛（NCP）。在短时程电刺激治疗期间，患者疼痛显著改善，后行脊髓电刺激永久植入术。电刺激对病理性神经痛以及交感神经功能均有明显改善。

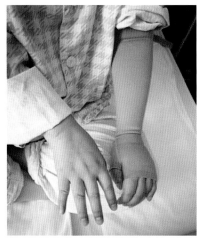 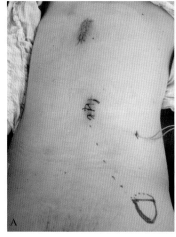 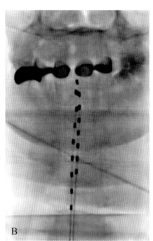

图 8-7-2　左上肢肿胀并活动障碍　　图 8-7-3　IPG 术前标记图（A）；脊髓电刺激电极在位图（B）

【病例 3】

患者：秦××，男，62 岁，患者于入院前 6 个月因"肺恶性肿瘤"于外院行化疗、右肺中下叶切除手术并行 PD-1 注射治疗。1 个月前右胸壁疼痛剧烈，呈现阵发性规律性刺痛撕裂痛，疼痛以夜间为甚，无法入睡。曾服用羟考酮、普瑞巴林等药物治疗，疼痛缓解不理想。后入院行鞘内吗啡泵植入术，早期疗效可，出院 3 个月后右胸壁疼痛又逐渐加重，鞘内吗啡用药量虽然也增加了数十倍（由原来的 0.6mg/d 增加到近 5mg/d），同时还服用依托考昔 60mg/Qd；普瑞巴林 75mg/Bid；阿米替林 25mg/Qn，通过调整口服药物及鞘内自控药量继续观察病情变化。术后半年患者仍因右侧胸背部疼痛，性质为刺痛，每日暴发痛 7～8 次，每次持续 10 分钟～2 小时，夜间加重，疼痛严重影响生活质量。疼痛发作时患者启用鞘内自控量或舌下含服吗啡即释片疼痛缓解不理想（鞘内吗啡用量达 8mg/d。口服普瑞巴林 75mg/Tid，度诺西丁 60mg，再次入院治疗，查体：右侧胸壁可见一长约 8cm 手术瘢痕，右侧腹部可见一长约 10cm 手术瘢痕。右侧胸背部沿第 3、4 肋有压痛，暴发时 VAS 评分 7～8 分，间歇期疼痛 VAS 评分 3～4 分。神经系统检查未见明显异常。

　　与患者沟通后决定行经皮穿刺脊髓电刺激电极植入＋测试术，电极上平胸 3 椎体（图 8-7-4），电刺激覆盖良好，疼痛 VAS 评分降至 3～4 分，不影响睡眠，暴发痛次数减少，口服药物及鞘内给药治疗不变。电刺激治疗 2 周后拔除电极，1 个月后疼痛反复，部位及性质同前，再次影响睡眠及生活。患者再次入院接受脊髓电刺激系统永久植入手术。

　　手术简要经过：在 DSA 设备引导定位下，将患者 L₁ 棘突上缘左侧旁开 1.5cm 为穿刺点,在 DSA 设备下置入 8 触点电极,调整电极位置在胸段硬膜外腔正中稍偏右,使电极上平 T_3 椎体上缘,电极调整最佳后开启测试模式并连接 3~4,调节电流 4mA、频率 60Hz、脉宽 200us,患者诉原来疼痛部位出现酥麻感,基本覆盖原来疼痛区域,左侧下肢有不自主抽动。根据患者的感觉舒适度调节至电流 2mA、频率 400Hz、脉宽 200us 后患者疼痛缓解。患者疼痛 VAS 评分 4 分,暴发痛次数减少。

术后 11 天出现发热,右侧胸壁隆起间断流出黄色液体,经闭式引流结合抗感染治疗后缓解。

因感染、肿瘤相关情况,术后 2 个月于 2019 年 10 月 23 日出院。出院时,SCS 覆盖可,夜间暴发痛仍无法控制;吗啡泵用量由入院时每天 9mg 增加到 11.18mg。疼痛控制 VAS 评分 4~5 分,夜间暴发痛 8 分。

患者后于 11 月 20 日于复旦肿瘤医院行冷冻消融治疗,VAS 评分减轻 50%。但冷冻消融术口渐出现流脓,后因呼吸衰竭于 2020 年 1 月 14 日辞世。

点评:患者为老年男性,胸部疼痛范围固定,含多种疼痛性质,脊髓电刺激对于化疗后神经病理性疼痛疗效显著,但对于伤害性疼痛效果欠佳。与吗啡泵及冷冻消融联合治疗,疗效尚可。但由于患者身体基础条件不理想,疼痛干预措施最终未能顺利达到理想效果。

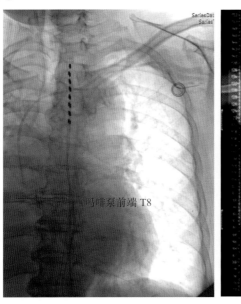
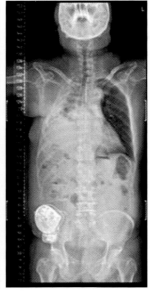

图 8-7-4 术后胸椎正位片(左);电刺激及吗啡泵术后全脊柱正位片

(肖礼祖 黄佳彬)

参 考 文 献

［1］肖礼祖, 金毅. 经皮神经电刺激植入术 [M]. 北京: 清华大学出版社, 2019.

［2］Huang J, Yang S, Yang J, Sun W, et al. Early Treatment with Temporary Spinal Cord Stimulation Effectively Prevents Development of Postherpetic Neuralgia [J]. *Pain Physician,* 2020, 23 (2): E219-E230.

［3］Karmakar MK, Ho AM. Postthoracotomy pain syndrome [J]. *Thorac Surg Clin*, 2004, 14 (3): 345-352.

［4］Hagedorn JM, Pittelkow TP, Hunt CL, et al. Current Perspectives on Spinal Cord Stimulation for the Treatment of Cancer Pain [J]. *J Pain Res,* 2020, 7 (13): 3295-3305.

［5］Berger A, Dukes E, Mercadante S, et al. Use of antiepileptics and tricyclic antidepressants in cancer patients with neuropathic pain [J]. *Eur J Cancer Care (Engl),* 2006, 15 (2): 138-145.

［6］Running A, Turnbeaugh E. Oncology pain and complementary therapy [J]. *Clin J Oncol Nurs,* 2011, 15 (4): 374-379.

［7］Yoon SY, Oh J. Neuropathic cancer pain: prevalence, pathophysiology, and management [J]. *Korean J Intern Med,* 2018, 33 (6): 1058-1069.

［8］Peng L, Min S, Zejun Z, et al., Spinal cord stimulation for cancer-related pain in adults [J]. *Cochrane Database Syst Rev,* 2015, 6: CD009389.

第九章

癌症疼痛其他微创治疗

第一节　放射性粒子植入术

一、引言

（一）发展历史

放射性粒子组织间植入是局部控制恶性肿瘤的治疗方法（图 9-1-1）。将微型放射性籽源植入肿瘤组织内或受肿瘤侵犯的组织中，可持续发出低能 X 射线或 γ 射线，通

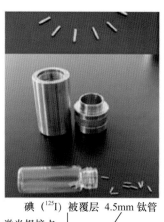
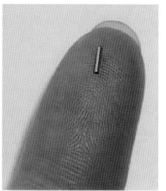
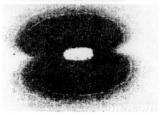

碘（¹²⁵I）被覆层　4.5mm 钛管
激光焊接点
3.2mm 银丝
碘（¹²⁵I）密封籽源（剖面图）

图 9-1-1

过持续低剂量辐射作用，使肿瘤组织遭受最大程度的杀伤。

其历史可以追溯到 20 世纪初，1905 年，居里夫人完成了第 1 例镭针插植治疗，这既是放射性核素治疗的开始，也是近距离治疗的起点。1909 年，巴斯多（Pasteau）和德格拉斯（Degrais）在法国巴黎镭生物学实验室给前列腺癌患者经尿道导管植入镭囊，成功进行了第 1 例前列腺癌近距离放射治疗。1917 年，*JAMA* 报道纽约纪念医院巴林格（Barringer）采用手指肛诊指引，经会阴刺导针，行前列腺放射核素治疗。1931 年，福斯尔（Forssrl）提出了近距离放射治疗（brachy therapy）的概念。1952 年，弗洛克斯（Floks）首创术中组织间注射胶体金粒子治疗前列腺癌。1972 年，惠特莫尔（Whitmore）首次采用 ^{125}I 放射性粒子组织间植入治疗前列腺癌患者。20 世纪 90 年代中期，随着适应证选择标准的提高、计算机治疗计划系统（treatment plan system，TPS）、术后分析系统和新的放射性核素出现，使这一技术得以进一步发展和完善。随着新型的放射性核素不断研制成功，超声、CT 三维 TPS 的应用技术和植入技术快速提高，粒子治疗定位更加精确，剂量分布更均匀、更合理。

用于组织间放疗的放射源有多种（如 ^{103}Pd、^{192}Ir、^{90}Y、^{125}I 等）。由于 ^{125}I 放射源半衰期较长，发出的纯射线有很强的生物学杀伤效应，而且在局部产生处方剂量后，外周组织中迅速衰减，有利于杀伤肿瘤细胞而保护正常组织，因此，^{125}I 粒子是目前临床最常用的放射性粒子。我国内地是在 2002 年经相关卫生行政部门批准后在临床开始引进和应用放射性粒子植入治疗技术，发展颇为迅速，用于治疗多种原发性肿瘤和转移瘤（如前列腺癌、脑肿瘤、肺癌、头颈部肿瘤、胰腺癌、肝癌等）。

（二）放射性粒子植入的生物学效应

核射线的生物学效应可分为直接作用和间接作用。一方面，核射线可直接作用于靶细胞，使 DNA 的键断裂致细胞损伤称为直接作用（direct action）；另外，射线作用于组织细胞中的水分子，使水分子电离或激发成为离子和有一不配对电子的原子、分子自由基。自由基使细胞核、细胞膜和机体酶系统的化学键断裂，造成细胞损伤、凋亡等，称为间接作用（indirect action）。这些作用导致细胞、组织、器官等一系列功能障碍，产生一系列生物学效应。中子和粒子，其生物学效应主要以直接作用为主，而稀疏电离辐射（如 X 射线），则以间接作用为主。

照射致细胞死亡的敏感部位主要是细胞核内的染色体 DNA，细胞受照射后产生的各种生物学效应包括：①亚细胞损伤，特别是染色体畸变；②加速失去分裂能力细胞分化；③延长细胞周期或有丝分裂；④使肿瘤细胞丧失增殖能力等。

（三）缓解疼痛的机制

（1）放射线持续杀死肿瘤细胞，而肿瘤细胞的减少会阻止前列腺素、缓激肽以及 5-羟色胺等致痛因子的释放。

（2）放射线的持续照射，使肿瘤体积减小，肿瘤体积的缩小又会减轻对周围神经和脏器的压迫，也会降低肿瘤的张力。

（3）肿瘤内部或是其周围的神经变性，阻断了疼痛的传导通路。

（4）可能与肿瘤瘤体内或是病灶旁的血管纤维化或是微血栓形成，阻碍了疼痛传导有关。

（5）可能与膜蛋白的空间结构改变所致，而其空间的改变是因为粒子的持续照射，使得离子通道失活或使其活性降低，从而阻断疼痛传导，起到了快而且持久的止痛作用。

二、适应证及禁忌证

1. 适应证

①实体瘤（如前列腺癌）的根治性治疗；②实体瘤术后残余组织的预防性治疗；③转移性肿瘤病灶或术后孤立性肿瘤转移灶而失去手术价值者；④无法手术的原发肿瘤的姑息性治疗；⑤实体瘤病灶引起的疼痛。

2. 禁忌证

①放射性治疗不宜（如血液病等）及有麻醉禁忌证；②病灶范围广泛；③恶病质、全身衰竭；④肿瘤部位有活动性出血、坏死或溃疡；⑤严重糖尿病；⑥严重凝血功能障碍；⑦心肺肝肾功能严重障碍；⑧不能配合手术治疗者。

三、术前准备及评估

（一）相关器械准备

（1）放射性粒子：密封粒子（包括放射源及储存容器）。

（2）放射性粒子植入治疗计划系统：放射粒子治疗计划系统是为临床提供准确穿刺途径、安全照射剂量及计划验证等功能的计算机软件系统。术前该系统可以与CT、

MRI 等影像设备相链接，获取肿瘤断层信息并行三维重建，根据肿瘤体积确定放射粒子的剂量；术中 TPS 系统可提供准确的穿刺路径确保手术安全；术后通过复查的影像资料再次与 TPS 系统进行图像联结、重建，并对比、评价粒子植入分布是否符合术前 TPS 系统规划的要求。

（3）粒子植入辅助设备：粒子植入针、施源器、模板等，有时如在超声、CT 等辅助或引导下行内照射治疗，尚需相应设备。

（4）防护装置：铅罐、防护屏、防护衣（如铅衣）、防护眼镜、铅手套等。

（二）患者准备

（1）告知患者及家属手术风险，签署知情同意书。

（2）放射防护知识宣教，购买铅衣等防护物品。

（3）完善相关检查：心电图，实验室检查：血常规、生化检测、凝血功能等，影像学检查（胸片、增强 CT、MRI 等）。

（4）术前停用华法林等抗凝药。

（5）必要时禁食、禁水，取决于麻醉要求和穿刺部位。

（6）必要时行肠道清洁准备，口服抗生素预防感染。

（三）术前评估

（1）评估患者是否符合手术适应证。

（2）评估患者是否能耐受手术。

（3）明确病变位置、形态、大小及与血管、胃、肠道等周边重要器官的关系。

（4）根据影像资料，利用 TPS 系统，确定粒子数量、剂量、分布等。

四、手术操作方法

（一）手术过程

（1）根据肿瘤病灶的位置选择患者可以持久的适宜穿刺体位。

（2）常规 CT 扫描后选择最佳层面，选择穿刺点和穿刺路径，同时测量进针深度、角度。

（3）穿刺部位常规消毒、铺巾，局部麻醉后将穿刺针按照计划路径穿刺至病灶内，再次 CT 扫描确保穿刺针的位置准确无误，将 ^{125}I 粒子按确定的 TPS 计划植入到肿瘤内，植入粒子的同时进行退针。

（4）植入完毕，再次 CT 扫描了解粒子分布情况及有无并发症，如有粒子分布稀疏或遗漏，应尽可能进行补植，以期与术前治疗计划相符。

（5）操作完成后拔出穿刺针，穿刺点加压包扎。

（6）术后 1～2 个月行 CT 扫描复查，并与术前 CT 对照评估疗效，必要时再次手术补种粒子进一步控制肿瘤。

（二）放射性粒子植入分布原则

植入放射性粒子的原则有 2 种：①第一种是整齐排列，横竖均成行列，这种粒子植入的方法也称为等距离原则，其剂量分布肯定中心为高剂量区，甚至能超过 PD 的数倍；除非使用不同活度的粒子，边缘植入高活度粒子，而中心植入活度较低的粒子，才能校正剂量的均匀性；②第二种是边缘密集、中心稀疏的植入方法，使剂量分布更均匀；这种方法在临床使用最多的是前列腺癌粒子植入治疗，因多需保护前列腺中心的尿道，因此中心稀疏的植入方法使尿道周围形成低剂量分布区。临床上选择使用哪种方法更为合理，需根据病情个体化设计。

（三）手术注意事项

（1）注意肿瘤血供及肿瘤与血管、胃、肠道等周边重要器官的关系。

（2）术前常规给予止血药，根据手术时间、疼痛程度适当使用止痛药。

（3）术前、术后注意核对粒子植入数目，防止丢失。

（4）肺部、腹部等会随呼吸运动变化位置的病灶，术前应训练患者呼吸，嘱患者在平静呼吸下屏气进针。

（5）术后防护：术后患者穿着铅衣，避免与患者长时间近距离接触，应与患者保持 1m 距离。

（四）剂量评估和质量验证

植入粒子后 30 天内行 CT 检查，根据 CT 检查结果，用 TPS 计算靶区及相邻正常组织的剂量分布根据评价结果必要时补充治疗，以进行质量评估，了解肿瘤实际接受剂量。在治疗后 1 周、1～2 个月对疗效及发生并发症的可能性进行客观地评估，得到真正的肿瘤内剂量分布，规范记录并评估结果，必要时补充其他治疗。

五、并发症及处理

（1）局部出血：多由穿刺过程中损伤血管所致，少量出血可予以止血药药物治疗，表浅部位出血予局部加压，深部出血可行穿刺道粒子封堵或必要时可行介入栓塞止血治疗。

（2）溃疡：种植部位如果有感染及放射热点存在，可能发生溃烂，严重者可以形成瘘，一旦发生溃疡，应用抗生素，加强营养，溃疡能够逐渐愈合。

（3）放射性粒子脱落及血行迁移：有粒子植入后脱落及经血运进入胸、腹腔脏器，经过临床观察以及检查，未见有明显损伤，无需处理。

（4）放射性损伤：种植在肺部的放射性粒子的主要不良反应是肺放射性损伤，包括急性放射性肺炎和放射性肺纤维化。其他还包括放射性肝损伤、放射性肠炎等。

（5）气胸：肺压缩程度约为10%，大多数不需处理，胸腔内气体1～2周后即可自行吸收，少数需穿刺抽气。肺压缩10%～30%以上，需暂停操作，安放胸穿针接单向负压吸引球，连续抽吸使肺组织很快复张肿瘤归位、血氧饱和度恢复正常后，再行粒子植入。

六、临床应用

（一）原发病灶

1．肺癌

肺癌的生物学特性较复杂，恶性程度高，目前绝大多数肿瘤确诊时已处于晚期，肺癌患者出现疼痛是由多方面因素所致，如癌细胞浸润或侵犯邻近血管、神经、淋巴管、软组织、内脏和骨组织，对其压迫或刺激，从而产生疼痛。还有肿瘤本身所产生的一些化学致痛物质、肿瘤的代谢产物、坏死组织分解产物等刺激痛觉感受器产生疼痛。

现代肺癌的治疗强调外科、化疗、放疗等多学科综合治疗。放射性粒子植治疗，较传统外照射治疗优势明显，定位更准确，对周围正常组织损伤小，治疗时间短，与手术相比，不会增加手术损伤及死亡率，目前已成为肺癌综合治疗中一项重要的选择。肺癌放射性粒子植入治疗包括永久性植入及暂时性植入。目前常用方法有外科术中行放射粒子植入治疗，经皮CT引导下放射性粒子植入以及经纤维支气管镜下放射性粒子植入治疗等。根据不同的肿瘤特点选择不同的方法，结合化疗、射频消融等不同的治疗方法可以进一步提高其治疗效果。

（1）适应证：①心肺功能差或高龄不能耐受外科手术者；②拒绝行外科手术者；③术后复发不能再次手术者；④放疗或化疗后肿瘤残留或进展的患者；⑤其他抗肿瘤治疗后进展的患者；⑥功能状态评分（PS）≤2分，预期生存期≥3个月。

（2）禁忌证：①病灶周围感染性及放射性炎症没有很好控制者，穿刺部位皮肤感染、破溃；②有严重出血倾向、血小板<$50×10^9$/L和凝血功能严重紊乱者（凝血酶原时间>18s，凝血酶原活动度<40%）；抗凝治疗和/或血小板药物应在粒子植入前至少停用5~7d；③粒子植入病灶同侧恶性胸腔积液没有很好控制者；④肝、肾、心、肺、脑功能严重不全者，严重贫血、脱水及营养代谢严重紊乱，无法在短期内纠正或改善者，严重全身感染、高热（>38.5℃）者；⑤PS评分>3分。

（3）注意事项：术前训练患者呼吸，并适当进行止咳、镇静治疗。术中术后监测生命体征，注意有无气胸及出血，并根据情况进行相应处理。对肿瘤体积较大而需植入较多粒子的病灶可以联合其他治疗手段。邻近心脏、大血管及食管等重要脏器，粒子植入间距最好不要过小，避免放射性剂量叠加过大会导重要脏器放射性损伤。双肺存在转移病灶时，宜先做一侧肺，观察1~2天，如无气胸情况下再考虑做对侧的病灶。除粒子植入属局部性治疗外，对治疗区域以外的远处转移灶术后需配合体外照射及化疗。肿瘤较大时应分期植入，避免剂量过高造成周围组织损伤。

（4）临床疗效评价：放射性粒子植入治疗肺癌具有靶区高剂量、高度适形、低剂量率、连续照射等优点，作为一种局部区域性治疗技术弥补了中晚期肺癌常规治疗的不足。采用放射粒子植入术可以使肿局部控制率提高10%。

2. 肝癌

肝癌是临床常见的恶性肿瘤，肝癌引起疼痛的机理：癌细胞浸润或侵犯血管、神经、淋巴管、软组织、内脏或骨组织，对其压迫或刺激，从而引起了疼痛。肿瘤细胞生长过程中产生的一些化学致痛物质引起疼痛。

临床上80%的患者确诊时已失去手术机会，对肝癌的姑息性治疗方法主要包括经肝动脉栓塞术、局部射频消融术等。其中对于富血供的晚期肝癌，经导管供血肝动栓塞术疗效肯定，但对于少血供型肝癌，尤其是转移性肝癌疗效欠佳。近20年来，研究表明肝癌在放射生物学上属于放射敏感性肿瘤，特别是^{125}I粒子植入治疗应用领域的不断扩大，^{125}I粒子释放出的γ射线通过直接和间接作用，可影响肿瘤DNA代谢、破坏肿瘤血管、诱导细胞凋亡，从而达到治疗肝癌的目的（图9-1-2~图9-1-3）。

（1）适应证：①心、肾、肺等重要脏器功能尚可；②不适于或患者不愿接受外科

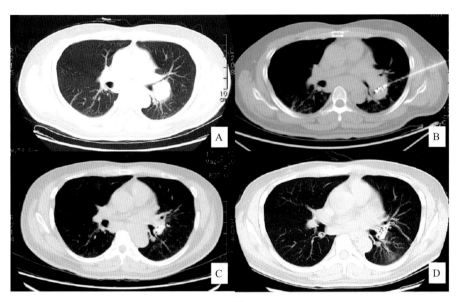

图 9-1-2 肿瘤 ^{125}I 粒子植入术

A. 患者为中央型肺癌伴明显胸部疼痛；B. 行肺癌病灶 ^{125}I 粒子植入术；C. 术后 2 周患者胸痛症状基本消失，术后 3 个月复查肿瘤病灶明显缩小；D. 术后 1 年复查肿瘤病灶基本消失。

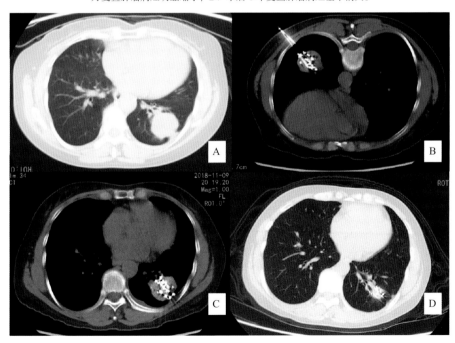

图 9-1-3 肿瘤 ^{125}I 粒子植入术

A. 患者为周围型肺癌并侵犯胸膜，伴明显胸部疼痛；B-C. 行肺癌病灶 ^{125}I 粒子植入术，术后 1 个月患者胸痛症状基本消失；D. 术后 3 个月复查肿瘤病灶明显缩小。

手术；③无放射治疗禁忌；④无明显脾功能亢进；⑤肿瘤最大直径≤7cm；⑥病灶未侵犯大血管；⑦ TACE 未能有效控制病灶。

（2）禁忌证：①肿瘤区有活动性出血；②凝血功能障碍；③麻醉禁忌；④预计生存期不足 180 天（约为 3 个 ^{125}I 半衰期）。

（3）注意事项：肝脏为随呼吸运动而活动的器官，穿刺时应嘱患者在平静呼吸下屏气进针。训练患者呼吸，根据手术时间及疼痛程度适当使用止痛药。

（4）临床疗效评价：^{125}I 粒子组织间植入治疗为肝癌提供了一条新的治疗途径。但单纯放射性粒子植入治疗肝恶性肿瘤的疗效并不理想，可作为经皮肝动脉栓塞术的有益补充，另外 ^{125}I 粒子在肝癌门静脉癌栓的治疗中具有良好疗效。目前相关数据仍大多基于临床经验，最佳处方剂量和粒子活度的选择仍在探讨中（图 9-1-4）。

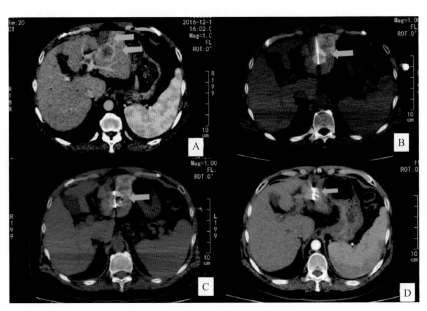

图 9-1-4　TACE 联合 ^{125}I 粒子植入术
A. 该患者为肝癌行微波消融术 2 年后肿瘤复发伴腹部疼痛；B-C. 予以 TACE 联合 ^{125}I 粒子植入术（B、C）治疗，术后一个月患者腹痛症状基本缓解；D. 术后一年复查 CT 提示原复发病灶明显缩小、无活性、无复发。

3. 胰腺癌

胰腺癌是消化系统常见恶性肿瘤，以胰头部多见，恶性程度高，且早期即易发生转移。加上其早期症状及体征隐匿，因而早期诊断困难，一旦确诊仅有 10%～15% 的患者能够手术，能行根治手术的仅占 5%～7.5%，患者术后 5 年生存率低于 6%。

胰腺癌患者疼痛产生的机制十分复杂，其中最主要的机制是胰腺肿瘤细胞浸润或压迫腹腔神经丛引起的疼痛，即胰腺的嗜神经特性，因此胰腺癌的神经浸润明显高于其他肿瘤。肿瘤细胞不但可以直接浸润神经引起疼痛，而且可以作用于神经髓鞘，增加疼痛传导通路作用，使其对疼痛递质的敏感性增高，加重疼痛。目前报道较多的缓解胰腺癌疼痛的局部治疗方法为外放射治疗（EBRT）和腹腔神经丛阻滞（CPN）。尽管EBRT 治疗胰腺癌的疼痛缓解率可以达到 50%～80%，但胰腺对其敏感度较低，且副反应较大。而 CPN 治疗胰瘤疼痛的短期疗效显著，但长期疼痛控制率欠佳，疼痛复发率高甚至有些患者术后出现疼痛加重，并且术后并发症相对较多。

因此，胰腺癌的临床治疗仍然是个棘手的问题。近年来，随着放射粒子技术的不断发展和完善，^{125}I 粒子植入内放射治疗逐渐成为晚期胰腺癌的一个新型的、有效的治疗手段（图 9-1-5～图 9-1-6）。

（1）适应证：①预计生存期＞3 个月，不能手术切除者；②胰腺癌转移灶及局部转移淋巴结；③不愿意和 / 或因其他伴随疾病不能接受根治性手术者；④胰腺肿瘤切除术中残留病灶和 / 或瘤床位置；⑤预计生存期＜3 个月，为缓解持续性上腹及腰背部疼痛可慎重选择本治疗。对于原发肿瘤最大直径＞6.0cm 者应慎重选择本治疗。

（2）禁忌证：①有证据证明肿瘤已广泛转移者；②严重出血倾向，肿瘤伴发急性胰腺炎、腹膜炎、大量腹水者；③恶液质，不能承受放射性 ^{125}I 粒子植入手术者。

（3）注意事项：术前 3 天口服抗生素、流质 2 天、术前 1 天禁食并加用抑制胃酸药物及抑制胰液活性药物。术中注意粒子应置于胰腺表面下 0.5～1.0cm，以防止胰瘘，同时种植前将周围脏器移开，以最大限度减少对这些器官组织的损伤。术后止血、预防感染，禁食 1 天，应用抑制胰液活性药物。

（4）临床疗效评价：统计患者做放射性粒子治疗的中位生存期为：Ⅰ期、Ⅱ期 19.2 个月，Ⅲ期以上患者 12.8 个月，其 1 年、2 年的生存率分别为 50%、18%，均超过传统治疗方法。90% 患者术后 1 个月疼痛可获得明显缓解，85% 患者疼痛缓解期可达 5 个月。

（二）转移病灶

1. 骨转移

大部分肿瘤患者最终会出现疼痛，而骨转移灶引起的骨痛是常见的原因。其机制主要为转移浸润并且蔓延至神经支配丰富的骨膜所致，也可由肿瘤的机械性压迫导致骨组织变薄所致，还可以因为肿瘤从骨组织扩散至神经组织等原因所致。骨痛为顽固性、渐进性加重并限制患者的活动以及造成病理性骨折、截瘫等并发症，严重影响了患者的生活质量。

放射性粒子释放 γ 射线与外放疗释放 X 射线治疗骨转移癌机制是一样的；但其缓

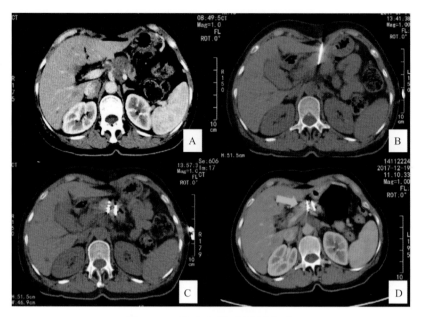

图 9-1-5　胰腺癌 ^{125}I 粒子植入术

A. 患者为胰腺癌伴明显腹部疼痛；B-C. 行胰腺癌病灶 ^{125}I 粒子植入术（图 B、C），术后 1 个月复查，肿瘤病灶明显缩小；D. 患者腹痛症状基本消失。

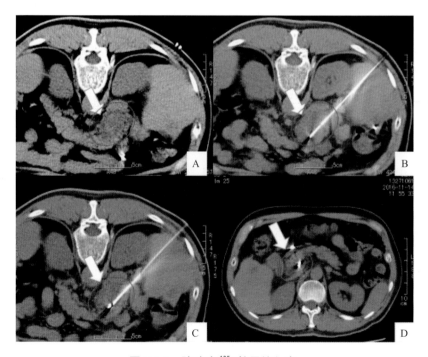

图 9-1-6　胰腺癌 ^{125}I 粒子植入术

A. 患者为胰腺癌并顽固性腹痛；B-C. 行胰腺癌病灶 ^{125}I 粒子植入术；D. 术后 2 个月复查，肿瘤病灶明显缩小，腹痛症状逐渐缓解。

解疼痛的机制尚不完全清楚，可能是治疗后由于穿刺骨皮质后，对肿瘤内张力实行了减压以及病灶的缩小，减轻了骨膜和骨髓腔的压力，使疼痛缓解。也有人推测可能是由于电离辐射对骨组织的细胞毒作用，影响神经末梢去极化过程，干扰疼痛信号的传导，抑制缓激肽、前列腺素等疼痛介质的分泌等因素（图9-1-7~图9-1-10）。

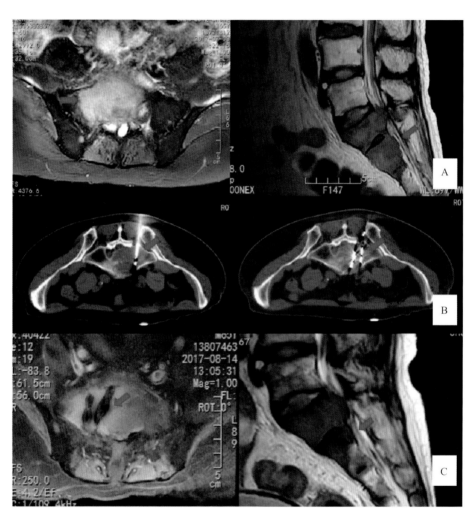

图 9-1-7　转移瘤 ^{125}I 粒子植入术

A. 该患者为肝癌并骶尾椎转移瘤；B. 伴下肢疼痛、麻木，转移瘤病灶行 ^{125}I 粒子植入术；C. 术后 1 个月复查肿瘤缩小、症状明显缓解。

2. 淋巴结转移

当肿瘤转移至纵隔淋巴结时，如压迫上腔静脉，则可出现上腔静脉阻塞综合征，而致头痛；当肿瘤转移至颈部淋巴结时，可压迫颈交感神经和臂丛神经，出现颈交感神经综合

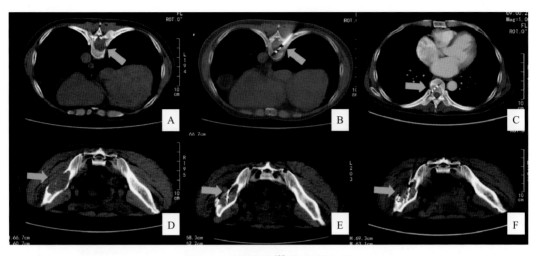

图 9-1-8 骨转移 ^{125}I 粒子植入术

该患者为肝癌并胸椎、髂骨多发骨转移瘤（A、D），伴腰部、臀部明显疼痛，转移瘤病灶分别行 ^{125}I 粒子植入术（B、E），1 个月后患者疼痛症状逐渐缓解、病灶控制稳定（C、F）。

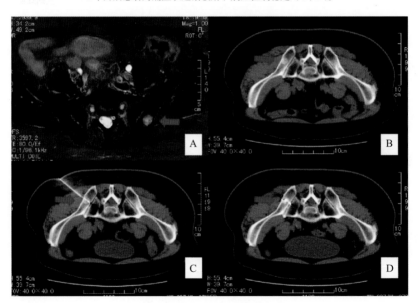

图 9-1-9 骨转移 ^{125}I 粒子植入术

该患者为前列腺癌并髂骨转移（A、B），并右侧臀部明显疼痛，行 ^{125}I 粒子植入术（C、D），术后 1 周疼痛症状明显缓解。

征和臂丛神经压迫征，前者见同侧瞳孔缩小、眼睑下垂、眼球凹陷、额部少汗或无汗；后者则可见同侧肩关节、上肢内侧感觉异常并呈放射性剧烈疼痛（图 9-1-11～图 9-1-12）。

与外照射相比，^{125}I 粒子植入治疗恶性肿瘤转移性淋巴结的主要优点在于，可在给予目标淋巴结高辐射剂量的同时，减低靶区外辐射剂量，对周围组织辐射损伤较小。

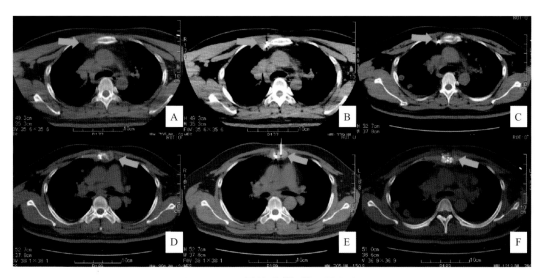

图 9-1-10 骨转移 ¹²⁵I 粒子植入术

该患者为肝癌并胸骨转移瘤（A、D），并胸骨明显疼痛，行 ¹²⁵I 粒子植入术（B、E），1 个月后复查病灶明显缩小、症状明显缓解（C、F）。

放射性粒子植入术的止痛作用可能与粒子释放出的射线可破坏自主神经节有关，也可能与因肿大的淋巴结经内照射治疗缩小后，减轻了肿瘤张力及减轻对自主神经节压迫有关。

¹²⁵I 粒子植入在控制腹膜后转移瘤导致疼痛方面，术后 1 周内＞80% 患者的疼痛得到有效缓解制，而且随着时间延长，疼痛可得到更有效的控制。

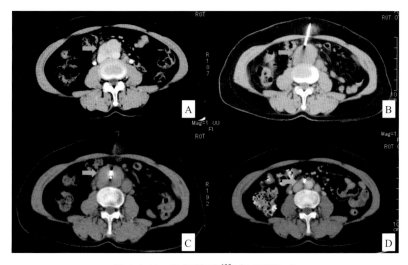

图 9-1-11 淋巴转移 ¹²⁵I 粒子植入术

A. 该患者为肝癌术后复发、腹膜后淋巴结转移瘤并明显腹痛；B-C. 行 ¹²⁵I 粒子植入术，直接将粒子植入到淋巴病灶内部；D. 术后 1 个月复查，肿瘤完全消失，腹痛症状完全缓解、达到治愈的效果。

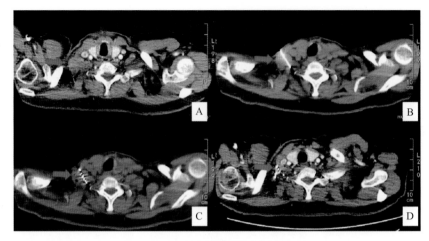

图 9-1-12 淋巴转移 ^{125}I 粒子植入术

A. 该患者为肺癌并右锁骨上淋巴结转移；B-C. 伴颈部酸胀、疼痛，行 ^{125}I 粒子植入术；D. 半月后症状逐渐缓解、病灶缩小。

（三）其他部位转移

详见图 9-1-13～图 9-1-15。

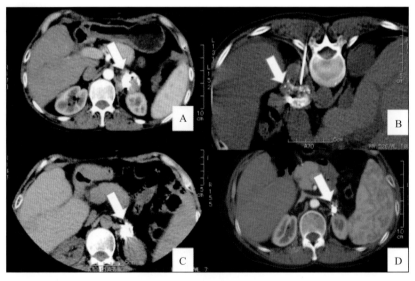

图 9-1-13 其他部位 ^{125}I 粒子植入术

A. 该患者为肝癌术后复发、肾上腺转移瘤（图 A）伴腹部疼痛；B. 行 ^{125}I 粒子植入术，直接将粒子植入到肿瘤内部；
C. 术后 3d 患者腹痛即逐渐缓解，术后 3 个月复查，肿瘤明显缩小；D. 术后 1 年复查，肿瘤完全消失，达到治愈的效果。

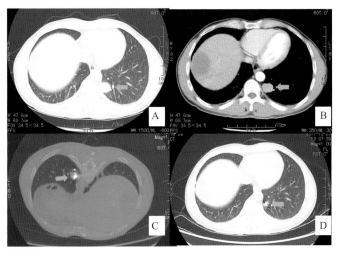

图 9-1-14 其他部位 ^{125}I 粒子植入术

A-B. 该患者为肝癌并肺转移瘤，转移瘤病灶邻近胸膜引起患者胸部疼痛；C. 行 ^{125}I 粒子植入术，直接将粒子植入到肿瘤内部；D. 术后 1 个月复查，肿瘤完全消失，患者胸痛症状消失，达到治愈的效果。

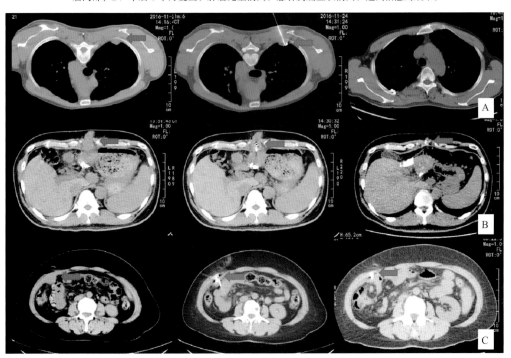

图 9-1-15 其他部位 ^{125}I 粒子植入术

A、B、C 分别为肝癌并右侧胸壁转移瘤伴胸部疼痛、肝癌并腹壁转移瘤伴局部疼痛、胆管癌并发右侧腹壁转移瘤伴腹部疼痛，分别行 ^{125}I 粒子植入术，术后 1 个月复查疼痛完全缓解、病灶消失。

（周静文 朱康顺）

第二节　肿瘤消融治疗

一、引言

（一）肿瘤消融与影像引导

肿瘤消融属于非血管性微创治疗范畴，也是肿瘤微创治疗的杰出代表，这一概念最早由北美放射学会（RSNA）于 1997 年首次提出，是指直接将化学物质或热能作用于单个或多个肿瘤，以根除或实质性损肿瘤；术语"直接"旨在将其与通过口服或经动脉或外周静脉途径的治疗加以区别。因肿瘤消融在操作时多采用超声、CT、MRI 或透视等影像设备引导，因此一般加上前缀"影像引导"。临床实践中具体采用何种影像引导方式，主要由操作者的个人偏好及所在医疗单位可利用的影像设备决定。

肿瘤消融治疗的实施方式有经皮穿刺、经腔镜手术和开放性手术三种；其中经皮消融须在超声、CT、MRI 等影像学手段引导及监测下精确实施完成，创伤小、在精准清除肿瘤的同时，可最大限度保留人体正常组织器官功能，而且住院时间短、花费少、恢复快、可重复应用，较经腔镜途径和开放性手术途径更具微创优势，但其不能完全取代后两种途径。如消融邻近肠管及膈肌部位的肿瘤，为避免损伤肠管及膈肌，采用腹腔镜途径较为安全；再如肝癌行主病灶手术切除的同时，可对子病灶予以消融治疗。

肿瘤消融治疗所采用的超声、CT、MRI 等影像引导方式各具优势，可互相补充，也可联合应用。超声具有实时成像、多角度探测、安全、廉价的优点，是引导 RFA 治疗的首选方法；超声造影有助于确认肿瘤的实际大小和形态，界定肿瘤浸润范围，检出微小肝癌、卫星灶，为制订消融方案灭活肿瘤提供较可靠的参考依据。此外，超声造影还可用于消融疗效的评价；但其自身的空间分辨率较低，对深部病灶、尤其在肥胖患者的应用价值有限，有时对肿瘤与周围组织结构毗邻关系的显示欠清晰，对颅内、肺部、骨骼、腹部邻近肠管、肋骨及膈肌的病灶存在应用盲区；此外在消融较大的病灶时，在首个位点消融结束后，产生的气泡伪影会明显干扰后续的超声探查、定位、穿刺及治疗。

CT 的空间分辨率及密度分辨率均较高，可用于全身各器官及部位，无应用盲区，可进行亚毫米级的扫描及三维立体重建，能够清晰显示肿瘤大小、位置、数量及其与周围重要结构、脏器的毗邻关系，为合理制订消融治疗方案提供充分信息；术中可显示最佳进针部位、精确测量进针角度、深度，并可清晰显示治疗的位置、与肿瘤及周围组织结构的关系，还可即刻评价肿瘤消融的疗效和有无并发症，但存在一定的电离辐射危害。

MRI 的成像方式非常适合于肿瘤微创治疗的引导和监测，其具有如下优点：①具有良好的组织及解剖结构分辨力，在微创手术实施过程中可清晰显示肿瘤及其周围毗邻的组织结构；其快速成像技术也可对手术过程与疗效进行全程实时监控；②具有血管流空效应，不需造影剂便可很好显示大血管结构，穿刺路径容易确定，减少医源性损伤；③具有多参数成像功能，可清晰显示 CT 平扫无法显示的等密度病灶；④具有多平面成像能力，引导时可选择任意成像平面，可产生沿着治疗极穿刺路径的图像；⑤无电离辐射，仅此一点便能推动 MRI 介入治疗在临床上的广泛应用；也是目前唯一具备实时温度监测功能的影像学技术，对温度及水分子的含量具有高度敏感性。肿瘤微创消融治疗的最终目的是实现肿瘤的原位灭活，MRI 可以实现在不增强的情况下清晰分辨消融毁损区与正常组织，所示肿瘤消融范围与病理解剖实际范围的差异不超过 2mm，对疗效的评价较超声和 CT 更加敏感和准确，这使术中准确判断肿瘤是否完全消融成为现实。但 MRI 设备和引导设备价格昂贵；手术器械与辅助设备均为磁兼容性，价格昂贵；装有心脏起搏器和金属植入物的患者不宜行 MRI 引导治疗；快速成像序列的成像质量有待提高；对气胸的探查效果不如 CT；非磁兼容监护设备无法进入 MRI 操作室。但相信随着 MRI 软、硬件及辅助设备的不断创新研发与产业化发展，MRI 引导必将日益普及。

目前，将超声与术前 CT/MRI 图像融合用于肿瘤消融治疗的定位、术中导航和实时疗效评价日益受到关注。实时超声 CT（或超声 /MRI）融合图像能够更好地进行影像引导及监测，其所配备的虚拟导航系统不但有助于确定肿瘤浸润范围，制订和模拟穿刺路线，还可预测消融体积。

（二）常用肿瘤消融治疗方法和原理

常用的肿瘤消融技术包括射频消融（RFA）、微波消融（MWA）、冷冻消融等。

1. 射频消融

在电子学理论中，当电流流过导体，导体周围会形成磁场；交变电流通过导体，导体周围会形成交变的电磁场，称为电磁波。RFA 是应用频率＜30MHz（通常为 375～500kHz）的电磁波，使射频电极针周围形成高频交变的电磁场，电极针周围的离子受到交变电流的激发而相互碰撞、摩擦产生热量，热能的沉积超过肿瘤组织的耐受程度而致其发生凝固性坏死；肿瘤组织周围小血管可因热损伤而闭塞，从而阻断肿瘤血供；此外，RFA的热效应还能增强机体免疫功能、抑制残留肿瘤细胞生长，增强肿瘤细胞对放疗、化疗的敏感性。

温度与组织损伤的关系如下：① 40℃ 以下对组织细胞无损伤；② 42～55℃ 可增加组织细胞对放疗和化疗的敏感性；③ 46℃ 维持1小时可致组织细胞发生不可逆转的损伤；④ 50～52℃ 持续4～6分钟可致组织细胞发生不可逆转的损伤；⑤ 60～100℃ 可导致线粒体及细胞溶质关键酶的不可逆性损伤，即可导致组织细胞发生凝固坏死；⑥ 105℃ 以上，组织可发生汽化和炭化，组织阻抗增加，热能沉积减弱。

Pennes 提出的生物热方程考虑到了影响组织受热的各种因素，可用于分析各种热消融多组织的损伤。该方程可简要概括为：

凝固性坏死＝热能的沉积 × 组织间的相互作用—热能的丧失。

因此热效能是指热量产生与热量丧失之间的差异。因此为使瘤组织彻底毁损，理论上必须使消融区的温度达到 50～100℃ 并维持至少4～6分钟，但热量由射频电极针表面传导至瘤组织相对缓慢，同时肿瘤组织血液循环丰富，血液循环通过对流效应带走热量，这种灌注介导的组织冷却是热能丧失的主要原因，另外当肿瘤邻近较大的血管（直径＞1mm）时，血管内血流也会带走部分热能，即热沉降效应，因此在实际操作中温度常设为 90～100℃，时间一般设为 10～30 分钟，以弥补上述因素所导致的热能丧失。

2. 微波消融

微波是指频率在 30MHz～30GHz，波长很短（通常为 1mm～1m）的电磁波，按其波长可分为分米波、厘米波、毫米波3个波段。MWA利用频率＞900MHz（通常为 900～2500MHz）的电磁波（位于分米波波段），通过微波对生物组织的加热效应引起肿瘤组织发生变性及凝固性坏死。微波的热效应包括"离子加热"和"偶极子加热"，生物组织中带电离子受到微波交变电场作用后产生振动，在振动过程中与周围其他离子或分子碰撞而产热，称为"离子加热"；生物组织中水分子、蛋白质分子等极性分子，在外加交变电场作用下，随着外加电场变动的频率而转动，转动过程中与相邻分子摩擦产热，称为"偶极子加热"。MWA与单纯通过"离子加热"毁损肿瘤的RFA不同，其通过"离子加热"和"偶极子加热"双重作用产热，且以后者为主。水为偶极分子且电荷分布不平衡，在微波交变电场中根据微波能量的不同，每秒可转动20亿～50亿次，是吸收微波能量的良好介质；在实质器官及实体肿瘤内水分子的含量非常丰富，因此在肿瘤MWA中，水分子介导的"偶极子加热"起最主要作用。临床上，

MWA 主要利用 915MHz 和 2450MHz 两种频率，以 2450MHz 更为常用；但在理论上，如果采用相同的能量输出，915MHz 较 2450MHz 更具穿透性，并可获得更大的消融范围，应用前景更为广阔。MWA 的消融范围与微波频率、电磁场强度、介电常数等有关，因此，其同时受到组织特性及微波天线性能等多方面因素的影响。MWA 除具备 RFA 的所有优点外，还具有不受电流传导影响，升温速度快，受组织炭化及热沉降效应影响小、单点消融范围大、消融时间短，术中患者痛感更轻，无需接地负极板（双极射频电极针亦不需要）等优点。此外，与通过"离子加热"的 RFA 相比，MWA 主要通过以水分子为主的"偶极子加热"产热，因此也适用于治疗囊性肿瘤。RFA 有效的组织加热区仅局限于射频电极活性端周围数毫米的范围内，其余的消融区通过热传导加热；而微波因具有较好的传递特性，其能量可使天线周围 2cm 区域有效加热。

3. 冷冻消融

冷冻消融也称为冷冻手术、低温外科、冷冻疗法或冷冻外科消融等，是利用超低温选择性原位灭活病变组织的方法。肿瘤低温冷冻治疗是一种传统的肿瘤治疗方法，也可以说冷冻疗法是人类最早使用的肿瘤治疗技术；同时该技术又是一种新兴的肿瘤治疗方法，它的发展和成熟，极大地推动了临床肿瘤治疗学的进步。

该技术利用的是焦耳 - 汤姆逊效应，即当气体通过一个狭小的微孔从较高压力区域喷射进入较低压力区域时将会被节流。大多数气体遭遇节流后，温度会下降（如气和氧气），而某些气体温度反而会上升（如氢气和氮气）。冷冻消融肿瘤的具体机制如下：

（1）即刻损伤机制：低温冷冻直接杀伤肿瘤细胞。哺乳动物的细胞和组织一般能耐受短时低温，但随着温度继续下降，组织细胞内的液体、脂质和蛋白等物质的生物学状态会发生改变，继而引起细胞代谢和组成结构的变化。当温度低于 $-0.56℃$ 时，首先组织内细胞间质冰晶形成，当温度低至 $-21℃ \sim -4℃$ 时细胞外冰晶形成，细胞内水分进入细胞外，引起细胞内渗透压上升、细胞脱水、皱缩、细胞膜及细胞器受损，当温度低至 $-21℃$ 以下，细胞内会形成冰晶，线粒体和内质网等细胞器发生不可逆性损伤，继而导致细胞膜受损。此外，低温亦可造成细胞内、外离子成分的变化，引起钠 - 钾泵失活，脂质过氧化反应增强等一系列病理生理改变，进而细胞内超微结构肿胀或消失、细胞核肿胀或溶解，最终导致细胞变性、坏死。冷冻一旦使细胞内形成冰晶，就会形成多米诺骨牌效应，通过细胞间的桥接扩散到邻近组织细胞，从而促进靶区冷冻组织的坏死与毁损。

（2）延迟损伤机制：冷冻效应损伤肿瘤血管致微循环障碍。当温度降至 $-100 \sim -40℃$，首先使冷冻组织的微动脉与微静脉形成冰晶，微血管收缩及血流减缓、微血栓形成，血流停滞。同时冷冻可损伤血管内膜及血管内皮细胞，血管内膜和基底膜肿胀破裂，进而导致血小板聚集和微血栓形成、血供中断，可导致肿瘤组织缺血坏死。

（3）冷冻后复温对肿瘤细胞造成损伤：气加热时，靶区形成的冰球温度在 $60 \sim 120s$ 内迅速从 $-180℃$ 升高至 $40℃$，冰球迅速膨胀、崩解，导致细胞崩解和微血管的断裂。但多数学者认为主动复温的损伤效果弱于被动复温（自然复温）。

（4）激活瘤免疫：冷冻坏死的肿瘤细胞还可致敏树突状细胞，激活 T 淋巴细胞，诱发免疫反应，进一步增强抗肿瘤效应。临床上为彻底消融肿瘤组织，冰球边缘一般要超过肿瘤边缘的 $0.5 \sim 1cm$。

影响冷冻效果最主要的三大技术参数为冷冻速度、最低温度和时间以及冷冻循环次数；其中最重要的是最低温度及其保持时间。Tatsutani 等通过实验表明，冷冻速度 $-25℃/min$，最低温度达 $-180℃$，循环 2 次，可达到最佳冷冻效果。

（三）消融治疗缓解疼痛的机制

（1）杀死肿瘤细胞，而肿瘤细胞的减少会阻止前列腺素、缓激肽以及 5- 羟色胺等致痛因子的释放。

（2）消融使得肿瘤坏死、体积减小，减轻对周围神经和脏器的压迫，降低肿瘤的张力。

（3）消融使肿瘤内部或其周围的神经变性，阻断了疼痛的传导通路。

（四）治疗原则

（1）对肿瘤实施治疗前，应全面评估肿瘤及患者情况，包括患者身体状况及肿瘤生物学行为特征。

（2）确定具体治疗方案，明确治疗目的，适当选择治疗时机，确定消融路径，并制定穿刺计划和布针方案。

（3）消融过程中，以适当影像学方式进行引导及监控，固定治疗体位，按照计划实施治疗，密切监控治疗过程中的病情变化，及时调整治疗参数及处置方案。

（4）术后严密监测病情变化，及时防治可能出现的手术并发症。

（5）根据总体治疗方案实施综合性、个体化治疗及科学随访。

二、适应证及禁忌证

1. 适应证

①实体瘤的根治性消融（如肺癌、肝癌）；②姑息性消融：治疗目的在于降低肿

瘤负荷、缓解临床症状、改善生活质量及配合其他治疗；③实体瘤病灶引起的疼痛；④预计患者生存期>3个月。

2．禁忌证

①不可纠正的凝血功能异常；②并发活动性感染或脓毒血症；③肿瘤部位有活动性出血、坏死或溃疡；④严重肝、肾、心、肺及脑等重要脏器衰竭或恶病质状态；⑤意识障碍或不能配合治疗；⑥预计生存期<3个月。

三、术前准备及评估

1．相关器械准备

根据具体病灶选择合理可行的消融方法和影像学引导方式，准备好相应的消融装置和引导设备。

2．患者准备

（1）告知患者及家属手术风险，签署知情同意书。

（2）完善相关检查：心电图；实验室检查：血常规、生化检测、凝血功能等；影像学检查：胸部X线、增强CT、MRI等。

（3）术前停用华法林等抗凝药。

（4）必要时禁食、禁水，取决于麻醉要求和穿刺部位。

3．术前评估

（1）评估患者是否符合手术适应证。

（2）评估患者是否能耐受手术。

（3）明确病变位置、形态、大小及与血管、胃、肠道等周边重要器官的关系。

四、手术操作方法

（一）手术过程

1．治疗体位选择与固定

以体位稳定性和患者耐受力为前提，综合影像学资料和患者情况确定治疗体位，可采用仰卧位、俯卧位或侧卧位。建议使用真空负压垫帮助固定体位。

2．操作定位与布针方案

可采用光栅定位，于体表粘贴光栅，扫描后以即时CT图像评价肿瘤大小、形态及其与邻近器官的关系，确定消融探针穿刺位置、进针深度、角度及探针数量等，标记相应穿刺点。

3．常规消融铺巾

可使用头架支撑固定头部，避免口鼻被遮盖而影响呼吸。

4．测试消融探针及设备

在体外无菌条件下，测试消融设备是否运行良好等，发现问题需及时更换消融针或调整消融设备。

5．麻醉

局部麻醉时，对标记穿刺点部位以 1%～2% 利多卡因局部逐层浸润麻醉；系统麻醉则由麻醉专科医师实施。麻醉满意后可将注射器针头留置于穿刺点体表位置行 CT 扫描，以其作为标记进行初步观察，模拟消融穿刺进针位置及角度。

6．穿刺与定位

可根据治疗目的和消融范围选择使用单针、双针或多针。按照规划方案将消融探针经皮穿刺至病灶位置，经 CT 或超声确认后开始消融治疗。

7．消融治疗实施

根据病灶大小及范围，确定消融功率和时间进行消融，术中应进行影像学监控。

8．术中影像学监控

消融过程中，依据病灶边界与邻近器官距离，间隔 5～10min 行 CT 扫描或超声检查，监测消融范围及其与周围毗邻组织器官的关系等，必要时及时调整治疗参数。

9．退后与拔除消融探针

根据病情逐步退针或分步退针，并酌情消融穿刺针通道。

10．包扎穿刺点

治疗结束后穿刺点消毒，粘贴无菌敷料。

11．治疗完成后即刻 CT 扫描

查看是否有出血、气胸等并发症，根据情况酌情处理。

12．送返病房

完成上述程序后，医护人员陪同患者返回病房，并给予治疗后监护等处置。

（二）注意事项

（1）注意肿瘤的血供及肿瘤与血管、神经、胃、肠道等周边重要器官的关系。

（2）术前常规给予止血药，根据手术时间、疼痛程度适当使用止痛药。

（3）肺部、腹部等病灶会随呼吸运动变化位置，术前应训练患者呼吸，嘱患者在平静呼吸下屏气进针。

（4）术后予心电监护，严密监测生命体征变化，一般需监护 12h 以上。

（5）观察病情变化，注意有无相应并发症的发生，如有需及时处理。

五、并发症及处理

1．局部出血

多由穿刺过程中损伤血管所致，少量出血可予以止血药物治疗，表浅部位出血予局部加压，深部出血必要时行介入栓塞止血治疗。

2．气胸

肺压缩程度约为 10%，大多数不需处理，胸腔内气体 1～2 周后即可自行吸收，少数需穿刺抽气。肺压缩 10%～30% 以上，需暂停操作，安放胸穿针接单向负压吸引球 - 连续抽吸使肺组织很快复张，待肿瘤归位、血氧饱和度恢复正常后，再行消融治疗。

3．邻近脏器损伤

对邻近胃肠道、血管、神经等高危部位肿瘤行经皮穿刺路径下消融治疗时，需警惕损伤邻近脏器，导致胃肠道穿孔、大出血、神经损伤等并发症，必要时需请外科医师急诊干预。

六、临床应用

详见图 9-2-1～图 9-2-8。

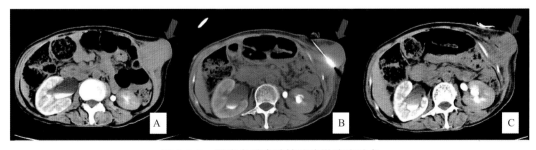

图 9-2-1　胃癌术后腹壁转移瘤微波消融术

A. 患者为胃癌术后腹壁转移瘤伴腹壁明显疼痛；B. 行腹壁转移瘤微波消融术；C. 可见消融范围覆盖病灶，术后 2 天患者腹壁疼痛症状明显缓解。

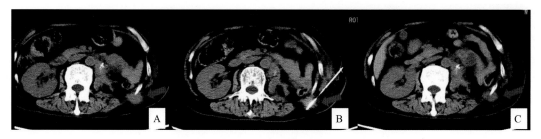

图 9-2-2　肾癌术后腰部转移瘤微波消融术

A. 患者为肾癌术后腰部转移瘤伴腰部明显疼痛；B. 行转移瘤微波消融术；C. 可见消融范围覆盖病灶，术后 1 天患者腰部疼痛症状明显缓解。

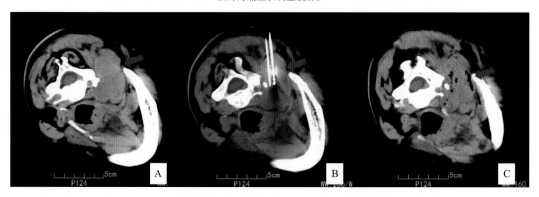

图 9-2-3　子宫平滑肌肉瘤微波消融术

A. 患者为子宫平滑肌肉瘤并颈部转移伴颈部明显疼痛；B. 行颈部转移瘤微波消融术；C. 可见消融范围覆盖病灶，术后 3 天患者颈部疼痛症状明显缓解。

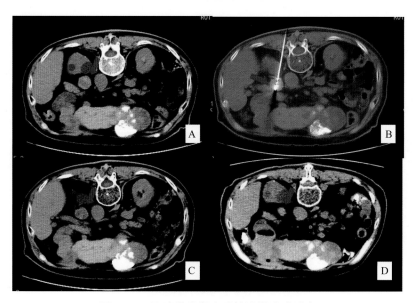

图 9-2-4　肝癌并发肾上腺转移微波消融术

A. 患者为肝癌并发肾上腺转移伴腹部明显疼痛；B. 行肾上腺转移微波消融术；C. 可见消融范围覆盖病灶；D. 术后 2 天患者腹部疼痛症状明显缓解，一个月后复查原病灶明显缩小。

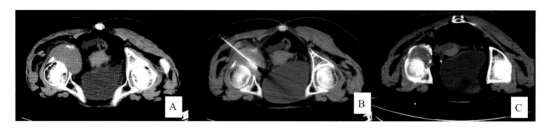

图 9-2-5 肺癌并发左髋关节转移微波消融术

A. 患者为肺癌并发左髋关节转移伴髋部明显疼痛、不能行走；B. 行髋部转移瘤微波消融术；C. 术后 3 天患者髋部疼痛症状明显缓解，3 周后复查原病灶明显缩小、患者可下床行走。

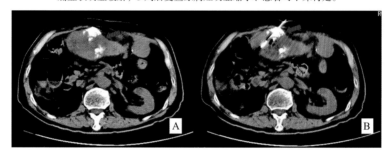

图 9-2-6 肝癌切除术后腹腔复发微波消融术

A. 患者为肝癌切除术后腹腔复发伴腹部明显疼痛；B. 行腹腔转移瘤微波消融术，术后 3 天患者腹部疼痛症状明显缓解。

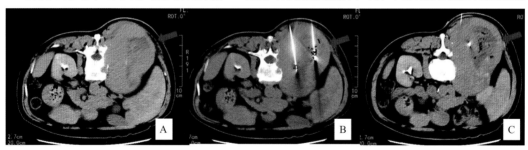

图 9-2-7 肝癌并发腰大肌转移微波消融术

A. 患者为肝癌并发腰大肌转移伴腰部明显疼痛；B-C. 行腰部转移瘤微波消融术减瘤治疗，术后一周患者腰部疼痛症状明显缓解。

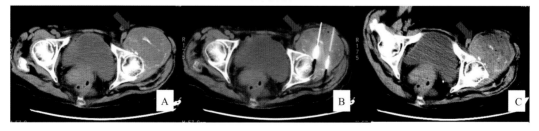

图 9-2-8 胃癌并发左髋部转移瘤微波消融术

A. 患者为胃癌并发左髋部转移瘤伴明显疼痛；B. 行左髋部转移瘤微波消融术治疗；C. 术后可见消融范围病灶，术后 3 天患者左髋部疼痛症状明显缓解。

（周静文 朱康顺）

参 考 文 献

［1］郭启勇. 介入放射学 [M]. 4 版. 北京: 人民卫生出版社, 2017, 129-130.

［2］中国医师协会放射性粒子植入技术专家委员会, 中国抗癌协会肿瘤微创治疗专业委员会粒子治疗分会. 放射性 ^{125}I 粒子植入治疗胰腺癌中国专家共识 (2017 年版) [J]. 临床肝胆病杂志, 2018, 34 (4): 716-723.

［3］王艳, 郭志, 杨雪玲, 等. CT 引导下 ^{125}I 粒子植入对缓解胰腺癌疼痛的疗效观察 [J]. 天津医科大学学报, 2019, 25 (2): 132-135.

［4］柴树德. 胸部肿瘤放射性粒子治疗学 [M]. 北京: 人民卫生出版社, 2012.

［5］王娟. 腹部肿瘤放射性粒子治疗技术 [M]. 北京: 人民卫生出版社, 2014.

［6］张福君, 王俊杰. 放射性 ^{125}I 粒子植入治疗肺恶性肿瘤山东专家共识 (2015, 济南) [J]. 山东医药, 2016, 56 (06): 1-3.

［7］郑加生. 影像引导肿瘤消融治疗学 [M]. 北京: 人民卫生出版社, 2013.

［8］高嵩, 朱旭, 邹英华. 经皮穿刺冷热多模态消融治疗肺部恶性肿瘤操作规范专家共识 [J]. 中国介入影像与治疗学, 2020, 17 (12): 705-710.

［9］高嵩, 朱旭, 邹英华. 冷热多模态消融治疗肝脏恶性肿瘤操作规范专家共识 [J]. 中国介入影像与治疗学, 2021, 18 (01): 23-27.